ICD-11: Neue Entwicklungen in Diagnostik und Klassifikation psychischer Störungen

ICD-11: Neue Entwicklungen in Diagnostik und Klassifikation psychischer Störungen

Peter Tyrer (Hrsg.), Wolfgang Gaebel (Hrsg. dt. Ausgabe)

Programmbereich Psychiatrie und Psychotherapie

Peter Tyrer
(Hrsg.)

ICD-11: Neue Entwicklungen in Diagnostik und Klassifikation psychischer Störungen

Konzepte nachvollziehen und umsetzen

Aus dem Englischen übersetzt von Gisela Fichtl und Anke Wagner-Wolff

Deutsche Ausgabe bearbeitet und herausgegeben von Wolfgang Gaebel

Unter Mitarbeit von

Erica Bell
Chris R. Brewin
Sally-Ann Cooper
Christopher Dowrick
Allen Frances
Wolfgang Gaebel
M. Elena Garralda
Cary S. Kogan
Christine Lochner
Andreas Maercker
Gin S. Malhi
Roger Mulder
Geoffrey M. Reed
Eva Salveridou-Hof
John B. Saunders
Ulrike Schmidt
Dan J. Stein
Peter Tyrer

hogrefe

Bibliografische Information der Deutschen Nationalbibliothek
Die Deutsche Nationalbibliothek verzeichnet diese Publikation in der Deutschen Nationalbibliografie; detaillierte bibliografische Daten sind im Internet über http://www.dnb.de abrufbar.

Verantwortliche Person in der EU: Hogrefe Verlag GmbH & Co. KG, Merkelstraße 3, 37085 Göttingen, info@hogrefe.de

Anregungen und Zuschriften bitte an den Hersteller:
Hogrefe AG
Lektorat Medizin/Psychiatrie
Länggass-Strasse 76
3012 Bern
Schweiz
Tel. +41 31 300 45 00
info@hogrefe.ch
www.hogrefe.ch

Lektorat und redaktionelle Bearbeitung: Susanne Ristea, Christina Nurawar Sani
Bearbeitung der deutschen Ausgabe: Prof. Dr. med. Wolfgang Gaebel, Düsseldorf
Übersetzung: Gisela Fichtl, München, und Anke Wagner-Wolff, Göttingen
Herstellung: René Tschirren
Umschlagabbildung: Claude Borer, Riehen
Umschlaggestaltung: Hogrefe AG, Bern
Satz: Claudia Wild, Konstanz
Druck und buchbinderische Verarbeitung: Finidr s.r.o., Český Těšín
Printed in Czech Republic

2. Nachdruck 2026 der 1. Auflage 2025

(E-Book-ISBN_PDF 978-3-456-96376-1)
(E-Book-ISBN_EPUB 978-3-456-76376-7)
ISBN 978-3-456-86376-4
https://doi.org/10.1024/86376-000

Inhaltsverzeichnis

Geleitwort und Einführung zur deutschen Ausgabe

Wolfgang Gaebel

Das von Peter Tyrer editierte englischsprachige Buch „Making sense of the ICD-11" basiert wesentlich auf den Beiträgen einer digitalen Vortragsreihe, die vom UK Royal College of Psychiatrists im Mai 2021 zur 11. Revision der International Classification of Diseases and Related Health Problems (ICD-11) der WHO für psychische Störungen organisiert wurde. Die Buchbeiträge stammen von Fachexperten, die überwiegend im Rahmen der Entwicklung von Störungskapiteln der ICD-11 Mental, Behavioural or Neurodevelopmental Disorders (MBND) als Mitglied oder in leitender Funktion störungsspezifischer WHO-Arbeitsgruppen beteiligt und mit dem übergreifenden Entwicklungsprozess der ICD-11 eng verbunden waren.

Wie der englischsprachige Originaltitel des Buches „Making Sense of the ICD-11" und die deutsche Übersetzung „ICD-11: Neue Entwicklungen in Diagnostik und Klassifikation psychischer Störungen – Konzepte verstehen und umsetzen" ankündigen, wird die professionelle Leserschaft mit den Innovationen der wichtigsten psychischen Störungsgruppen der ICD-11 im Vergleich zur ICD-10 sowie dem konzeptuellen und methodischen Hintergrund ihrer Entwicklung und Evaluation für den künftigen Einsatz im deutschsprachigen Raum bekannt und vertraut gemacht.

P. Tyrer, der auch für den Einführungsbeitrag des Buches zeichnet, war Vorsitzender des Kapitels Persönlichkeitsstörungen der ICD-11. G. M. Reed war als „Senior Project Officer Revision of ICD-10 Mental and Behavioural Disorders" im Auftrag des WHO Department of Mental Health and Substance Use für die Entwicklung des gesamten Kapitels MBND und angrenzender Kapitel zuständig. Sein Buchbeitrag gibt unter anderem einen Überblick zu neuen Störungskategorien, statistischen Ergebnissen von Feldstudien (Reliabilität und praktischer Nutzen), sowie an Beispielen verdeutlichte Übersicht zu den „Clinical Descriptions and Diagnostic Requirements" (WHO, 2024; CDDR) mit den für MBND essenziellen und assozierten Domänen des „Content Model" als Grundlage systematischer Diagnostik und differenzieller Abgrenzung zu anderen Störungsgruppen (WHO, 2024; Reference Guide). Die kategorial strukturierte ICD-11 eröffnet mit ihren dimensionalen „Specifiers" (unter anderem Symptom-, Schweregrad- und Verlaufsindikatoren) Möglichkeiten zu einer kategorial-dimensionalen Komplex-Klassifikation und -Kodierung mit stärker individualisierter/personalisierter Diagnostik und Therapieindikation.

Der Herausgeber der deutschen Ausgabe, W. Gaebel, selbst einer der Autoren des vorliegenden Werkes, war Vorsitzender der Arbeitsgruppe „Psychotischer Störungen für ICD-11" sowie Mitglied der Arbeitsgruppe „Psychotischer Störungen für DSM-5" der American Psychiatric Association (APA) – mit der Möglichkeit zum bilateralen Austausch im Rahmen institutionalisierter Bemühungen um etwaige Harmonisierung zwischen beiden Klassifikationssystemen.

A. Frances, ehemals zuständig für die Entwicklung von DSM-IV, ist im Buch auch mit einigen kritischen Ansichten zu Neuentwicklungen von DSM-5 und ICD-11 vertreten, womit der Herausgeber der englischen Ausgabe, P. Tyrer, die kritikoffene Haltung des englischsprachigen Originals einschließlich Repliken einiger Autoren hatte unterstreichen wollen, die der deutschen Leserschaft nicht vorenthalten werden sollte. Der Beitrag von C. Dowrick beschließt die Reihe der Beiträge mit einer Übersicht zur Klassifikation psychischer Störungen im Primärarztsystem.

Als die wesentlichen fünf Voraussetzungen für die Einführung der digitalen ICD-11 als Grundlage für die Mortalitäts- und Morbiditätsstatistik (WHO, 2024; MMS) sowie CDDR sieht die WHO an erster Stelle die Komplettierung einer landesspezifischen Sprachversion (Übersetzung mit digitalen Verfahren und Qualitätssicherung durch qualifizierte Übersetzer und Fachexperten) – gefolgt von „Capacity Building" mit evaluierten Lehr- und Lernmaterialen für klinisches Personal und Codingexperten, Einrichtung der informationstechnologischen Infrastruktur (Interoperabilität), Sicherstellung von transregionaler Datenqualität und -komparabilität, sowie Interessenvertretung und Disseminierung mit Einbezug von Stakeholders und Fachgesellschaften für „Awareness Building" und „Transition Support".

Die Umsetzung dieser Schritte liegt bei den zuständigen landesspezifischen Regierungsinstanzen. „Adaptationen" der ICD-11, wie die Übersetzung in nicht-offizielle WHO-Sprachen, erfordern eine WHO-Lizenz. Im deutschen Gesundheitswesen ist das Bundesinstitut für Arzneimittel und Medizinprodukte (BfArM) als selbstständige Bundesoberbehörde im Geschäftsbereich des Bundesministeriums für Gesundheit (BMG) für die Gewährleistung dieser Voraussetzungen wesentlich mitverantwortlich. Die vollständige Übersetzung der MMS und CDDR nach Zugriff auf die offizielle englischsprachige Version sollen autorisiert und lizensiert sein.

Um die Einführung der ICD-11 vorzubereiten, erarbeitet das BfArM unter anderem in Kooperation mit dem Schweizer Bundesamt für Statistik eine deutsche Übersetzung. Bei dieser Übersetzung handelt es sich um eine Entwurfsfassung. Diese Übersetzung wurde teilweise unter Verwendung automatisierter Übersetzungsverfahren erstellt und befindet sich in einem laufenden Qualitätssicherungsprozess (BfArM, 2024; Einführung der ICD-11) unter Federführung des BfArM sowie der Deutsche Gesellschaft für Psychiatrie und Psychotherapie, Psychosomatik und Nervenheilkunde (DGPPN) und weiterer beteiligter Fachgesellschaften der Arbeitsgemeinschaft Wissenschaftlicher Medizinischer Fachgesellschaften (AWMF). Dieser Prozess ist für die MMS nahezu abgeschlossen, für die CDDR in Vorbereitung. Die Einführung der ICD-11 in deutscher Sprache ist jedoch noch nicht abschließend datiert.

Die deutsche Übersetzung des hier vorliegenden Werkes genügt, hinsichtlich der von den Autoren als zitiert gekennzeichneten originalen Auszüge aus ICD-11 (WHO, MMS und CDDR), dem Qualitätsstandard der Übersetzerinnen und wurde auf Kompatibilität geprüft. Da bei Drucklegung noch keine abschließend konsentierte und autorisierte Übersetzung der ICD-11 existierte, orientieren sich einige Formulierungen weitgehend an der deutschen Entwurfsfassung des BfArM.

Mit Blick auf die Zielsetzung dieser Publikation war allerdings entscheidend, dass mit den Beiträgen Ansprüche an Awareness Building, Capacity Building, und Transition Support bereits aufgenommen werden können und damit für die Entwicklung und Einführung einer deutschsprachigen autorisierten Version in digitaler Form der Boden bereitet wird.

Im Sinne eines fachlichen Beitrages zur Vorbereitung des Umstiegs von ICD-10 auf ICD-11 und zur Unterstützung bei der Implementierung sind dem Buch ein breites Interesse und erfolgreiche Verbreitung zu wünschen.

Univ.-Prof. Dr. med. Wolfgang Gaebel
DGPPN Past President, Beauftragter ICD-11;
WHO CC DEU-131, Director;
WHO-FIC MSAC ICD-11, Member;
WFSBP Task Force Nosology and Psychopathology, Chair;
LVR-Klinikum, Medizinische Fakultät
Heinrich-Heine-Universität, Düsseldorf

Weiterführende Literatur

World Health Organization (WHO). (2024). *ICD-11 for Mortality and Morbidity Statistics (MMS)* International Classification of Diseases 11th Revision. who.int https://icd.who.int/browse/2024-01/mms/en

World Health Organization (WHO). (2024). *Clinical descriptions and diagnostic requirements for ICD-11 mental, behavioural and neurodevelopmental disorders (CDDR)* International Classification of Diseases 11th Revision. https://www.who.int/publications/i/item/9789240077263

World Health Organization (WHO). (2024). *Reference Guide*. International Classification of Diseases 11th Revision. https://icdcdn.who.int/icd11referenceguide/en/html/index.html

Bundesinstitut für Arzneimittel und Medizinprodukte (BfArM). (2024). *ICD-11 in Deutsch – Entwurfsfassung*. Internationale statistische Klassifikation der Krankheiten und verwandter Gesundheitsprobleme, 11. Revision https://www.bfarm.de/DE/Kodiersysteme/Klassifikationen/ICD/ICD-11/uebersetzung/_node.html;jsessionid=025BF44F6A2D9E9EFC9632A4738B7FED.intranet261

Bundesinstitut für Arzneimittel und Medizinprodukte (BfArM). (2024). *Einführung der ICD-11 Internationale statistische Klassifikation der Krankheiten und verwandter Gesundheitsprobleme, 11. Revision* https://www.bfarm.de/DE/Kodiersysteme/Klassifikationen/ICD/ICD-11/_node.html

Einführung: Leitfaden zu diesem Buch

Peter Tyrer

Mit psychiatrischen Klassifikationen verhält es sich wie mit dem Älterwerden – ein oft gemiedenes, dennoch als unausweichlich verstandenes Thema. Ob man nun eine Standardklassifikation verwendet wie die ICD-11 oder eine persönliche Klassifikation à la „Menschen, deren Behandlung ich mir zutraue" gegenüber „Menschen, die ich lieber meide": Bei einem Thema, das sich auf unzählige Arten präsentieren kann, lässt sich unmöglich jedwede Art von Systematik vermeiden. Carl von Linné, der nicht gerade bescheiden war, gab oft und gerne als seine größte Leistung an: „Gott erschuf die Welt, Linnaeus ordnete sie". Seine 1735 veröffentlichte *Systema Naturae* führte die „definitive" Klassifikation sämtlicher lebenden Organismen ein, die in Arten, Gattungen, Klassen und Ordnungen unterteilt wurden. Zweifellos revolutionierte diese Einteilung die Biologie, und Linnés System ist nach wie vor unübertroffen. Gerne würden wir in der Psychiatrie eine ähnliche Leistung anstreben, wenn es uns gelänge, eine gleichwertige Klassifikation zu schaffen. Aber halten Sie hier bitte einen Moment inne. Das Linné'sche System ist nicht endgültig. Derzeit wird die Systematik ganzer Organismengruppen mithilfe der DNA-Technologie verfeinert, und eine neue Klassifikation wird vermutlich schon bald an seine Stelle treten oder sie ergänzen. Alle Klassifikationen sind vergänglich.

Für alle klinisch Tätigen ist das eine heilsame Lektion. Keine Klassifikation ist sakrosankt, und trotz unserer Bemühungen, mit der 11. Revision der Internationalen Klassifikation der Krankheiten einen schwachen Abglanz der *Systema Naturae* für die Psychiatrie (Tyrer, 2013) zu schaffen, wissen wir, dass dies zum Scheitern verurteilt ist. Manche Kritiker, darunter ein beträchtlicher Teil von Personen, die keine guten Erfahrungen mit der Nutzung psychiatrischer Dienste gemacht haben, möchten psychiatrische Diagnosen zur Gänze abschaffen (Boyle & Johnstone, 2020). Schon kurzes Nachdenken führt allerdings zu der Erkenntnis, dass wir ohne jegliche Art der Diagnose einen Rückschritt von 400 Jahren machten und es zuließen, dass unsere Patientinnen und Patienten bei dem Behandlungsangebot auf nichts als Mitgefühl, sanfte Worte und das Wissen um die vier Körpersäfte vertrauten.

Robert Kendell, der sich mit messerscharfer Präzision in Texten über die psychiatrische Klassifikation geäußert hatte, schrieb einmal: „Alle unsere diagnostischen Begriffe sind schlichtweg Konzepte, und die einzige grundlegende Frage, die wir zu ihnen stellen können, lautet, ob es sich um nützliche Konzepte handelt, und für wen sie nützlich sind" (Kendell, 1991). Dieses zentrale Element, das sich nun im Begriff „klinische Nützlichkeit" ausdrückt, der in der ICD-11 wiederholt genannt werden, müssen wir in den Vordergrund unseres Denkens stellen.

Wir möchten daher, dass sich die Leserinnen und Leser nach der Lektüre eines jeden der folgenden Kapitel die Frage stellen: „Wird dies für meine klinische Praxis hilfreich sein?" Sollte sich dieser Band als sinnvoll erweisen, indem er das Verständnis verbessert und eine bessere Praxis fördert, wird er tatsächlich einen Fortschritt darstellen. Wir wissen bereits, dass die ICD-10 in dieser Hinsicht kein vollständiger Erfolg war. Um ein Beispiel zu nennen: In einer dänischen Studie über die nationale Verwendung von ICD-10-Diagnosen entfielen mehr als die Hälfte aller gestellten Diagnosen für psychische und Verhaltensstörungen auf 16 Diagnosen. Diese entsprachen jedoch nur 4,2 % der 380 zur Verfügung stehenden Diagnosen. Bei den drei am häufigsten erfassten Diagnosen handelte es sich um paranoide Schizophrenie, Alkoholabhängigkeit und Anpassungsstörung, die in 10,2 %, 8,3 % bzw. 5,9 % der Fälle gestellt wurden. Am anderen Ende der Skala kamen 109 Diagnosen (28,7 % aller verfügbaren Diagnosen) jeweils weniger als 100-mal zur Anwendung (Munk-Jorgensen et al., 2010). Sie waren, unverblümt ausgedrückt, nutzlos oder, wohlwollender formuliert, nicht ganz zweckmäßig.

Diese Verteilung würde keine Rolle spielen, wenn wir ein hohes Maß an Gewissheit bezüglich unseres Diagnosesystems besäßen. Eine Auflistung der gesamten Weltfauna würde eine ähnliche Verteilung aufweisen. Doch psychiatrische Diagnosen fallen nicht in diese Sparte. Eine gute psychiatrische Diagnose ist eine, die ein unmittelbares Verständnis vermittelt sowie „klinisch erkennbare Syndrome oder Verhaltensweisen, die in den meisten Fällen mit Leiden und einer Beeinträchtigung persönlicher Funktionen einhergehen", beschreibt (World Health Organization (WHO), 1992). Darüber hinaus ist es von größter Bedeutung, dass jede Klassifikation weltweit verwendet wird, dass sie verständlich ist und in allen Ländern umgesetzt werden kann, nicht zuletzt in Ländern mit begrenzten Ressourcen. Die ICD-11 soll daher nicht nur von Ärztinnen und Ärzten verwendet werden, sondern ebenso von anderen psychosozialen Fachkräften, anderen Gesundheitsfachkräften, die in Bereichen mit Bezug zu psychischen Störungen tätig sind, und sogar von Pflegekräften ohne medizinische Fachkenntnisse.

Ebenfalls lohnend ist es, auch den zweiten Teil von Kendells Bemerkung zu untersuchen: „Nützlich für wen?" Falls Sie im Rahmen der Primärversorgung beraten oder in einer Privatpraxis tätig sind und Ihnen Patienten überwiesen werden, bei denen Sie erwarten, die komplette Behandlung selbst zu übernehmen, benötigen Sie keine externe Klassifizierung. Sie können sich selbst eine erstellen und entsprechende Kurzbezeichnungen vergeben (z. B. Typ-1-Problem), sodass Sie, wenn Sie von anderen Personen mit ähnlichen Problemen aufgesucht werden, Notizen vergleichen können. Üblicherweise wird eine einfache Formel am Ende des Gesprächs ausreichen.

Müssen Sie aber Patientinnen und Patienten zu anderen Ärztinnen und Ärzten überweisen oder einen Bericht für eine externe Stelle abfassen, können Sie sich nicht allein auf diesen Ansatz stützen. Sie sind gezwungen, eine Form der Kommunikation zu verwenden, die relativ wirtschaftlich, genau und umfassend ist. Die Autorinnen und Autoren der ICD-11 würden sich wünschen, dass die überarbeitete Klassifikation diesem Anspruch gerecht wird. Die Weltgesundheitsorganisation hat zudem zu Beginn des ICD-11-Klassifizierungsprozesses deutlich gemacht, dass die Ergebnisse in allen Kulturen und Ländern von Wert sein sollten, insbesondere in denjenigen, welche der höchsten Belastung durch psychische Erkrankungen unterliegen und über die geringsten Ressourcen verfügen (International Advisory Group for the Revision of ICD-10 Mental and Behavioural Disorders, 2011).

Dieser Band entstand anlässlich des Feedbacks nach einem zweitägigen Treffen, das am 25. und 26. Mai 2021 vom Royal College of Psychiatrists ausgerichtet wurde. Die 11. Revision der Internationalen Klassifikation der Krankheiten wurde seit langem erwartet, und ihre Veröffentlichung im Jahr 2022 erfolgte 30 Jahre nach Veröffentlichung der ICD-10, – einem viel längeren Zeitraum als bei jeder früheren Überarbeitung. Für die psychiatrische Praxis erscheint die neue Klassifikation in einer kritischen Phase. An vielen Fronten gerät die Diagnose in der Psychiatrie unter Beschuss, nicht zuletzt innerhalb des Berufsstandes. Dies ist teilweise eine Folge von Fehlern, die in der Vergangenheit ab Einführung des DSM-III mit einer Überfülle von Diagnosen gemacht wurden. Jede neue Diagnose muss nun sehr genau geprüft werden und kann nur nach einer ernsthaften Prüfung der Nachweise eingeführt werden.

An dieser Stelle geraten wir ins Straucheln. Was sind die Nachweise für eine neue Störung, die es noch nicht gibt? Beinahe immer sind sie nicht vorhanden oder bestenfalls lückenhaft, und die gängige Kritik lautet, dass die Beweislücke durch Experten gefüllt wird, welche voreingenommen sind und ihre eigenen Standpunkte vertreten. Diese Kritik lässt sich niemals vollständig entkräften. Das Beste, was wir anzubieten haben, ist eine ausgewogene Beschreibung der Vorteile der neuen Klassifikation gegenüber der alten sowie eine begründete Verteidigung der Neuerungen, – in Anerkenntnis dessen, dass diese ihrerseits im Lauf der Zeit ausgemustert werden.

Gegenwärtig lässt sich noch nicht abschätzen, ob man die ICD-11 als ihren Vorgängerinnen überlegen ansehen wird. Bei der Vorbereitung der ICD-11 hat man Kendells Maxime der klinischen Nützlichkeit übernommen. Das ist eine vernünftige Vorgehensweise, da seit dem Erfolg des DSM-III im Jahr 1980 sowohl die DSM- als auch die ICD-Klassifikationen für ihre übermäßige Zahl an Diagnosen kritisiert wurden. Das neue System wird an seiner klinischen Nützlichkeit gemessen werden.

Man könnte einwenden, dass diese Änderungen die Diagnose unschärfer, unsicherer und weniger prägnant machen als zuvor. Dem ließe sich entgegnen: „Ja, möglicherweise, doch wir meinen, dass die Änderungen die klinische Realität besser widerspiegeln. Die Klassifikation sollte mit der Praxis übereinstimmen, und wenn man gezwungen ist, sie zu verwenden, weil es keine Alternative gibt, stimmt etwas nicht." Anthony Storr, ein Psychiater, dessen Schriften oft das unnötige Wortdickicht der Nosologie durchbrachen, verfocht einen breiteren diagnostischen Ansatz: „Ich möchte zeigen, dass die Trennlinien zwischen psychischer Gesundheit und Krankheit an der falschen Stelle gezogen wurden. Die Gesunden sind verrückter als wir denken, die Verrückten gesünder" (zitiert im Nachruf). Abgeschottete psychiatrische Diagnosen funktionieren nicht.

Da wir uns einer offenen Debatte verpflichtet fühlen, haben wir auch Allen Frances, Schreckgespenst des DSM-5, dazu eingeladen, sein Urteil über die ICD-11 abzugeben, insbesondere über die Änderungen gegenüber der ICD-10. Wir haben nicht erwartet, dass Allen es uns leicht machen würde, und er hat nicht mit seiner Kritik gespart. Da er seine Argumente gut zusammenfasst, mögen sie in einigen Kreisen überzeugend wirken. Die Entscheidung darüber obliegt jedoch der Leserschaft. Von der Darlegung alternativer Standpunkte erhoffen wir uns, dass alle klinisch Tätigen die Möglichkeit haben, diese in der Praxis zu erproben, statt einfach bloß das neue System als Routine zu akzeptieren. Die ICD-11-Arbeitsgruppen haben sich an die zehn Jahre mit ihren Themen beschäftigt. Anders als so viele meinen, sind sie nicht von Pharmakonzernen abhängig und durch Zahlungen korrumpiert, und sie haben für ihre Arbeit kein Geld erhalten. Die Weltgesundheitsorganisation hat diese Arbeit mit knappem Budget durchgeführt, und die ganze Zeit hatte dabei Geoffrey Reed die Leitung inne, der Dreh- und Angelpunkt des gesamten Projekts war.

Vielfach besteht Interesse daran, die Entsprechung der 1993 zur ICD-10 veröffentlichten *Diagnostic Guidelines* zu lesen. Diese trugen verschiedene Namen und Abkürzungen, werden aber nunmehr als *Clinical Descriptions and Diagnostic Requirements for ICD-11 Mental, Behavioural or Neurodevelopmental Disorders* (CDDR) veröffentlicht (WHO, 2023). Sie sind mittlerweile bei der WHO erhältlich. Die CDDR sind nicht für die statistische Erfassung von Diagnosen gedacht, sondern wurden speziell für das ICD-11-Kapitel „Psychische Störungen, Verhaltensstörungen oder neuromentale Entwicklungsstörungen" entwickelt. Sie bieten wesentlich detailliertere Informationen, welche sowohl psychosoziale als auch andere Gesundheitsfachkräfte für ein umfassenderes Verständnis dieser Klassifikation bei ihrer Arbeit mit den Patientinnen und Patienten benötigen.

Der genaue Text der ICD-11 wird in diesem Buch nicht immer wiedergegeben, er ist jedoch online verfügbar unter: icd.who.int/. Klicken Sie dann auf „ICD-11 Browser“, um den Namen der Störung einzugeben, auf die Sie zugreifen möchten. Wir hoffen, dass wir ein differenzierteres Verständnis der verschiedenen Diagnosen erreichen, indem wir die Hintergründe der Klassifikation erläutern und nicht bloß die Definitionen wiedergeben.

Wir sind uns aber durchaus der Tatsache bewusst, dass bei unserer Tagung im Mai 2021 oder im vorliegenden Text nicht alle Themen behandelt wurden. So gab es keinen Vortrag über Essstörungen, was aber durch Frau Professor Dr. Ulrike Schmidt mit ihrem Bericht über die neue Diagnose der Binge-Eating-Störung teilweise wettgemacht wurde. Eine Version für die Primärversorgung liegt derzeit ebenfalls nicht vor. Die beste verfügbare Übersicht und Aktualisierung findet sich jedoch am Ende dieses Bandes in dem Kapitel zur Primärversorgung von Chris Dowrick.

Zum jetzigen Zeitpunkt vermag niemand zu sagen, ob die ICD-11 einen bedeutenden Fortschritt gegenüber ihren Vorgängerinnen darstellen wird. Das wird sich erst im Lauf der Zeit erweisen; indes ist es unseren Autorinnen und Autoren recht gut gelungen die Gründe für die Änderungen allseits nachvollziehbar darzulegen.

Literatur

Boyle, H. & Johnstone, L. (2020). *The Power Threat Meaning Framework*. PCCS Books.

International Advisory Group for the Revision of ICD-10 Mental and Behavioural Disorders. (2011). A conceptual framework for the revision of the ICD-10 classification of mental and behavioural disorders. *World Psychiatry, 10*(2), 86–92. https://doi.org/10.1002/j.2051-5545.2011.tb00022.x

Kendell, R.E. (1991). The major functional psychoses: Are they independent entities or part of a continuum? In A. Kerr & H. McClelland (Eds.), *Concepts of mental illness: A continuing debate* (pp. 1–16). Gaskell.

Munk-Jorgensen, P., Lund, M.N. & Bertelsen, A. (2010). Use of ICD-10 diagnoses in Danish psychiatric hospital-based services in 2001–2007. *World Psychiatry, 9*(3), 183–184. https://doi.org/10.1002/j.2051-5545.2010.tb00307.x

Tyrer, P. (2013). Linnaean classification and conventional psychiatric diagnosis do not mix. *Nordic Journal of Psychiatry, 67*(1), 11–12. https://doi.org/10.3109/08039488.2012.701819

World Health Organization (WHO). (1992). *The ICD-10 classification of mental and behavioural disorders: Clinical descriptions and diagnostic guidelines.*

World Health Organization (WHO). (2024). *Clinical descriptions and diagnostic requirements for ICD-11 mental, behavioural and neurodevelopmental disorders (CDDR).*

1 Entwicklung und Neuerung des Kapitels „Psychische Störungen, Verhaltensstörungen oder neuromentale Entwicklungsstörungen" in der ICD-11

Geoffrey M. Reed

Dieses Kapitel erläutert den Kontext der 11. Revision der Internationalen statistischen Klassifikation der Krankheiten und verwandter Gesundheitsprobleme (**ICD-11**), engl. International Statistical Classification of Diseases and Related Health Problems, im Bereich psychische Gesundheit. Es erklärt das Vorgehen bei der Erstellung der Revision, bietet Hintergrundinformationen zu den Feldversuchen und deren Ergebnissen und enthält eine kurze Beschreibung der wichtigsten Änderungen, von denen viele in den folgenden Kapiteln weiter ausgeführt werden. Eine detaillierte Darstellung der Änderungen der ICD-11 im Vergleich zur ICD-10 wurde bereits andernorts publiziert (Reed et al., 2019), ebenso ein detaillierter Vergleich von ICD-11 und DSM-5 (First at al., 2021).

Der **Kontext**, in dem die ICD-11 erstellt wurde, ist wichtig. Dies ist die erste größere Revision der ICD seit 30 Jahren. Es ging ihr eine eingehende erneute Prüfung jeder einzelnen ICD-10-Diagnose im Licht neuer wissenschaftlicher Erkenntnisse, anerkannter Behandlungsmethoden und der Fortschritte in der Informationstechnologie im Gesundheitsbereich voraus. Die Revision wurde von der Weltgesundheitsversammlung am 25. Mai 2019 bewilligt und trat als Grundlage für die Gesundheitsberichterstattung der Mitgliedstaaten der Weltgesundheitsorganisation (WHO, World Health Organisation) im Januar 2022 offiziell in Kraft. In den kommenden Jahren werden die WHO-Mitgliedstaaten die ICD-11 in den klinischen Alltag und für ihre Gesundheitsberichterstattung übernehmen. Die WHO veröffentlichte Materialien, die den Ländern bei der Implementierung der ICD-11 helfen sollen (World Health Organization (WHO), 2019). In manchen Systemen wird eine rasche Implementierung möglich sein, in anderen wird erst nach der klinischen Einführung die vollständige Übernahme erfolgen. Schottland zum Beispiel hat bereits mit der Implementierung der ICD-11-Klassifikation für „Psychische Störungen, Verhaltensstörungen oder neuromentale Entwicklungsstörungen" begonnen. Das erlaubt es den klinisch Tätigen in Schottland, von den mehr als drei Jahrzehnten wissenschaftlicher und klinischer Fortschritte, die sich in der ICD-11 niederschlagen, zu profitieren, obwohl die Daten in ihren Systemen noch mit Hilfe der ICD-10 erhoben werden.

1.1 Die Entwicklung der ICD-11-Klassifikation psychischer Störungen

Die ICD-11 wurde schrittweise über einen Zeitraum von 15 Jahren erstellt. Die Grundstruktur des Kapitels „Psychische Störungen, Verhaltensstörungen oder neuromentale Entwicklungsstörungen" (**MBND**, Mental, Behavioural or Neurodevelopmental Disorders) in der ICD-11 und die Kurzbeschreibungen der jeweiligen Störungen standen ab 2014 online und waren zur Prüfung, für Stellungnahmen und Änderungsvorschläge (Fuss et al., 2019) freigegeben (https://icd.who.int/dev11/l-m/en). Die Weltgesundheitsorganisation, Abteilung für Psychische Gesundheit und Substanzgebrauch (**MSD**, Department of Mental Health and Substance Use) erstellte auch Klinische Beschreibungen und diagnostische Anforderungen (**CDDR**, Clinical Descriptions and Diagnostic Requirements) für die ICD-11, die online unter https://icd.who.int/browse11/l-m/en#/ abrufbar sind und auch als Buch erscheinen. Die Struktur der ICD-11-Klassifikation im Kapitel „Psychische Störungen, Verhaltensstörungen oder neuromentale Entwicklungsstörungen“, die Kategorienbezeichnungen und Kurzbeschreibungen zum statistischen Gebrauch sowie die detaillierten diagnostischen Leitlinien für die klinische Umsetzung der CDDR wurden gleichzeitig von 17 vom MSD eingesetzten Expertengruppen der verschiedenen Fachbereiche erstellt. Zu jeder Arbeitsgruppe gehörten Experten aus allen WHO-Regionen und eine starke Vertretung aus Ländern mit niedrigen und mittleren Einkommen. Die Expertengruppen waren für die Auswertung der verfügbaren Erkenntnisse in ihren Zuständigkeitsbereichen verantwortlich, einschließlich der sich überschneidenden Arbeit an der Erstellung des DSM-5.

Die Expertengruppen wurden aufgefordert, bei ihren Vorschlägen für die ICD-11 neben der **Validität** auch die **klinische Nützlichkeit** und die **weltweite Anwendbarkeit** (Reed et al., 2019) der Neuerungen im Blick zu haben. Die Klassifikation verbindet die Bereiche Gesundheitsleistungen und Gesundheitsberichterstattung. Bietet ein neues Diagnostiksystem klinisch Tätigen in der ihnen verfügbaren Zeit und mit den ihnen verfügbaren Mitteln nicht genug nützliche, umsetzbare Informationen, ist es unwahrscheinlich, dass es konsequent und zuverlässig angewendet wird. Das aber hat Auswirkungen auf die Gesamtdaten, die für die Evaluierung und Entscheidungsfindung auf Systemebene sowie auf lokaler, nationaler und globaler Ebene verwendet werden. Eine bessere praktische Anwendbarkeit der ICD-11 trägt daher dazu bei, die Gesundheitsdaten zu verbessern. Da eine weltweite Verwendbarkeit erforderlich ist, wurde die Revision des ICD-11-Kapitels „Psychische Störungen, Verhaltensstörungen oder neuromentale Entwicklungsstörungen“ in einem weltweiten Programm systematischer Feldversuche getestet. Die Arbeitsgruppen wurden aus Expertinnen und Experten aus allen Regionen der Welt, unter besonderer Beachtung der Repräsentation von Ländern mit niedrigen bis mittleren Einkommen, gebildet. Wie im Folgenden beschrieben, beteiligten sich Hunderte Experten aus aller Welt an der Ausarbeitung der CDDR und Tausende klinisch Tätige zahlreicher Sprachen nahmen weltweit an der Erprobung teil.

Die CDDR sollen ausreichende und klinisch nützliche Informationen bieten, damit Psychiater und andere diagnostizierende Fachleute die ICD-11-Klassifikation „Psychische Störungen, Verhaltensstörungen oder neuromentale Entwicklungsstörungen“ zur Diagnosestellung im klinischen Bereich übereinstimmend und präzise nutzen können (Reed et al., 2019). Die Abschnitte der CDDR sind einheitlich aufgebaut (First et al., 2015). Das stellt gegenüber dem entsprechenden Teil der ICD-10, den Klinischen Beschreibungen und klinisch-diagnostischen Leitlinien (**CDDG**, Clinical Descriptions and Diagnostic Guidelines) für das ICD-10-Kapitel „Psychische und Verhaltensstörungen“, eine wesentliche Verbesserung dar (WHO, 1992). Jeder Eintrag über eine Hauptstörung in den ICD-11 CDDR enthält folgende Abschnitte:

1) die wesentlichen (erforderlichen) Merkmale
2) zusätzliche klinische Merkmale
3) Abgrenzung zur Norm/Gesundheit (Schwellenwert);
4) Verlaufsmerkmale
5) entwicklungsbedingte Erscheinungsformen
6) kulturell bedingte Merkmale

7) sexuelle und/oder geschlechtsbezogene Merkmale und
8) Abgrenzung zu anderen Störungen und Erkrankungen (Differentialdiagnose) (First et al., 2015).

Die **wesentlichen Merkmale** bieten eine Kurzbeschreibung der Störung (First et al., 2015). Sie führen die klinischen Merkmale auf, die in der klinischen Praxis bei dieser Störung immer zu erwarten sind. Damit ähneln sie den diagnostischen Kriterien des DSM. Die ICD-11 unterscheidet sich vom DSM-5 jedoch dadurch, dass eine algorithmische Pseudo-Präzision bezüglich der Anzahl oder der genauen Dauer der Symptome vermieden wird, es sei denn, sie sind gut abgesichert und empirisch belegt. (In der ICD-11 müssen beispielsweise fünf von zehn möglichen Symptomen einer depressiven Episode vorliegen, eines davon muss depressive Stimmung oder Freudlosigkeit (Anhedonie) sein; für eine Schizophrenie-Diagnose sind zwei von sieben psychotischen Symptomen erforderlich etc.). In der ICD-11 sind die wesentlichen Merkmale flexibler formuliert als die diagnostischen Kriterien des DSM-5, um den Fokus auf die zentralen klinischen Merkmale des Syndroms zu legen und genug Raum für kulturelle Unterschiede und eine fundierte klinische Einschätzung zu lassen, was weltweit zu einer Verbesserung der Anwendbarkeit beiträgt. Die Auffassung jedoch, es gebe keine diagnostischen Anforderungen in den CDDR der ICD-11 ist für jeden, der sich wirklich damit beschäftigt hat, offenkundig falsch, und es sei hier ausdrücklich betont, dass nur unzutreffende Informationen zu einer solchen Behauptung führen können.

Um ein konkretes Beispiel herauszugreifen: Die wesentlichen Merkmale der ICD-11-Diagnose der **posttraumatischen Belastungsstörung (PTBS)** können wie folgt zusammengefasst werden (Maercker et al., 2013) (die komplette Version siehe CDDR unter https://icd.who.int/browse11/l-m/en#):

- Die betroffene Person war einem (kurz- oder langandauernden) extrem bedrohlichen oder entsetzlichen Ereignis oder einer Situation ausgesetzt.
- In der Folge des traumatischen Ereignisses oder der Situation entwickelt sich ein charakteristisches Syndrom, das mindestens mehrere Wochen andauert und aus drei zentralen Elementen besteht:
  1. **Wiedererleben** des traumatischen Ereignisses in der Gegenwart, wobei das oder die Ereignisse nicht nur erinnert, sondern als im Hier und Jetzt erneut sich ereignend erlebt werden.
  2. Bewusstes **Vermeiden** von Umständen, die ein erneutes Erleben der oder des traumatischen Ereignisse(s) auslösen können.
  3. Anhaltende **Wahrnehmung** einer erhöhten aktuellen Bedrohung.
- Die Störung verursacht eine erhebliche Beeinträchtigung der Funktionsfähigkeit.

Die **diagnostischen Anforderungen** sind klar formuliert und müssen alle vorliegen. Zugleich sind die wesentlichen Merkmale der ICD-11 für die PTBS deutlich einfacher als die diagnostischen Kriterien des DSM-5, das 20 unterschiedliche Symptome in vier Gruppen sowie eine Liste spezifischer Erlebnisse enthält, die zu dieser Diagnose „berechtigen“, was offenbar hauptsächlich auf US-amerikanische Bedenken aufgrund von Haftungsansprüchen zurückgeht. Man kam auf eine Zahl von 636,120 unterschiedlichen Symptom-Kombinationen (Galatzer-Levy & Bryant, 2013), die für die Diagnose einer PTBS mittels DSM-5 qualifizieren würden.

Einige äußerten Bedenken, der **flexiblere Ansatz** für die diagnostischen Anforderungen der ICD-11 würde zu einer Überdiagnostik und überhöhten Prävalenzrate führen, doch gibt es keinerlei Hinweise, die diese Behauptung stützen. Den Daten der World-Mental-Health-Studie entnahmen Stein et al. (2014), dass die diagnostischen Anforderungen der ICD-11 zu weniger Diagnosen von PTBS führten als die der ICD-10; und sie führten zu ähnlichen Quoten wie die diagnostischen Anforderungen des

DSM-5. Lago et al. (2016) wandten die diagnostischen Anforderungen der wichtigsten Klassifikationen auch auf die Mental-Health-Survey-Daten für Störungen aufgrund von Alkohol- und Cannabiskonsum an. Sie fanden eine nahezu perfekte Übereinstimmung zwischen ICD-11, DSM-IV und ICD-10, aber eine deutlich geringere Übereinstimmung mit DSM-5. Evans et al. (2020) zeigten, dass die ICD-11 CDDR im Vergleich mit ICD-10 und DSM-5 zu einer exakteren Identifizierung starker Reizbarkeit und einer besseren Unterscheidung von Erscheinungsformen im Grenzbereich führten. Die Studienteilnehmer, die das DSM-5 verwendeten, schrieben einer entwicklungsbedingt normalen Reizbarkeit mit höherer Wahrscheinlichkeit psychopathologische Diagnosen zu. Auch wenn relativ wenige direkte Vergleiche von ICD-11 und DSM-5 angestellt wurden, zeigten diese wenigen keine erhöhten Diagnoseraten bei der Verwendung der ICD-11.

1.2 Feldstudien der ICD-11 „Psychische Störungen, Verhaltensstörungen oder neuromentale Entwicklungsstörungen“

Eine weitere wichtige Neuerung waren die umfangreichen, systematischen **Feldstudien** zur Absicherung der ICD-11-Klassifikation „Psychische Störungen, Verhaltensstörungen oder neuromentale Entwicklungsstörungen“ und der dazugehörigen CDDR (Reed et al., 2019; Keeley et al., 2016a; Evants et al., 2015). Das Global Clinical Practice Network (**GCPN**; https://gcp.network) führte 20 internetbasierte Fall-Kontroll-Studien durch. GCPN ist ein Netzwerk von über 18 500 Fachleuten für psychische Gesundheit und Primärversorgung aus 163 Ländern, die durch ihre Teilnahme an den Feldstudien an der Entwicklung der ICD-11 beteiligt waren. Knapp über die Hälfte der GCPN-Mitglieder sind Ärzte – davon fast alle Psychiater-, ein Drittel sind Psychologen, und der Rest setzt sich aus anderen Disziplinen aus dem Bereich psychische Gesundheit zusammen. 37 Prozent arbeiten in Ländern mit niedrigen und mittleren Einkommen. Die GCPN-Studien wurden in mindestens drei und bis zu sechs Sprachen durchgeführt: Chinesisch, Englisch, Französisch, Japanisch, Russisch und Spanisch. Einige Studien fanden auch in deutscher Sprache statt.

Die Teilnehmenden an den **Fall-Kontroll-Studien** für die ICD-11 wurden in der Regel randomisiert entweder den ICD-11 CDDR oder den ICD-10 CDDG zugeteilt, sodass die Diagnosen den standardisierten, validierten klinischen Fallvignetten zugeordnet werden konnten, die so modifiziert wurden, dass die zentralen diagnostischen Aspekte hervorgehoben wurden (Keeley et al., 2016a; Evans et al., 2015). In den Studien wurde die Treffsicherheit und Konsistenz der nach den beiden Systemen erstellten Diagnosen verglichen. In diesen Studien übertraf die ICD-11 die ICD-10 durchgängig (Claudino et al., 2019; Kogan et al., 2020). Die Methodik ermöglichte darüber hinaus eine Prüfung, welche spezifischen diagnostischen Elemente zu den jeweils beobachteten Verwechslungen geführt hatten, was wiederum eine Feinabstimmung der CDDR vor ihrer endgültigen Verabschiedung erlaubte (Keeley et al., 2016b; Reed et al., 2018b).

Klinische **Studien zur Reliabilität und klinischen Nützlichkeit** der ICD-11 CDDR wurden in 14 Ländern weltweit durchgeführt (Reed et al., 2018a; Chmielewski et al., 2015). Diese Studien konzentrierten sich auf psychische Störungen, die global den größten Teil der Krankheitslast und der Inanspruchnahme von Leistungen ausmachen – Schizophrenie oder andere primäre psychotische Störungen, affektive Störungen, Angst- oder furchtbezogene Störungen sowie Belastungsstörungen – bei erwachsenen Patienten, die sich in 29 teilnehmenden Zentren zur Behandlung vorstellten. Es wurde ein simultanes Joint-Rater-Design verwendet und untersucht, ob zwei klinisch Tätige, die sich auf die gleiche klinische Information berufen, bei separater Anwendung der ICD-11 CDDR in der Diagnose übereinstimmen.

Die Intraklassen-Kappa-Koeffizienten für die nach Standort und Studienprävalenz gewichteten Diagnosen reichten von 0,45 (dysthyme Störung) bis zu 0,88 (soziale Angststörung) und können als moderat bis nahezu perfekt gelten (Reed et al., 2018b). Generell war die Reliabilität der ICD-11 CDDR besser als die bisher für die entsprechenden ICD-10-Diagnosekritierien berichtete. Die klinisch Tätigen bewerteten die klinische Nützlichkeit der von der ICD-11 vorgeschlagenen Diagnosekriterien insgesamt sehr positiv (Reed et al., 2018a). Die Anwendung der CDDR wurde als einfach empfunden, und die CDDR entsprachen genau dem Erscheinungsbild der Patienten (d.h. sie passten gut), waren klar und verständlich, angemessen detailgenau, erforderten genauso viel oder weniger Zeit als die sonstige Vorgehensweise und lieferten nützliche Anhaltspunkte für die Unterscheidung einer Störung von einem unauffälligen Zustand oder anderen Störungen.

Die **Ergebnisse zur Reliabilität** der klinischen Studien widersprechen der manchmal aufgestellten Behauptung, dass der praxisfreundlichere, weniger stark algorithmische und operationalisierte Ansatz der ICD-11 CDDR damit automatisch weniger reliabel sei. Die Sorge, die ICD-11 CDDR würden die Reliabilität opfern, entbehrt jeglicher Datengrundlage und beruht vielmehr auf Annahmen, die dem DSM seit dem DSM-III angelastet werden, einschließlich der Unterstellung, klinisch Tätige würden die Kriterien wortwörtlich anwenden, was unseres Erachtens nicht der Fall ist. In unseren klinischen Studien nutzen die klinisch Tätigen mit unterschiedlicher Ausbildung und Erfahrung die ICD-11 CDDR nach relativ kurzer Schulung (ca. 4 Stunden) für Routinebeurteilungen mittels offener Interviews (Dauer ca. 1 Stunde). Sie erreichten ähnliche Reliabilitätskoeffizienten wie mit komplexeren und zeitaufwändigeren strukturierten Verfahren (Chmielewski et al., 2015; Andrews et al., 1995; Lobbestael et al., 2011). Möglicherweise können weitere Reliabilitätssteigerungen erreicht werden, wenn man der angemessenen Schulung diagnostischer Fähigkeiten und Befragungstechniken größere Aufmerksamkeit schenken würde, statt weiterhin einer gesteigerten Präzision bei der Operationalisierung, die einer sukzessiven Verbesserung der diagnostischen Kriterien dienen soll, Aufmerksamkeit und Ressourcen zu widmen.

1.3 Neue Kategorien für Störungen

Dem Kapitel „Psychische Störungen, Verhaltensstörungen oder neuromentale Entwicklungsstörungen“ der ICD-11 wurden **23 neue Störungen** hinzugefügt (siehe **Tabelle 1-1**). Dabei handelt es sich entweder um eigenständige Störungen, die in der ICD-10 nicht klassifizierbar waren (z.B. pathologisches Horten), oder um Störungen, die als Ergebnis einer Ergänzung, Erweiterung oder Unterteilung einer bestehenden Störung nun als neue Störung und nicht als Subtyp betrachtet werden (z.B. die Binge-Eating-Störung). Die meisten davon wurden bereits entweder im DSM-IV aufgeführt oder im DSM-5 ergänzt.

Die Aufnahme dieser Kategorien erhöhte daher grundsätzlich die Kompatibilität zwischen der ICD-11 und dem DSM-5.

Die folgenreichsten Ergänzungen sind wahrscheinlich die vier neuen Störungen in der ICD-11, die auf von DSM-5 abweichende Entscheidungen zurückgehen. Diese sind die **komplexe PTBS**, **anhaltende Trauerstörung**, **Computerspielstörung** und **Störung mit zwanghaftem Sexualverhalten**, auch wenn die anhaltende Trauerstörung inzwischen in das DSM 5.1 aufgenommen wurde und die Störung durch Spielen von Internetspielen (*internet gaming disorder*, IGD), bei den „Klinischen Erscheinungsbildern mit weiterem Forschungsbedarf“ im DSM-5 und DSM 5.1 erscheint. Wir haben über die Gründe und die Folgen der Aufnahme dieser vier Störungen einen umfassenden Über-

Tabelle 1-1: Neue Kategorien in der ICD-11, Kapitel „Psychische Störungen, Verhaltensstörungen oder neuromentale Entwicklungsstörungen“

Hauptkategorie der Störung	Neue Störung
Katatonie	Katatonie (bislang Subkategorie der Schizophrenie)
Affektive Störungen	Bipolare Störung Typ II (bislang in der Kategorie bipolare affektive Störung)
Zwangsstörungen und verwandte Störungen	Körperdysmorphe Störung
	Eigengeruchswahn (Olfaktorische Referenzstörung)
	Pathologisches Horten
	Skin-picking-Störung (Exkoriationsstörung)
Spezifisch belastungsbezogene Störungen	Komplexe post-traumatische Belastungsstörung Anhaltende Trauerstörung
Dissoziative Störungen	Partielle dissoziative Identitätsstörung
Fütter- oder Essstörungen	Binge-Eating-Störung Vermeidend–restriktive Ernährungsstörung Ruminations- oder Regurgitationsstörung
Störungen der körperlichen Belastung oder des körperlichen Erlebens	Körperintegritäts-Identitätsstörung
Störungen durch Substanzgebrauch oder Verhaltenssüchte	Substanzinduzierte Angststörung Substanzinduzierte Zwangs- oder verwandte Störungen Substanzinduzierte Impulskontrollstörung Computerspielstörung
Störungen der Impulskontrolle	Störung mit zwanghaftem Sexualverhalten Intermittierend explosive Störung
Artifizielle Störungen	Artifizielle Störung, auf andere gerichtet
Sekundäre psychische oder Verhaltenssyndrome bei andernorts klassifizierten Störungen oder Erkrankungen	Sekundäres neuromentales Entwicklungssyndrom Sekundäres Zwangssyndrom oder verwandte Syndrome Sekundäres Impulskontrollsyndrom

sichtsartikel veröffentlicht (Reed et al., 2022), aus dem hervorgeht, dass jede dieser Störungen eine wichtige und charakteristische Patientenpopulation beschreibt. Es ist also angemessen, wenn das Gesundheitssystem diese Gruppen mit spezifischem Behandlungsbedarf, der andernfalls wahrscheinlich nicht berücksichtigt würde, in den Blick nimmt. Die erklärte Absicht der WHO, diese Kategorien aufzunehmen, hat zweifellos die Forschungsaktivität in den jeweiligen Bereichen gefördert, wodurch die Validität und der Nutzen weitgehend bestätigt und für eine zunehmende Verfügbarkeit entsprechender Angebote gesorgt wurde.

1.3.1 Komplexe PTBS

Die wesentlichen bzw. erforderlichen Merkmale der komplexen posttraumatische Belastungsstörung (K-PTBS), engl. *complex posttraumatic stress disorder* (C-PTSD), umfassen alle drei

Hauptsymptome der PTBS (Wiedererleben, Vermeidung und anhaltende Bedrohungswahrnehmung). Die zusätzlichen Merkmale der komplexen PTBS beinhalten drei typische Arten der Beeinträchtigung der Selbststeuerung: schwere und anhaltende Probleme bei der Affektregulation; ein als vermindert, unterlegen oder wertlos wahrgenommenes Selbst; Probleme, Beziehungen aufrechtzuerhalten und sich anderen verbunden zu fühlen (Maercker et al., 2013; Reed et al., 2022). Die komplexe PTBS ist eher das Ergebnis bestimmter Arten von Traumata, wie langanhaltender oder wiederholter Ereignisse, denen man nur schwer oder gar nicht entkommen kann (z.B. Folter, Sklaverei, anhaltende häusliche Gewalt, wiederholter sexueller oder körperlicher Missbrauch in der Kindheit) und erfordert in der Regel eine länger währende und komplexere Behandlung als die PTBS. Die Behandlung der komplexen PTBS ist jedoch in der Regel nicht so langwierig und komplex wie die evidenzbasierte Behandlung von Borderline-Persönlichkeitsstörungen. Neueste Erkenntnisse zeigen, dass sich die komplexe PTBS und die Borderline-Persönlichkeitsstörung deutlich unterscheiden und lediglich das Merkmal der Affektregulationsstörung gemeinsam haben (Reed et al., 2022; Hyland et al. 2019; Frost et al., 2020).

1.3.2 Anhaltende Trauerstörung

Zu den zentralen Merkmale der anhaltenden Trauerstörung (ATS), engl. *prolonged grief disorder* (PGD), gehören das beständige Verlangen oder Sehnen nach der verstorbenen Person und ein damit einhergehender intensiver emotionaler Schmerz, die Schwierigkeit, den Tod zu akzeptieren, das Gefühl, einen Teil seiner selbst verloren zu haben, die Unfähigkeit des Erlebens einer positiven Stimmung, emotionale Taubheit und die Schwierigkeit, sich auf soziale oder andere Aktivitäten einzulassen (Maerker et al., 2013; Reed et al., 2022). Die schwere Trauerreaktion muss länger als 6 Monate nach dem Verlust andauern bzw. sich über einen Zeitraum erstrecken, der eindeutig die Normen der jeweiligen Kultur überschreitet, und zu einer erheblichen Beeinträchtigung in persönlichen, sozialen oder beruflichen Funktionsbereichen führen.

Die anhaltende Trauerstörung erwies sich durch sich über viele Jahre hinweg häufende Belege als spezifische, abgrenzbare Erkrankung, die auf eine Minderheit der Trauernden schwere Auswirkungen haben kann (Reed et al., 2022). Das soll keineswegs bedeuten, dass die Erfahrung und der Ausdruck von Trauer und Verlust nicht zutiefst persönlich und individuell sind. Die CDDR achten besonders auf kulturelle Unterschiede der Trauergepflogenheiten und ihrer Dauer. Gleichzeitig bestätigten übereinstimmende Ergebnisse aus mehreren kontrollierten Studien, dass eine auf die Trauer fokussierte Psychotherapie das Leiden von Menschen lindert, die einen bleibenden, intensiven emotionalen Schmerz empfinden, der länger als 6 Monate über den Tod hinaus ihre Funktionsfähigkeit einschränkt (Bryant et al., 2014). Es handelt sich dabei um eine spezielle Behandlung der anhaltenden Trauerstörung, die sich von den Interventionen bei Depression unterscheidet. Ein stärker standardisierter Ansatz für die Diagnose der anhaltenden Trauerstörung in den CDDR kann daher hilfreich sein, um den betroffenen Personen die bestmögliche Behandlung zu bieten.

1.3.3 Computerspielstörung

In der ICD-11 wird die Computerspielstörung, engl. *gaming disorder* (GD), als andauerndes oder wiederkehrendes Spielverhalten gekennzeichnet („Computerspiel" oder „Videospiel"), das sich wie folgt zeigt:

1. Eingeschränkte Kontrolle des Spielverhaltens (z.B. Beginn, Häufigkeit, Intensität, Dauer, Beenden des Spiels, Kontext);
2. dem Spiel wird zunehmend Priorität eingeräumt bis hin zum Vorrang des Spielens vor

anderen Belangen des Lebens und Alltagsaktivitäten; und
3. die Fortsetzung oder Intensivierung des Spielens trotz negativer Konsequenzen.

Das Spielverhalten führt zu einem ausgeprägten Leidensdruck oder einer erheblichen Beeinträchtigung in persönlichen, familiären, sozialen, schulischen, beruflichen oder anderen wichtigen Funktionsbereichen. Das Spielverhalten und die weiteren Merkmale treten normalerweise über einen Zeitraum von mindestens 12 Monaten auf, damit eine Diagnose gestellt werden kann (Reed et al., 2022; Rumpf et al., 2018).

Die CCDR für Computerspielstörung grenzen sie sorgfältig von nicht-pathologischem Spielen ab. Eine internationale Delphi-Studie (Castro-Calvo et al., 2021) untersuchte die Validität, die klinische Nützlichkeit und den Vorhersagewert der von der ICD-11 vorgeschlagenen diagnostischen Anforderungen sowie der Forschungskriterien des DSM-5 für die Internet-Spielstörung. Die teilnehmenden Forscher waren sich einig, dass die ICD-11 CDDR die Erkrankung mit hoher Wahrscheinlichkeit adäquat erfassen und mit höherer Wahrscheinlichkeit vermeiden, intensives, aber nicht-pathologisches Spielverhalten zu pathologisieren. Die globale Gaming-Industrie hat vehement gegen die Aufnahme der Computerspielstörung in die ICD-11 aufbegehrt (King, 2018; European Games Developer Foundation (EGDF), 2018) und Wissenschaftler gefördert, die eine solche Störung in Frage stellen und die öffentliche Aufmerksamkeit auf Forschungen richten, die die den Nutzen von Spielen hervorheben.

1.3.4 Zwanghafte sexuelle Verhaltensstörung

In der ICD-11 ist die Störung mit zwanghaftem Sexualverhalten, engl. *compulsive sexual behavior disorder* (CSBD), als andauerndes Unvermögen gekennzeichnet, intensive und wiederkehrende sexuelle Impulse oder Triebe zu kontrollieren, mit wiederholtem Sexualverhalten über einen längeren Zeitraum (6 Monate oder länger). Zu den Symptomen können wiederholte sexuelle Handlungen gehören, die so sehr zum Lebensmittelpunkt der Betroffenen werden, dass sie ihre Gesundheit und Körperpflege sowie andere Bedürfnisse, Aktivitäten und Pflichten vernachlässigen; zahlreiche vergebliche Versuche, das wiederholte Sexualverhalten zu verringern; und fortgesetztes Wiederholen des Sexualverhaltens trotz negativer Konsequenzen oder geringer oder ausbleibender Befriedigung. Die Symptome führen zu einem ausgeprägten Leidensdruck oder erheblichen Beeinträchtigungen in persönlichen, familiären, sozialen, schulischen, beruflichen oder anderen wichtigen Funktionsbereichen (Reed et al., 2022; Kraus et al., 2018).

Die ICD-11 CDDR heben sehr deutlich hervor, dass der Leidensdruck, der von moralischen Verurteilungen und der Missbilligung sexueller Impulse, sexuellen Verlangens oder Sexualverhaltens herrührt, nicht ausreicht, um die Kriterien zu erfüllen. Die CDDR gehen auch ausführlich auf Bedenken wegen falsch positiver Befunde und die Stigmatisierung nicht-pathologischen Sexualverhaltens ein, indem sie darauf aufmerksam machen, dass der Untersuchung von Personen, die sich selbst zu den Betroffenen dieser Störung zählen (die sich z. B. als „sexsüchtig“ oder „pornosüchtig“ bezeichnen), besondere Aufmerksamkeit geschenkt werden muss, um zu klären, ob sie tatsächlich die klinischen Merkmale der Störung aufweisen. Es wurde auch darüber diskutiert, ob es nicht angemessener wäre, eine solche Störung als Verhaltenssucht zu betrachten (Kraus et al., 2016). Die ICD-11 übernahm den vorsichtigeren Ansatz, sie der Gruppe der Impulskontrollstörungen zuzuordnen und sie angesichts einiger Unterschiede zu den Substanzgebrauch-Störungen, dem pathologischen Glücksspiel (engl. *gambling disorder*) und der Computerspielstörung (engl. *gaming disorder*) von den Verhaltenssüchten zu trennen (Stein et al., 2018).

1.4 Kategorien psychischer Störungen, die aus der ICD-11 entfernt wurden

Wer eine immer stärker in das alltägliche Leben hineinreichende Kategorisierung psychiatrischer Störungen befürchtete, kann beruhigt sein, denn tatsächlich wurden sogar mehr Kategorien psychischer Störungen in der ICD-11 gestrichen als zusätzliche aufgenommen. Die neue dimensionale Diagnostik der Schizophrenie und anderer primärer psychotischer Störungen sowie der Persönlichkeitsstörungen, die in späteren Kapiteln dieses Buches (siehe Kapitel 3 und 9) beschrieben werden, führt dazu, dass die **Subkategorien** der Schizophrenie und spezifischer Persönlichkeitsstörungen der ICD-10 nicht mehr Teil der Klassifikation sind. Detaillierte Subkategorien akuter und vorübergehender psychotischer Störungen und von Anpassungsstörungen wurden nicht mehr in die ICD-11 aufgenommen. Einige „gemischte" Störungen, insbesondere in den **Kategorien, die Kinder und Jugendliche betreffen**, wurden gestrichen (z. B. hyperkinetische Störung des Sozialverhaltens, Störung des Sozialverhaltens mit depressiver Störung). Gesonderte Kategorien für kindheitsspezifische Formen der Angststörung wurden aufgegeben. Sie werden stattdessen als Entwicklungsformen in der Hauptklassifikation von Angststörungen beschrieben. Kategorien, die in der ICD-10 aufgrund einer **homosexuellen oder bisexuellen Orientierung** zugewiesen werden sollten (z. B. sexuelle Reifungskrise, ichdystone Sexualorientierung, sexuelle Beziehungsstörung) wurden gestrichten (Cochran et al., 2014).

1.4.1 Weitere Neuerungen in der ICD-11 „Psychische Störungen, Verhaltensstörungen oder neuromentale Entwicklungsstörungen"

Einige weitere Neuerungen in der ICD-11 sind besonders erwähnenswert. Erstens gibt es in der ICD-11 weitgehend eine **Überwindung der „Körper-Geist-Spaltung"**, die der ICD-10-Klassifikation psychischer Störungen inhärent war. Die ICD-10 unterscheidet zwischen „organischen" und „nicht-organischen" Formen kognitiver Störungen, Schlafstörungen und sexueller Funktionsstörungen. Diese Trennung widerspricht unserem derzeitigen Verständnis der Entwicklung und Aufrechterhaltung dieser Störungen. Die ICD-11 enthält im neuen Kapitel „Zustände mit Bezug zur sexuellen Gesundheit" eine neue, vereinheitlichte Klassifikation sexueller Funktionsstörungen, in der Kategorien, die zuvor als psychische Störungen eingestuft waren, mit Kategorien zusammengefasst werden, die primär als Erkrankungen des Urogenitalsystems klassifiziert waren. Ähnlich nimmt das neue Kapitel „Schlaf-Wach-Störungen" Schlafstörungen mit auf, die bislang als psychische Störungen, Krankheiten des Nervensystems und Krankheiten des Atmungssystems klassifiziert waren. Das Kapitel „Psychische Störungen, Verhaltensstörungen oder neuromentale Entwicklungsstörungen" der ICD-11 enthält auch eine einheitliche syndromale Beschreibung der Demenz und anderer neurokognitiver Störungen, die verschiedene Schweregrade umfassen, und Kategorien zur Beschreibung von Verhaltensstörungen und psychologische Störungen bei Demenz. Diese Kategorien können zusammen mit den Kategorien für die zugrundeliegenden Ursachen angegeben werden (z. B. Krankheiten des Nervensystems, Infektionskrankheiten, Störungen durch Substanzgebrauch).

Eine weitere Neuerung ist die **Einbindung dimensionaler Ansätze in die kategoriale Struktur** der ICD-11. In den vergangenen 40 Jahren hat sich zunehmend die Erkenntnis durchgesetzt, dass die meisten psychischen Störungen und Verhaltensstörungen am besten über mehrere zugrundeliegende Dimensionen beschrieben werden, statt durch einzelne, klar abgrenzbare Störungskategorien (Clark et al., 2017). Die ICD ist prinzipiell ein kategoriales System mit nosologischen und formalen Vorgaben, und es gibt viele klinische, wissenschaftliche und praktische Vorteile einer Aufnahme der psychischen Störungen neben den anderen Erkrankungsklassen als Teil der ICD-11 (International Advisory Group for the Revision of ICD-10 Mental and Behavioural Disorder, 2011). Die ICD-11 hat eine Reihe wesentlicher struktureller Neuerungen eingeführt, die auf der Umstellung auf ein komplett elektronisches System basieren und es ermöglichten, substanzielle dimensionale Informationen in den kategorialen Ansatz der ICD zu integrieren. Im Bereich der Schizophrenie und anderer primärer psychotischer Störungen (Gaebel, 2012) sowie bei den Persönlichkeitsstörungen (Tyrer et al., 2011; Reed, 2018) wurde das dimensionale Potenzial der ICD-11 am umfassendsten ausgeschöpft. Die entsprechenden Neuerungen werden in anderen Kapiteln dieses Buches ausführlich beschrieben. Insgesamt legt der dimensionale Ansatz den Schwerpunkt stärker auf das aktuelle Erscheinungsbild und somit auf den gegenwärtigen Behandlungsbedarf, statt die Diagnose als ein langfristig stabiles Merkmal einer Person zu verstehen. Das entspricht viel stärker einem auf Genesung gerichteten Ansatz und schafft die Möglichkeit, Verbesserungen im klinischen Erscheinungsbild zu dokumentieren, die nicht notwendig eine Veränderung der zugrundeliegenden Diagnose erforderlich machen.

Auch die Klassifikation der **Substanzgebrauchsstörungen** wurde substanziell verändert. Man reagierte damit auf Erfordernisse im Gesundheitswesen weltweit (Poznyak et al., 2018). Die Palette der Substanzklassen wurde anlässlich der Diversifizierung psychotroper bzw. psychoaktiver Substanzen und den Veränderungen ihrer Applikationsformen sowie der Verwendungskontexte aktualisiert und erweitert. Dazu gehören auch die rasche Entwicklung und Verbreitung neuer, synthetisch hergestellter psychotroper Substanzen. Die ICD-11 spricht weiterhin von schädlichem Gebrauch psychoaktiver Substanzen, das heißt Konsummustern, die der physischen oder psychischen Gesundheit erheblichen Schaden zufügen, da dies für das öffentliche Gesundheitswesen von Bedeutung ist und dies Interventionen in der Primärversorgung und anderen nicht-fachärztlichen Bereichen ermöglicht. Unterschiedliche Muster schädlichen Gebrauchs wurden spezifiziert, darunter eine neue Kategorie für einzelne Konsumereignisse sowie für episodischen oder dauerhaften Konsum. Im Abschnitt zum schädlichen Gebrauch wurde in die CDDR die „Schädigung Anderer“ durch das Verhalten während einer Intoxikation neu hinzugenommen. Die diagnostischen Anforderungen für die Substanzabhängigkeit wurden neu formuliert, damit sie in vielfältigen Kontexten leichter identifiziert werden kann. Diese Änderungen eröffnen der Prävention, Behandlung und Gesundheitspolitik auf verschiedenen Ebenen wichtige Möglichkeiten.

Wesentliche Änderungen wurden schließlich auch bei der Klassifikation der **Geschlechtsidentität** in der ICD-11 vorgenommen. Sie beruhen auf Fortschritten in der Forschung und der klinischen Praxis sowie auf einem deutlichen Wandel der Einstellung innerhalb der Gesellschaft, Änderungen einschlägiger politischer Maßnahmen sowie von Gesetzen und Menschenrechtsstandards (Reed et al., 2016). Die Störungen der Geschlechtsidentität werden in der ICD-11 als Geschlechtsinkongruenz bezeichnet und dem neu geschaffenen ICD-11-Kapitel „Zustände mit Bezug zur sexuellen Gesundheit“ zugeordnet. Das heißt, dass die WHO Transgender-Identität nicht länger als psychische Störung betrachtet. Diese Neuerung wurde durch ein Forschungsprogramm gestützt, aus dem hervorgeht, dass Verzweiflung und funktionale Beeinträchtigungen bei Transgender-Personen stark mit dem Erleben von Stigmatisierung und Viktimisierung zusammenhängen und nicht etwa ein inhärenter Aspekt des Transgender-Seins sind (Robles et al., 2016; Robles et al., 2022). Diese Kategorien wurden nicht komplett aus der ICD-11 gestrichen, weil sie in vielen Ländern als wichtig gelten, um einen Zugang zu entsprechenden Angeboten zu gewährleisten (Drescher, 2012).

1.5 Die nächsten Schritte

In den kommenden Jahren wird die ICD-11 weltweit eingeführt. Die WHO arbeitet aktiv mit den Mitgliedsstaaten an der Einführung. Die Abteilung für Psychische Gesundheit und Substanzgebrauch hat eine Beratungskommission für die Schulung und die Einführung der ICD-11 „Psychische Störungen, Verhaltensstörungen oder neuromentale Entwicklungsstörungen" eingerichtet, der Experten aus allen Regionen der Welt und Beamte aus dem Gesundheitswesen angehören, die auf nationaler Ebene direkt mit der Einführung der ICD-11 betraut sind.

Darüber hinaus besteht ein großer Schulungsbedarf für Psychiater, Psychologen und andere Berufsgruppen im Bereich der psychischen Gesundheit zur Anwendung der ICD-11 im klinischen Kontext. Die WHO arbeitete dazu aktiv mit Fachgesellschaften wie dem Royal College of Psychiatrists zusammen. Es wurde ein detailliertes Online-Schulungsprogramm mit 15 Trainingseinheiten entwickelt, die sich jeweils mit einer Hauptgruppe von Störungen befassen, das derzeit in englischer (https://gmhacademy.dialogedu.com) und in spanischer (https://gmhacademy.dialogedu.com/cie-11) Sprache verfügbar ist.

Weitere Materialien stehen den Mitgliedern des Global Clinical Practice Network zur Verfügung (Registrierung unter: https://gcp.network/). Wir hoffen, dass dieses Buch einen wichtigen Beitrag zur Verbreitung und Schulung der ICD-11 leistet und Psychiatern und anderen Berufsgruppen, die weltweit Menschen mit psychischen Störungen helfen, von Nutzen sein wird.

Literatur

Andrews, G., Peters, L., Guzman, A. & Bird, K. (1995). A Comparison of Two Structured Diagnostic Interviews: CIDI and SCAN. *Australian & New Zealand Journal of Psychiatry, 29*(1), 124–132. https://doi.org/10.3109/00048679509075901

Bryant, R.A., Kenny, L., Joscelyne, A., Rawson, N., Maccallum, F., Cahill, C., Hopwood, S., Aderka, I. & Nickerson, A. (2014). Treating prolonged grief disorder: a radomized controlled trial. *JAMA Psychiatry, 71*, 1332–1339. https://doi.org/10.1001/jamapsychiatry.2014.1600

Castro-Calvo, J., King, D.L., Stein, D.J., Brand, M., Carmi, L., Chamberlain, S.R., Demetrovics, Z., Fineberg, N.A., Rumpf, H., Yücel, M., Achab, S., Ambekar, A., Bahar, N., Blaszczynski, A., Bowden-Jones, H., Carbonell, X., Lo Chan, E.M., Ko, C., De Timary, P.,... Billieux, J. (2021). Expert appraisal of criteria for assessing gaming disorder: an international Delphi study. *Addiction, 116*(9), 2463–2475. https://doi.org/10.1111/add.15411

Chmielewski, M., Clark, L.A., Bagby, R.M. & Watson, D. (2015). Method matters: Understanding diagnostic reliability in DSM-IV and DSM-5. *Journal of Abnormal Psychology, 124*(3), 764–769. https://doi.org/10.1037/abn0000069

Clark, L.A., Cuthbert, B., Lewis-Fernández, R., Narrow, W.E. & Reed, G.M. (2017). Three Approaches to Understanding and Classifying Mental Disorder: ICD-11, DSM-5, and the National Institute of Mental Health's Research Domain Criteria (RDoC). *Psychological Science in The Public Interest, 18*(2), 72–145. https://doi.org/10.1177/1529100617727266

Claudino, A.M., Pike, K.M., Hay, P., Keeley, J.W., Evans, S.C., Rebello, T.J., Bryant-Waugh, R., Dai, Y., Zhao, M., Matsumoto, C., Herscovici, C.R., Mellor-Marsá, B., Stona, A.C., Kogan, C.S., Andrews, H.F., Monteleone, P., Pilon, D.J., Thiels, C., Sharan, P.,... Reed, G.M. (2019). The classification of feeding and eating disorders in the ICD-11: results of a field study comparing proposed ICD-11 guidelines with existing ICD-10 guidelines. *BMC Medicine, 17*, 93. https://doi.org/10.1186/s12916-019-1327-4

Cochran, S.D., Drescher, J., Kismödi, E., Giami, A., García-Moreno, C., Atalla, E., Marais, A., Vieira, E.M. & Reed, G.M. (2014). Proposed declassification of disease categories related to sexual orientation in theInternational Statistical Classification of Diseases and Related Health Problems (ICD-

11). *Bulletin of the World Health Organization, 92*(9), 672–679. https://doi.org/10.2471/blt.14.135541

Drescher, J., Cohen-Kettenis, P. & Winter, S. (2012). Minding the body: Situating gender identity diagnoses in the ICD-11. *International Review of Psychiatry, 24*(6), 568–577. https://doi.org/10.3109/09540261.2012.741575

European Games Developer Foundation (EGDF). (2018). *Statement on WHO ICD-11 list and the inclusion of gaming.* www.egdf.eu.

Evans, S.C., Roberts, M.C., Keeley, J.W., Blossom, J.B., Amaro, C.M., Garcia, A.M., Stough, C.O., Canter, K.S., Robles, R. & Reed, G.M. (2015). Vignette methodologies for studying clinicians' decision-making: Validity, utility, and application in ICD-11 field studies. *International Journal of Clinical and Health Psychology, 15*(2), 160–170. https://doi.org/10.1016/j.ijchp.2014.12.001

Evans, S.C., Roberts, M.C., Keeley, J.W., Rebello, T.J., De La Peña, F., Lochman, J.E., Burke, J.D., Fite, P.J., Ezpeleta, L., Matthys, W., Youngstrom, E.A., Matsumoto, C., Andrews, H.F., Medina-Mora, M.E., Ayuso-Mateos, J.L., Khoury, B., Kulygina, M., Robles, R., Sharan, P.,... Reed, G.M. (2020). Diagnostic classification of irritability and oppositionality in youth: a global field study comparing ICD-11 with ICD-10 and DSM-5. *Journal of Child Psychology and Psychiatry, 62*(3), 303–312. https://doi.org/10.1111/jcpp.13244

First, M.B., Gaebel, W., Maj, M., Stein, D.J., Kogan, C.S., Saunders, J.B., Poznyak, V.B., Gureje, O., Lewis-Fernández, R., Maercker, A., Brewin, C.R., Cloitre, M., Claudino, A., Pike, K.M., Baird, G., Skuse, D., Krueger, R.B., Briken, P., Burke, J.D.,... Reed, G.M. (2021). An organization- and category-level comparison of diagnostic requirements for mental disorders in ICD-11 and DSM-5. *World Psychiatry, 20*(1), 34–51. https://doi.org/10.1002/wps.20825

First, M.B., Reed, G.M., Hyman, S.E. & Saxena, S. (2015). The development of the ICD-11 Clinical Descriptions and Diagnostic Guidelines for Mental and Behavioural Disorders. *World Psychiatry, 14*(1), 82–90. https://doi.org/10.1002/wps.20189

Frost, R., Murphy, J., Hyland, P., Shevlin, M., Ben-Ezra, M., Hansen, M., Armour, C., McCarthy, A., Cunningham, T. & McDonagh, T. (2020). Revealing what is distinct by recognising what is common: distinguishing between complex PTSD and Borderline Personality Disorder symptoms using bifactor modelling. *European Journal of Psychotraumatology, 11*, 1836864. https://doi.org/10.1080/20008198.2020.1836864

Fuss, J., Lemay, K., Stein, D.J., Briken, P., Jakob, R., Reed, G.M. & Kogan, C.S. (2019). Public stakeholders' comments on ICD-11 chapters related to mental and sexual health. *World Psychiatry, 18*(2), 233–235. https://doi.org/10.1002/wps.20635

Gaebel, W. (2012). Status of Psychotic Disorders in ICD-11. *Schizophrenia Bulletin, 38*(5), 895–898. https://doi.org/10.1093/schbul/sbs104

Galatzer-Levy, I.R. & Bryant, R.A. (2013). 636,120 Ways to Have Posttraumatic Stress Disorder. *Perspectives On Psychological Science, 8*(6), 651–662. https://doi.org/10.1177/1745691613504115

Hyland, P., Karatzias, T., Shevlin, M. & Cloitre, M. (2019). Examining the discriminant validity of complex posttraumatic stress disorder and borderline personality disorder symptoms: Results from a United Kingdom population sample. *Journal of Traumatic Stress, 32*(6), 855–863. https://doi.org/10.1002/jts.22444

International Advisory Group for the Revision of ICD-10 Mental and Behavioural Disorders. (2011). A conceptual framework for the revision of the ICD-10 classification of mental and behavioural disorders. *World Psychiatry, 10*(2), 86–92. https://doi.org/10.1002/j.2051-5545.2011.tb00022.x

Keeley, J.W., Reed, G.M., Roberts, M.C., Evans, S.C., Medina-Mora, M.E., Robles, R., Rebello, T., Sharan, P., Gureje, O., First, M.B., Andrews, H.F., Ayuso-Mateos, J.L., Gaebel, W., Zielasek, J. & Saxena, S. (2016a). Developing a science of clinical utility in diagnostic classification systems: Field study strategies for ICD-11 mental and behavioral disorders. *American Psychologist, 71*(1), 3–16. https://doi.org/10.1037/a0039972

Keeley, J.W., Reed, G.M., Roberts, M.C., Evans, S.C., Robles, R., Matsumoto, C., Brewin, C.R., Cloitre, M., Perkonigg, A., Rousseau, C., Gureje, O., Lovell, A.M., Sharan, P. & Maercker, A. (2016b). Disorders specifically associated with stress: A case-controlled field study for ICD-11 mental and behavioural disorders. *International Journal of Clinical and Health Psychology, 16*(2), 109–127. https://doi.org/10.1016/j.ijchp.2015.09.002

King, D.L. (2018). Comment on the global gaming industry's statement on ICD-11 gaming disorder: a corporate strategy to disregard harm and deflect social responsibility? *Addiction, 113*(11), 2145–2146. https://doi.org/10.1111/add.14388

Kogan, C.S., Stein, D.J., Rebello, T.J., Keeley, J.W., Chan, K.J., Fineberg, N.A., Fontenelle, L.F.,

Grant, J. E., Matsunaga, H., Simpson, H. B., Thomsen, P. H., Van den Heuvel, O. A., Veale, D., Grenier, J., Kulygina, M., Matsumoto, C., Domínguez-Martínez, T., Stona, A., Wang, Z. & Reed, G. M. (2020). Accuracy of diagnostic judgments using ICD-11 vs. ICD-10 diagnostic guidelines for obsessive-compulsive and related disorders. *Journal of Affective Disorders, 273*, 328–340. https://doi.org/10.1016/j.jad.2020.03.103

Kraus, S. W., Krueger, R. B., Briken, P., First, M. B., Stein, D. J., Kaplan, M. S., Voon, V., Abdo, C. H., Grant, J. E., Atalla, E. & Reed, G. M. (2018). Compulsive sexual behaviour disorder in the ICD-11. *World Psychiatry, 17*(1), 109–110. https://doi.org/10.1002/wps.20499

Kraus, S. W., Voon, V. & Potenza, M. N. (2016). Should compulsive sexual behavior be considered an addiction? *Addiction, 111*(12), 2097–2106. https://doi.org/10.1111/add.13297

Lago, L., Bruno, R. & Degenhardt, L. (2016). Concordance of ICD-11 and DSM-5 definitions of alcohol and cannabis use disorders: a population survey. *The Lancet Psychiatry, 3*(7), 673–684. https://doi.org/10.1016/s2215-0366(16)00088-2

Lobbestael, J., Leurgans, M. & Arntz, A. (2011). Inter-rater reliability of the Structured Clinical Interview for DSM-IV Axis I Disorders (SCID I) and Axis II Disorders (SCID II). *Clinical Psychology & Psychotherapy, 18*(1), 75–79. https://doi.org/10.1002/cpp.693

Maercker, A., Brewin, C. R., Bryant, R. A., Cloitre, M., Van Ommeren, M., Jones, L. M., Humayan, A., Kagee, A., Llosa, A. E., Rousseau, C., Somasundaram, D. J., Souza, R., Suzuki, Y., Weissbecker, I., Wessely, S. C., First, M. B. & Reed, G. M. (2013). Diagnosis and classification of disorders specifically associated with stress: proposals for ICD-11. *World Psychiatry, 12*(3), 198–206. https://doi.org/10.1002/wps.20057

Poznyak, V., Reed, G. M. & Medina-Mora, M. E. (2018). Aligning the ICD-11 classification of disorders due to substance use with global service needs. *Epidemiology and Psychiatric Sciences, 27*(3), 212–218. https://doi.org/10.1017/s2045796017000622

Reed, G. M. (2018). Progress in developing a classification of personality disorders for ICD-11. *World Psychiatry, 17*(2), 227–229. https://doi.org/10.1002/wps.20533

Reed, G. M., Drescher, J., Krueger, R. B., Atalla, E., Cochran, S. D., First, M. B., Cohen-Kettenis, P. T., Montis, I. A., Parish, S. J., Cottler, S., Briken, P. & Saxena, S. (2016). Disorders related to sexuality and gender identity in the ICD-11: revising the ICD-10 classification based on current scientific evidence, best clinical practices, and human rights considerations. *World Psychiatry, 15*(3), 205–221. https://doi.org/10.1002/wps.20354

Reed, G. M., First, M. B., Billieux, J., Cloitre, M., Briken, P., Achab, S., Brewin, C. R., King, D. L., Kraus, S. W. & Bryant, R. A. (2022). Emerging experience with selected new categories in the ICD-11: complex PTSD, prolonged grief disorder, gaming disorder, and compulsive sexual behaviour disorder. *World Psychiatry, 21*(2), 189–213. https://doi.org/10.1002/wps.20960

Reed, G. M., First, M. B., Kogan, C. S., Hyman, S. E., Gureje, O., Gaebel, W., Maj, M., Stein, D. J., Maercker, A., Tyrer, P., Claudino, A., Garralda, E., Salvador-Carulla, L., Ray, R., Saunders, J. B., Dua, T., Poznyak, V., Medina-Mora, M. E., Pike, K. M.,… Saxena, S. (2019). Innovations and changes in the ICD-11 classification of mental, behavioural and neurodevelopmental disorders. *World Psychiatry, 18*(1), 3–19. https://doi.org/10.1002/wps.20611

Reed, G. M., Keeley, J. W., Rebello, T. J., First, M. B., Gureje, O., Ayuso-Mateos, J. L., Kanba, S., Khoury, B., Kogan, C. S., Krasnov, V. N., Maj, M., De Jesus Mari, J., Sharan, P., Stein, D. J., Zhao, M., Akiyama, T., Andrews, H. F., Asevedo, E., Cheour, M.,… Medina-Mora, M. E. (2018a). Clinical utility of ICD-11 diagnostic guidelines for high-burden mental disorders: results from mental health settings in 13 countries. *World Psychiatry, 17*(3), 306–315. https://doi.org/10.1002/wps.20581

Reed, G., Sharan, P., Rebello, T., Keeley, J., Medina-Mora, M. E., Gureje, O., Ayuso-Mateos, J. L., Kanba, S., Khoury, B., Kogan, C., Krasnov, V., Maj, M., De Jesus Mari, J., Stein, D., Zhao, M., Akiyama, T., Andrews, H., Asevedo, E., Cheour, M.,… Pike, K. (2018b). The ICD-11 developmental field study of reliability of diagnoses of high-burden mental disorders: results among adult patients in mental health settings of 13 countries. *World Psychiatry, 17*(2), 174–186. https://doi.org/10.1002/wps.20524

Robles, R., Fresán, A., Vega-Ramírez, H., Cruz-Islas, J., Rodríguez-Pérez, V., Domínguez-Martínez, T. & Reed, G. M. (2016). Removing transgender identity from the classification of mental disorders: a Mexican field study for ICD-11. *The Lancet Psychiatry, 3*(9), 850–859. https://doi.org/10.1016/s2215-0366(16)30165-1

Robles, R., Keeley, J. W., Vega-Ramírez, H., Cruz-Islas, J., Rodríguez-Pérez, V., Sharan, P., Purnima, S., Rao, R., Rodrigues-Lobato, M. I., Soll, B., Askevis-Leherpeux, F., Roelandt, J., Campbell, M., Grobler, G., Stein, D.J., Khoury, B., Khoury, J.E., Fresán, A., Medina-Mora, M. & Reed, G.M. (2022). Validity of categories related to gender identity in ICD-11 and DSM-5 among transgender individuals who seek gender-affirming medical procedures. *International Journal of Clinical and Health Psychology, 22*(1), 100281. https://doi.org/10.1016/j.ijchp.2021.100281

Rumpf, H.J., Achab, S., Billieux, J., Bowden-Jones, H., Carragher, N., Demetrovics, Z., Higuchi, S., King, D.L., Mann, K., Potenza, M., Saunders, J.B., Abbott, M., Ambekar, A., Aricak, O.T., Assanangkornchai, S., Bahar, N., Borges, G., Brand, M., Chan, E.M.,... Poznyak, V. (2018). Including gaming disorder in the ICD-11: The need to do so from a clinical and public health perspective. *Journal of Behavioral Addictions, 7*(3), 556–561. https://doi.org/10.1556/2006.7.2018.59

Stein, D.J., Billieux, J., Bowden-Jones, H., Grant, J.E., Fineberg, N., Higuchi, S., Hao, W., Mann, K., Matsunaga, H., Potenza, M.N., Rumpf, H.M., Veale, D., Ray, R., Saunders, J.B., Reed, G.M. & Poznyak, V. (2018). Balancing validity, utility and public health considerations in disorders due to addictive behaviours. *World Psychiatry, 17*(3), 363–364. https://doi.org/10.1002/wps.20570

Stein, D.J., McLaughlin, K.A., Koenen, K.C., Atwoli, L., Friedman, M.J., Hill, E.D., Maercker, A., Petukhova, M., Shahly, V., Van Ommeren, M., Alonso, J., Borges, G., De Girolamo, G., De Jonge, P., Demyttenaere, K., Florescu, S., Karam, E.G., Kawakami, N., Matschinger, H.,... Kessler, R.C. (2014). DSM-5 ans ICD-11 definitions of posttraumatic stress disorder: Investigating „narrow" and „broad" approaches. *Depression and Anxiety, 31*(6), 494–505. https://doi.org/10.1002/da.22279

Tyrer, P., Crawford, M. & Mulder, R. (2011). Reclassifying personality disorders. *The Lancet, 377*(9780), 1814–1815. https://doi.org/10.1016/s0140-6736(10)61926-5

World Health Organization (WHO). (1992). *The ICD-10 classification of mental and behavioural disorders: Clinical descriptions and diagnostic guidelines.*

World Health Organization (WHO). (2019). *ICD-11 Implementation or Transition Guide*. World Health Organization. https://icd.who.int/en/docs/ICD-11%20Implementation%20or%20Transition%20Guide_v105.pdf

2 ICD-11 + DSM-5 = Ein diagnostisches Durcheinander

Allen Frances

Auf, steigen wir hinab, und verwirren wir dort ihre Sprache, so dass keiner mehr die Sprache des anderen versteht.

Genesis 11:7

ICD und DSM sind für psychiatrische Diagnosen nützliche Systeme, die sich ähnlich genug sind, um weitgehend vergleichbar zu sein, aber auch so unterschiedlich, dass sie Verwirrung stiften und Fehlanwendungen provozieren. Beide Systeme sind weltweit im Einsatz, und das wird wohl auch so bleiben. Keines der beiden Systeme ist eindeutig besser als das andere – allerdings wären wir in einer besseren Lage, hätten wir nicht zwei Systeme, sondern nur eines.

ICD-11 und DSM-5 weisen auch die gleichen **Schwachstellen** auf. In beiden Systemen ist die Definition der „psychischen Störung" sehr ungenau. Dies begünstigt **Überdiagnosen** von Personen mit leichten und die Vernachlässigung von Menschen mit schweren Problemen. Beide Systeme beruhen weitgehend auf dem Konsens von Experten, deren Fokus sehr einseitig auf der **Aufnahme neuer Diagnosen** liegt. Und beide setzen für die Aufnahme neuer und die Änderung bereits bestehender Diagnosen keine zwingenden wissenschaftliche Erkenntnisse voraus.

Vor 30 Jahren war eines meiner Hauptanliegen, die Unterschiede zwischen DSM-IV und ICD-10 (die zur gleichen Zeit bearbeitet wurden) zu reduzieren. Wir beriefen zahlreiche Sitzungen ein und brachten Expertenteams zusammen, die an beiden Systemen arbeiteten, in der Hoffnung für so viele Störungen wie möglich für beide Seiten akzeptable Kompromissdefinitionen erstellen zu können. Manchmal mit Erfolg, meist jedoch scheiterten wir damit. Regionale Präferenzen, berufliche Rivalitäten und nationale Loyalitäten triumphierten nicht selten über eine solidarische Zusammenarbeit. Die getrennten Gremien, die später das DSM-5 und die ICD-11 schufen, vergrößerten die Kluft zwischen beiden Systemen leider nur noch mehr.

Ich möchte elf der Störungen herausgreifen, die neu in die ICD-11 aufgenommen wurden. Einige davon fanden bereits Aufnahme in das DSM-IV (Bipolar-II-Störung) oder das DSM-5 (Katatonie, Binge-Eating-Störung, pathologisches Horten); andere wurden erstmalig in der ICD-11 offiziell anerkannt (komplexe PTBS, anhaltende Trauerstörung, Computerspielstörung, Störung mit zwanghaftem Sexualverhalten, Körper-Integritäts-Identitätsstörung sowie ein völlig neues System zur Diagnose von Persönlichkeitsstörungen).

Wozu so viele neue Diagnosen in der ICD-11? Leider hat man aus den Fehlern des DSM-5 nicht gelernt und sich nicht bemüht, die ausufernde Inflation psychiatrischer Diagnosen einzudämmen. In beiden Systemen wurde den Expertengremien viel zu viel Kontrolle über die endgültige Beschlussfassung eingeräumt. Experten aus den verschiedenen Bereichen psychiatrischer Diagnostik leisten einen unerlässlichen Beitrag bei der Revision eines Diagnostiksystems – aber sie sollten keinesfalls über die Entscheidungsbefugnis in ihrem jeweiligen Teilgebiet verfügen. Experten sind immer begeistert von ihren Forschungssteckenpferden, rühmen deren Vorteile und verkennen die Risiken. Sie betonen die Gefahr übersehener Patienten, ignorieren aber unbekümmert das Risiko, Gesunde falsch einzuordnen. Neue Diagnosen, die Wissenschaftlern im Forschungslabor zupasskommen, erweisen sich in der realen Welt der psychiatrischen Behandlung und Primärversorgung oft als Katastrophe. Ich habe unter den vielen Hunderten Experten, mit denen ich zusammengearbeitet habe, noch nie einen erlebt, der Definitionen aus seinem Fachgebiet hätte einschränken wollen. Sie neigen immer dazu, neue Diagnosen anzuerkennen und definitorische Grenzen für bestehende zu lockern.

Die **Aufnahme neuer Diagnosen** erweist sich dabei fast durchgängig als schlechte Idee – sie führt zu einem geringeren Nutzen als erwartet und riskiert unerkannte und unbeabsichtigte negative Folgen. Die scheinbar vielversprechendsten Anwärter verursachen am Ende mehr Probleme, als sie lösen. Wir waren bei der Aufnahme neuer Diagnosen in das DSM-IV äußert vorsichtig und akzeptierten von 94 Vorschlägen lediglich zwei. Für beide (die Bipolar-II-Störung und das Asperger-Syndrom) gab es zwingende Gründe, umfangreiche Literatur, gründliche Feldversuche und einen allgemeinen Konsens. Dennoch lösten beide in unerwarteter Weise exzessive Diagnose-Moden aus und richteten aufgrund der unvorhergesehenen, unbeabsichtigten schädlichen Folgen wahrscheinlich mehr Schaden an, als sie nutzten. Das DSM-5 und die ICD-11 waren neuen Diagnosen gegenüber bemerkenswert aufgeschlossen; sie verlangten nicht viele empirische Nachweise, führten nur wenige Feldversuche durch und vergrößerten unbekümmert und bedenkenlos die schon bestehende Diagnostikinflation.

Die **Überdiagnostik** wird noch durch ein weiteres neues Merkmal der ICD-11 befördert. Auch wenn Kriterienkataloge vorgelegt werden, die denen des DSM-5 ähneln, gibt es in der ICD-11 keine Schwellenwerte für die Anzahl an Symptomen, die für eine Diagnose erforderlich sind. Stattdessen können klinisch Tätige nach eigener klinischer Einschätzung frei entscheiden, inwieweit ein bestimmter Patient dem Prototyp einer bestimmten Störung entspricht. Dadurch wird die ICD-11 für vielbeschäftigte Praktiker leichter zu handhaben, verliert aber auch zwangsläufig an Reliabilität und wird für die Forschung unbrauchbar. Es bedeutet aber auch, dass Patientinnen und Patienten an den unscharfen Grenzen zwischen dem Normbereich und dem manifesten Bereich einer Störung mit höherer Wahrscheinlichkeit als pathologisch statt als subklinisch eingestuft werden.

Aufgrund ihrer vielen neuen Diagnosen und der Abschaffung vorgeschriebener Symptom-Schwellenwerte wurde die ICD-11 zu dem am stärksten **überinklusiven Diagnostik-System** in der Geschichte der Psychiatrie. Ein künftiger Anstieg der gemeldeten Zahlen an psychiatrischen Erkrankungen sollte den Änderungen in der Diagnostik der ICD-11 angelastet werden – nicht einer plötzlich kränker werdenden Menschheit. Zig (oder vielleicht Hunderte) Millionen Menschen auf der ganzen Welt, die mit den bisherigen Diagnose-Systemen als nichtpathologisch eingestuft worden wären, werden nun eine ICD-11-Diagnose erhalten.

2.1 Im DSM-5 abgelehnte, aber in die ICD-11 aufgenommene Störungen

Im DSM-5-Gremium herrschte eine deutliche, unbeirrte Tendenz, neue Störungen einzuführen – mögliche Vorteile wurden konsequent übertrieben und die sehr realen Risiken missachtet. Die sechs Jahre später veröffentliche ICD-11 hätte aus der Überinklusivität des DSM-5 lernen können – doch das hat sie nicht. Statt die weitergehende Diagnostikinflation zu unterlassen, akzeptierte die ICD-11 unbekümmert eine Vielzahl neuer Störungen als offizielle Kategorien, die so eindeutig wertlos sind, dass sie vom DSM-5 rundweg abgelehnt wurden. (*Anmerkung des Herausgebers: In Kapitel 1 stellt Geoffrey Reed fest, dass in der ICD-11 mehr Störungen gestrichen als neue hinzugefügt wurden.*)

2.1.1 Anhaltende Trauerstörung

Ein allgemein verbindliches Ablaufdatum für normale Trauer wird es niemals geben – und die ICD-11 sollte sich nicht dazu hinreißen lassen, ein solches festzulegen. Menschen trauern auf ihre je eigene Weise und über Zeiträume hinweg, die höchst unterschiedlich sind, je nach Person, Art des Verlusts und den einschlägigen kulturellen Gepflogenheiten. Trauer fälschlich als psychische Störung zu etikettieren, stigmatisiert die Trauernden, setzt sie einer unnötigen psychiatrischen Medikation aus und verletzt die Würde ihres Verlusts. Die Entscheidung „anhaltende Trauer" als psychiatrische Störung zu deklarieren, fußte auf einer minimalen Studienlage einiger weniger Forschungsteams. Sie wurde nicht in großem Stil in der Praxis getestet, um unbeabsichtigte, schädliche Folgen auszuräumen. Und sie schafft, das ist vielleicht am entscheidendsten, viele neue Probleme, ohne einen Nutzen zu erzielen. Wenn eine Diagnose für anhaltend Trauernde nötig ist, die unter „klinisch signifikantem Leidensdruck oder klinisch signifikanter Beeinträchtigung" leiden, war stets die Diagnose „schwere depressive Störung" oder „Anpassungsstörung" verfügbar und sollte auch jetzt verwendet werden. Ich appelliere nachdrücklich an alle klinisch Tätigen, ihren gesunden Menschenverstand und ihr klinisches Urteilsvermögen walten zu lassen. Folgen Sie nicht jeder von der ICD-11 eingeführten Mode, plötzlich zu pathologisieren, was zu den allgegenwärtigsten, grundlegendsten und wichtigsten Lebenserfahrungen des Menschen gehört.

2.1.2 Komplexe PTBS

Die Definition der neuen Diagnose komplexe PTBS wird in der ICD-11 sehr eng gehalten. Der Patient muss alle Kriterien für PTBS erfüllen und zusätzlich „anhaltende, tiefgreifende und dauerhafte Störungen der Affektregulation, des Selbstkonzepts und zwischenmenschlicher Beziehungen" aufweisen. Diese Symptome wurden im DSM-5 und in der ICD-10 bisher als Begleitmerkmale der PTBS erfasst. Ich kann keinen Vorteil in dieser komplett neuen PTBS-Diagnose erkennen, nur um deren schwerste, anhaltende Form zu beschreiben. Und es gibt einen großen potenziellen Nachteil: Die eng gefasste komplexe PTBS der ICD-11 könnte mit einem deutlich umfassender definierten und viel riskanteren Verständnis der komplexen PTBS verwechselt werden, das zu Recht sowohl von DSM-IV als auch von DSM-5 verworfen wurde. So wie der Begriff komplexe PTBS für das DSM vorgeschlagen wurde und wie er in der Literatur gewöhnlich verwendet wird, weicht er stark von der Definition der PTBS ab, indem er viele der gängigsten Probleme, mit denen Erwachsene konfrontiert sind, einbezieht und sie auf eine breite Palette häufig schlecht definierter und schwer zu bestimmender Kindheitstraumata zurückführt. Die Vorschläge für das DSM waren maßlos überinklusiv und extrem ungenau. Zudem stellten sie die kühne Behauptung auf, ein Großteil der Psychopathologie von Erwachsenen werde durch Kindheitstraumata verursacht. Die Symptome waren unspezifisch, deckten eine große Bandbreite ab und überschnitten sich mit vielen anderen Störungen, darunter Scham, Schuld, Angst, Schwierigkeiten bei der Affektkontrolle, Impulsivität, Dissoziation, anhaltende körperliche Symptome, zwischenmenschliche Probleme, selbstzerstörerisches und suizidales Verhalten, Substanzgebrauch und Persönlichkeitsstörungen. Um eine mögliche Verwechslung des eng definierten ICD-11-Begriffs mit der gängigen Verwendung zu vermeiden, schlage ich vor, die Diagnose komplexe PTBS zu vermeiden und stattdessen PTBS, schwer zu verwenden.

2.1.3 Verhaltenssüchte

Die ICD-11 hat zusätzlich zu der bereits in das DSM-5 aufgenommenen Störung („pathologisches Spielen") zwei neue Verhaltenssüchte hinzugefügt (Computerspielstörung und Störung mit zwanghaftem Sexualverhalten).

Dies ist eine hochriskante Entscheidung, die Tür und Tor öffnet – Verhaltenssüchte können schließlich leicht auf viele weitere leidenschaftlich betriebene Tätigkeiten ausgedehnt werden – Shoppen, Sport, Arbeit, Golf, Sonnenbaden, Modelleisenbahn bauen und was einem sonst noch so einfällt. Alle leidenschaftlichen Interessen laufen Gefahr, als psychische Störungen eingestuft zu werden. Es ist schwierig, die relativ wenigen Personen, die wirklich vom Glücks- oder Computerspiel oder von Sex beherrscht werden, von der großen Masse derer zu unterscheiden, die diesen Vergnügungen als normale Freizeitbeschäftigung nachgehen. Verhaltensweisen sollten nicht als psychische Störungen betrachtet werden, nur weil Menschen großes Vergnügen daraus ziehen und ihnen viel Zeit widmen. Damit eine Sucht vorliegt, muss die Person zwanghaft an einer Tätigkeit festhalten, die dann auch keinen Spaß mehr macht, sich nicht kontrollieren lässt, keinem sinnvollen Zweck mehr dient und die das Leiden, die Kosten und die Schäden, die sie verursacht, keinesfalls wert ist. Das ungünstige Kosten-Nutzen-Verhältnis muss schon sehr einseitig ausfallen, bevor eine psychische Störung erwogen werden sollte. Wir alle tun verrückte Dinge, die uns kurzfristig Vergnügen bereiten, aber langfristig negative Folgen haben. So ist die Natur des Menschen – die sich in vielen Millionen Jahren der Evolution entwickelt hat, in denen das Leben kurz und die Gelegenheiten zum Vergnügen selten waren und langfristige Überlegungen nicht annähernd so bedeutsam waren wie heute.

2.1.4 Computerspielstörung

Ich hatte mich einer Aufnahme der Computerspielstörung in das DSM-5 entgegengestellt, inzwischen aber habe ich meine Meinung geändert und befürworte die Einbindung in die ICD-11. Die Verhältnisse haben sich in den letzten zehn Jahren stark gewandelt. Zwanghaftes Computerspiel hat sich nicht nur immer weiterverbreitet, es wurde auch destruktiver – in einigen Ländern führt es zu einem massiven, manchmal totalen sozialen Rückzug einer substanziellen Anzahl von insbesondere jungen Menschen. Computerspiele werden immer gefährlicher je reizvoller sie werden – Virtual Reality ersetzt die tatsächliche Wirklichkeit wie Schule, Arbeit, Familie, Freunde, romantische Beziehungen, ja sogar Essen und Schlafen. Die Diagnose „Computerspielstörung“ sollte nicht leichtfertig erhoben werden, und Menschen, die lediglich gern spielen, ihr Spiel aber unter Kontrolle haben, dürfen nicht mit einer falschen Diagnose belegt werden. Eine Person, auf die diese Diagnose zutrifft, muss folgende Anzeichen anweisen: 1. Toleranzentwicklung – Bedürfnis nach mehr für den gleichen Kick; 2. Entzug – der Versuch aufzuhören, löst ein schreckliches Gefühl aus; und 3. zwanghaftes Konsumverhalten – Weiterspielen, selbst wenn das Vergnügen weitgehend verschwunden ist und die Kosten extrem hoch sind (z. B. verheerende berufliche, zwischenmenschliche, finanzielle, gesundheitliche und/oder juristische Konsequenzen).

Die Computerspielstörung wird ihre Bedeutung als Diagnose einbüßen, wenn sie durch leichtfertige Falschanwendung auf Personen, die einfach nur gern und viel spielen, dadurch aber kaum Schaden erleiden, trivialisiert wird.

2.1.5 Zwanghafte sexuelle Verhaltensstörung

Trotz der Tendenz des DSM-5, leichtfertig neue Diagnosen aufzunehmen, wurden die Vorschläge zwanghafte Sexualität oder Hypersexualität klugerweise abgelehnt. Sie wurden aufgrund mangelnder Forschung, schwammiger Definitionen und eines erheblichen Missbrauchspotenzials verworfen. Es ergibt wenig Sinn, einer großen Mehrheit von Sexualstraftätern fälschlicherweise eine psychische Störung zuzuschreiben, nur um die wenigen zu erfassen, die tatsächlich ein zwanghaftes Verhalten zeigen. Ein ausgeweitetes und heruntergehandeltes Verständnis von Verhaltenssüchten schwächt die persönliche Verantwortung. „Sorry, Schatz [oder Richter], meine Sexsucht ist schuld." Die ICD-11 schlug dieses seltene Beispiel vorsichtiger Zurückhaltung des DSM-5 in den Wind. Ihre neue Kategorie „Störung mit zwanghaftem Sexualverhalten" mag für sehr wenige, deren verstörendes Sexualverhalten tatsächlich zwanghaft ist, angemessen sein, aber die Wahrscheinlichkeit ist hoch, dass sie auf viele angewandt wird, die einfach nur impulsiv und unverantwortlich sind.

2.1.6 Körper-Integritäts-Identitätsstörung

Die Körper-Integritäts-Identitätsstörung, engl. *body integrity identity disorder* (BIID), synonym *body integrity dysphoria* (BID), beschreibt Patienten, die ein gesundes Körperglied ablehnen und häufig dessen Amputation verlangen. Die Diagnose wurde erstmals 1977 vorgeschlagen; es wurde lediglich von etwa 100 Patienten berichtet; nur wenige Forscher haben sich damit auseinandergesetzt; es gibt keine Therapie; und möglicherweise gehört diese Störung eher in den Bereich der Neurologie als der Psychiatrie. Trotz dieser Warnzeichen wurde die Körper-Integritäts-Identitätsstörung in die ICD-11 aufgenommen, weil einer der ICD-11-Verantwortlichen den größten Beitrag zu der spärlichen Forschungsliteratur geleistet hat. Ein deutlicheres Beispiel dafür, wie maßlos der Einfluss der Experten auf das Diagnostiksystem ist, ist kaum denkbar. Die Körper-Integritäts-Identitätsstörung in die ICD-11 aufzunehmen ist dabei nicht ohne erhebliche Risiken. Die voreilige Anerkennung als eigene Kategorie wird zweifellos dazu genutzt werden, Verstümmelungsoperationen zu rechtfertigen und könnte gar eine Mode von nachgeahmten Krankheitsbildern auslösen.

2.1.7 Persönlichkeitsstörungen

Die Diagnose „Persönlichkeitsstörung" erreichte in den 1980er-Jahren ihre größte Verbreitung, als ihr im fünfachsigen „Multiaxialen System" der DSM-III eine eigene Achse zugewiesen wurde. Bei jeder Diagnose sollte die wichtige, aber gewöhnlich vernachlässigte Frage gestellt werden, ob unabhängig von der Diagnose anderer DSM-Störungen auch eine Persönlichkeitsstörung vorliegt oder nicht. Das ist insofern höchst wünschenswert, als eine Persönlichkeitsstörung unabhängig von der Primärdiagnose manchmal das vorrangige Therapieziel darstellt und häufig ein wichtiger Faktor für die Wahl und den Erfolg der Behandlung ist. Als das DSM-5 das „Multiaxiale Klassifikationsschema" unklugerweise abschaffte, wurden Persönlichkeitsstörungen lediglich zu einer Kategorie unter anderen und meist vernachlässigt. Die ICD-11 führt nun vollends zu einer Marginalisierung von Persönlichkeitsdiagnosen, indem sie ein völlig neues System einführt, das voraussichtlich selten verwendet wird, wenn überhaupt.

Die ICD-11 meinte es gut. Jeder weiß, dass Persönlichkeitsstörungen keine scharfen Grenzen zum Nicht-Pathologischen, zu anderen psychiatrischen Störungen und Anpassungsstörungen aufgrund schwerer, andauernder Belastungen aufweisen. Bekannt ist auch, dass bei der Beschreibung kontinuierlicher Variablen wie der Persönlichkeit eine dimensionale Bewertung deutlich exakter ist als die kategoriale Benennung. Ich schrieb 1980 den letzten Entwurf des Abschnitts über Persönlichkeitsstörungen im DSM-III, gleichzeitig habe ich jedoch in Aufsätzen und Vorträgen vorgeschlagen, es durch ein dimensionales Format zu ersetzen. Bei der Ausarbeitung des DSM-IV versuchten wir, leider vergeblich, eine Einigung unter den Vertretern verschiedener dimensionaler Systeme herbeizuführen. Wir gaben unsere Bemühungen auf, aber ich schrieb einen Artikel mit dem Titel „Dimensional Diagnosis of Personality – Not Whether but When and

Which" („Dimensionale Persönlichkeitsdiagnose – Nicht ob, sondern wann und welche"). Die Arbeitsgruppe für Persönlichkeitsstörungen des DSM-5 arbeitete lang und ausdauernd an der Entwicklung eines eigenen dimensionalen Systems, aber es wurde letztlich als zu ungenau, unerprobt und bei weitem zu kompliziert für die routinemäßige klinische Anwendung verworfen.

Die ICD-11 hat die Diagnose einzelner Persönlichkeitsstörungen ganz abgeschafft. Stattdessen müssen die Kliniker nur entscheiden, ob eine Persönlichkeitsstörung vorliegt oder nicht, falls eine vorliegt, ob sie leicht, mäßig oder schwer ist, und ob sie Merkmale wie Negative Affektivität, Distanziertheit, Zwanghaftigkeit, Dissozialität und Enthemmung aufweist. Leider ist das neue ICD-11-System von Grund auf ungenau und nicht praktikabel. Wenn es schon schwierig genug ist, Persönlichkeitsstörungen im konkreten Fall zu bestimmen und über ihr Vorliegen oder Nicht-Vorliegen eine Urteilerübereinstimmung zu erzielen, scheint es unmöglich, über das Vorliegen oder Nicht-Vorliegen der viel abstrakteren Kategorie „Persönlichkeitsstörung" Einigkeit herzustellen. Die Herangehensweise der ICD-11 ist völlig neu, beunruhigend radikal, komplett ungewohnt und gänzlich unerprobt. Es wurde von einer kleinen Gruppe enthusiastischer Experten entwickelt ohne viel Input aus der Praxis, ohne einen aussagekräftigen Forschungsüberblick und ohne umfangreiche Feldstudien in unterschiedlichen klinischen und kulturellen Kontexten. Das ICD-11-System der Persönlichkeitsstörung ist gut gemeint, aber unausgegoren und noch nicht reif für seinen Auftritt. Ich hege Zweifel, dass es viel genutzt wird oder einen großen Zweck erfüllt.

Anmerkung des Herausgebers: Alle veröffentlichten klinischen Vergleiche im Bereich Persönlichkeitsstörungen zwischen der ICD-11 und der ICD-10 – inzwischen sieben – haben ergeben, dass die ICD-11 der ICD-10 überlegen ist, dabei möchte der Herausgeber jedoch nicht verschleiern, dass er Vorsitzender des Revisionsgremiums der ICD-11 für Persönlichkeitsstörungen war und eine gewisse Befangenheit nicht ausgeschlossen ist. Er war jedoch an keinem dieser Vergleiche beteiligt.

2.2 In der ICD-11 neue Störungen, die bereits im DSM-IV oder DSM-5 enthalten waren

2.2.1 Bipolar-II-Störung

Letztlich bedaure ich die Aufnahme der Bipolar-II-Störung in das DSM-IV und befürchte, dass diese Diagnose bei der Verwendung der ICD-11 eine ähnliche Fehlnutzung erfährt. Die Identifizierung einer Bipolar-II-Störung ist sinnvoll, weil sie dazu beitragen kann, den iatrogenen Übergang zu Manie und Rapid Cycling bei Patienten mit bipolarer Störung zu reduzieren, die Antidepressiva erhalten, ohne dass Stimmungsstabilisierer eingesetzt werden. Die Symptommuster von Patienten mit einer Bipolar-II-Störung treffen in der Familienanamnese, dem Verlauf, dem Ansprechen auf die Therapie und ihrem Ergebnis auch auf die bipolare Störung zu. Diesen Vorteilen steht leider der große Nachteil gegenüber, dass die Bipolar-II-Störung zu einer von Arzneimittelherstellern geförderten Modediagnose geworden ist. Dies führte zu vielen iatrogenen Schäden durch den massiven Übergebrauch antipsychotischer Medikamente. Die Bipolar-II-Störung ist eine hervorragende Diagnose, solange sie mit Bedacht eingesetzt wird, richtet aber mehr iatrogenen Schaden als Nutzen an, wenn sie leichtfertig gestellt wird.

2.2.2 Katatonie

Die Aufnahme der Katatonie als separate neue Kategorie in die ICD-11 ist eine der wenigen Entscheidungen, die ich aus tiefstem Herzen und vorbehaltlos unterstütze. Allzu lang ging man davon aus, katatone Symptome seien mit Schizophrenie verbunden. Als Folge der falschen Zuordnung wurde die tatsächliche Ursache der katatonen Symptome oft übersehen, es wurde nicht die richtige Behandlung eingeleitet, die Patienten wurden mit dem falschen Etikett „Schizophrenie" stigmatisiert und einem Übergebrauch von antipsychotischen Medikamenten ausgesetzt. Katatone Symptome werden tatsächlich häufiger durch neurologische Erkrankungen, eine bipolare Störung oder durch Substanzgebrauch verursacht – und im Mittelpunkt der Behandlung sollte die ursächliche Störung stehen. Die zugrundeliegende Ursache der Katatonie nicht zu erkennen, kann katastrophal sein. Benzodiazepine oder Elektrokonvulsionstherapie wirken in Notsituationen, die manchmal bei Katatonie auftreten, gezielt und sind rasch wirksam, Antipsychotika weit weniger.

2.2.3 Binge-Eating-Störung (BES)

Zum ersten Mal als offizielle Diagnose vorgeschlagen wurde die Binge-Eating-Störung (BES), engl. *binge eating disorder* (BED), von Experten für Essstörungen im Rahmen der Arbeit am DSM-IV. Sie berichteten von Patienten, die Hilfe wegen Essexzessen brauchten, jedoch nicht alle Kriterien der Bulimia nervosa (BN) erfüllten. Für die Diagnose „Bulimia nervosa" müssen die Fressattacken der Patienten durch Diäten, Erbrechen, Abführmittel oder intensiven Sport kompensiert werden. Die Binge-Eating-Störung sollte bei Patienten ohne kompensatorisches Verhalten zum Einsatz kommen – die daher auch mit größerer Wahrscheinlichkeit übergewichtig oder adipös werden. Wir hatten die Schwelle für die Aufnahme neuer Störungen in das DSM-IV sehr hoch angesetzt, und die Binge-Eating-Störung kam nicht einmal annähernd in Frage. Das DSM-5 hat die Hürden für die Aufnahme neuer Diagnosen radikal gesenkt, indem es Experten freie Hand ließ, ihre Steckenpferde zu fördern. Die seltenen, überwiegend wenig aussagekräftigen Studien, die die Binge-Eating-Störung stützten, reichten aus, um die Zustimmung des DSM-5 zu erhalten – und die ICD-11 hat sich dem nun angeschlossen. Warum bereitet mir das Sorgen? Eine Arzneimittelfirma erhielt von der US-amerikanischen Food and Drug Administration (FDA) im Eilverfahren die Zulassung, ihr ADHS-Medikament (unter dem neuen Namen „Vyvance") als Medikament gegen die Binge-Eating-Störung zu vertreiben. Grundlage dafür waren lediglich einige wenige, kleine, ungenügende Kurzzeit-Behandlungsversuche, die keinerlei überzeugenden, klinisch signifikanten und anhaltenden Erfolg gezeigt haben. Da die FDA in erheblichem Maß von der Pharmaindustrie finanziert wird, die sie eigentlich regulieren soll, scheint sie inzwischen eher für die Unternehmen zu arbeiten als für die Bevölkerung. Der Arzneimittelhersteller scheute keine Kosten, um sein Aufputschmittel zu bewerben, und engagierte dafür sogar einen ehemaligen Tennisweltmeister. Die Folge ist, dass die Verkaufszahlen mittlerweile bei jährlich fast 3 Milliarden Dollar liegen, ungeachtet der Tatsache, dass es kaum zwingende Belege für irgendeinen bleibenden Einfluss auf das Essverhalten oder das Körpergewicht gibt. Da Binge-Eating ein so allgegenwärtiges Symptom in der Normalbevölkerung ist, ist es gut möglich, dass die Entscheidung der ICD-11, die Binge-Eating-Störung aufzunehmen, eine massive Überdiagnostik und das Einwerfen von Diätpillen nach sich zieht.

2.2.4 Prämenstruelle dysphorische Störung

Die Aufnahme der prämenstruellen dysphorischen Störung (PMDS), engl. *premenstrual dysphoric disorder* (PMDD), war die umstrittenste Entscheidung des DSM-IV. Wir stellten sie bis zum Abschluss weiterer Forschungen zurück – später wurde die Diagnose sowohl vom DSM-5 wie von der ICD-11 angenommen. Beide Seiten hatten starke Argumente für sich. Manche Frauen haben „schwere stimmungsmäßige, körperliche oder kognitive Symptome, die einige Tage vor dem Einsetzen der Menstruation beginnen, innerhalb weniger Tage wieder nachlassen und nach einer Woche kaum noch oder gar nicht mehr auftreten“. Für diese Diagnose muss es sich um ein wiederkehrendes, anhaltendes Muster handeln, das klinisch signifikantes Leiden oder Beeinträchtigungen verursacht. Der vehemente Widerstand gegen die Aufnahme der prämenstruellen dysphorischen Störung beruhte auf der berechtigten Sorge, dass sie für Überdiagnosen, Übertherapie, Objektifizierung, Pathologisierung und Stigmatisierung normaler körperlicher Veränderungen bei Frauen missbraucht werden könnte. Alles in allem handelt es sich um eine sinnvolle Diagnose – aber nur, wenn sie zurückhaltend und ausschließlich in eindeutigen Fällen eingesetzt wird.

2.2.5 Pathologisches Horten

Pathologisches Horten wurde vom DSM-5 auf Druck einer kleinen Forschergruppe eingeführt, die die entsprechenden Verhaltensweisen für eindeutig genug hält, um ihr eine eigene Kategorie zuzuweisen. Die ICD-11 zog jetzt nach. Bei dieser Entscheidung wurden zwei Probleme nicht ausreichend berücksichtigt. Erstens ist Horten ein Merkmal, das mit zahlreichen psychiatrischen Störungen verbunden ist, inklusive Schizophrenie, Zwangsstörungen, affektive Störungen, Autismus und Demenz – sowie einiger neurologischer Störungen. Horten ist zudem ein weit verbreitetes normales Verhalten, das besonders häufig auftritt, wenn die Menschen älter werden, mehr Besitztümer anhäufen und nostalgischer werden. Pathologisches Horten kann eine sinnvolle Diagnose sein, wenn sie auf eine sehr kleine Patientengruppe beschränkt bleibt, bei denen es als primäres Symptom und mit einem Schweregrad auftritt, der einen ernsthaften Leidensdruck, Gefahren und Funktionsstörungen erzeugt. Es wird zu einer schädlichen Diagnose, wenn sie schlimmstenfalls von einer sorgfältigen Differentialdiagnose zugrundeliegender Ursachen ablenkt oder weniger schwerwiegendes, normales Verhalten pathologisiert.

2.3 Fazit

Die ICD-11 verwendet man am besten mit äußerster Vorsicht. Alle neu aufgenommenen Diagnosen bewegen sich an der höchst unscharfen, dicht besiedelten Grenze zum Normalen. Bei Patienten mit schweren psychischen Störungen kann in der Regel eine zuverlässige und sichere Diagnose gestellt werden. Patienten mit leichteren Problemen dagegen, insbesondere solchen, die zu den ungeprüften neuen Diagnosen der ICD-11 gehören, würden möglicherweise in den meisten Fällen besser gar nicht diagnostiziert. Viele Menschen haben die in der ICD-11 als wesentliche Merkmale beschriebenen Symptome, ohne ein klinisch signifikantes Maß an Leid und Beeinträchtigungen, wie es für die Diagnose einer psychischen Störung vorhanden sein muss. Eine Unterdiagnose leichter Probleme ist fast immer weniger riskant und zutreffender als eine Überdiagnose. Unterdiagnosen lassen sich korrigieren; Überdiagnosen führen häufig unnötigerweise zu einer unwiderruflichen Stigmatisierung und Übermedikation. Diagnosen sind leicht zu stellen, aber äußert schwer aus der Welt zu schaffen. Ich habe viele Patienten gesehen, die ein Leben lang von einer Fehldiagnose verfolgt wurden, die unbedacht innerhalb von zehn Minuten gestellt worden war.

Wahrscheinlich wäre es für die Patienten besser gewesen, die psychiatrische Diagnostik wäre vor 50 Jahren beim DSM-III stehengeblieben – bevor so viele fragwürdige neue Störungen hinzukamen und vor der massiven Überdiagnostik und Übertherapie, die darauf folgte. Die Zunahme wissenschaftlicher Erkenntnis hinkte im Tempo immer dem diagnostischen Übereifer und Aufbauschen hinterher. Die American Psychiatric Association (APA) hat bei der Erstellung des DSM-5 miserable Arbeit geleistet und sich damit generell als schlechte Hüterin psychiatrischer Diagnosen erwiesen. Die APA verfügt über umfangreiche Mittel, die sie für das DSM einsetzen könnte, doch sie geht verschwenderisch damit um und steht unter dem Einfluss eines eklatanten finanziellen Interessenkonflikts – die enormen Gewinne, die sie als Herausgeberin des DSM erzielt, verstärken ihre Tendenz zu Neuerungen. Die World Health Organisation (WHO) hat aus dem gegenteiligen Grund bei der ICD-11 ebenfalls schrecklich versagt – sie hatte lediglich ein winziges Budget zur Verfügung, sodass sie fast vollständig von freiwilligen Experten abhängig war, die sich mit ihren neuen, unerprobten Lieblingsdiagnosen ungehindert austoben durften.

Antipsychiatrisch Eingestellten nutzen die offensichtlichen Fehler und Schwächen des DSM-5 und der ICD-11 aus, um ihre These zu verbreiten, psychiatrische Diagnosen seien grundsätzlich unnötig. Da bin ich gänzlich anderer Ansicht. Ich misstraue klinisch Tätigen, die sich nur mit psychiatrischen Diagnosen auskennen, aber genauso misstraue ich denen, die sie gar nicht beherrschen und aus Ignoranz oder sektiererischen Gründen kritisieren. Psychiatrische Diagnosen reichen nie aus, um angemessene Aussagen zu treffen und den besten Therapieplan zu erstellen – aber nötig sind sie immer. In psychiatrischen Diagnosen unkundige klinisch Tätige erweisen ihren Patienten damit einen Bärendienst.

Zwei fehlerhafte bzw. riskante psychiatrische Diagnosesysteme sind deutlich schlimmer als eines allein – doch zu erwarten, ICD und DSM würden sich in Zukunft zu einem guten bzw. sicheren System zusammenschließen wäre ein naiver Triumph der Hoffnung über die Erfahrung. Die APA wird in wilder Profitgier an ihrer Cashcow DSM festhalten, und die WHO wird nie über ausreichende Mittel verfügen, um den diagnostischen Übereifer ihrer Berater kontrollieren zu können. Und es steht auch keine andere Organisation in den Startlöchern, die bereit und in der Lage wäre, es besser zu machen. Wer immer weltweit die Verwendung des DSM gewohnt ist, wird auch die künftigen Ausgaben des DSM verwenden. Wer immer weltweit die Verwendung der ICD gewohnt ist, wird daran festhalten. Das Beste, was wir uns erhoffen können, ist vermutlich klinisch Tätige zu schulen, damit sie ihr Bestes geben, um Überdiagnosen und Übertherapie zu vermeiden, egal welches der überinklusiven Systeme sie nutzen. Diese Aufklärung zu leisten, war mein Ziel an dieser Stelle.

Anmerkung des Herausgebers: Allen Frances' Schriften sind immer eine feurige und unterhaltsame Lektüre, doch auch wenn viele sich am Scheiterhaufen der beiden Diagnostiksysteme wärmen werden, ermuntere ich die Leserinnen und Leser doch, den Rest des Buches zu lesen, wenn sie bereit sind, sich wieder abzukühlen. Dann können sie sich eine abschließende Meinung bilden.

3 Schizophrenie oder andere primäre psychotische Störungen

Wolfgang Gaebel und Eva Salveridou-Hof

3.1 Einführung

Der Begriff Psychose wurde 1845 ursprünglich von Ernst Freiherr von Feuchtersleben, einem Dichter und Arzt, eingeführt und diente später zur Beschreibung schwerer psychischer Störungen. Heutzutage bezeichnet „**Psychose**" ein klinisches Syndrom, keine nosologische Entität, das durch erhebliche Beeinträchtigungen und Veränderungen im Erleben und Verhalten gekennzeichnet ist, die sich in der Regel in Positivsymptomen wie anhaltenden Wahnvorstellungen, anhaltenden Halluzinationen, desorganisiertem Denken (typischerweise desorganisierte Sprache), grob desorganisiertem Verhalten, Erlebnissen der Passivität und Kontrolle, Negativsymptomen wie abgestumpftem oder flachem Affekt und Avolition sowie psychomotorischen Störungen äußern.

Ein **psychotisches Syndrom** kann auf primären psychiatrischen Störungen wie Schizophrenie oder auf sekundären psychiatrischen Störungen wie Substanzkonsum oder medizinischen Erkrankungen beruhen, die an anderer Stelle in der ICD-11 kodiert sind. Die Symptome müssen mit ausreichender Häufigkeit und Intensität auftreten, sodass sie von den erwarteten kulturellen oder subkulturellen Normen abweichen. Sie zeigen sich nicht als Merkmal einer anderen psychischen Störung oder Verhaltensstörung (z.B. einer affektiven Störung, eines Delirs oder einer Störung aufgrund von Substanzkonsum).

Nach derzeitigem Kenntnisstand besitzen die psychotischen Störungen **variable phänotypische Ausprägungen** und sind trotz einer enormen Menge an Forschungsergebnissen noch immer schlecht verstanden (Vyas et al., 2011; Van Os & Linscott, 2012). Sie weisen eine komplexe Ätiopathogenese auf, die einen beträchtlichen genetischen Beitrag sowie mit der genetischen Anfälligkeit interagierende Umweltfaktoren umfasst; Nachweise oder Diagnosen mittels Labortests oder genetische und Neuroimaging-Verfahren sind allerdings derzeit noch nicht möglich.

3.2 Die Ursprünge des Konzepts der Schizophrenie

Die häufigste psychotische Störung ist die Schizophrenie. Emil **Kraepelin** (1856–1926) schlug vor, psychische Krankheitsentitäten auf der Grundlage ihres klinischen Gesamtbilds von Symptomen, Verlauf und Therapieergebnis als einzelne nosologische Einheit unter dem Namen „Dementia praecox" zusammenzufassen. Sie fußte auf Kraepelins Langzeitbeobachtungen einer großen Zahl klinischer Fälle, die ein gemeinsames Muster mit schlechter Prognose aufwiesen, bei dem ein starker Verfall kognitiver und sozialer Fähigkeiten auftrat (Kraepelin, 1899, 1909).

Eugen **Bleuler** (1857–1939) modifizierte Kraepelins ursprüngliches Konzept erheblich. Im Jahr 1911 prägte er die Bezeichnung „Schizophrenie" (von griech. *schizein* (spalten) und *phren* (Seele, Geist, Verstand)) und gab seiner Monographie den Titel *Dementia Praecox oder Gruppe der Schizophrenien*, womit er seine Auffassung unterstrich, der zufolge verschiedene

Arten der Schizophrenie zu unterscheiden seien, die angeblich in puncto Ätiologie, Psychopathologie, Verlauf und Therapieergebnis – sowie folglich Prognose – voneinander abwichen.

Wichtig ist, dass Bleuler eine Unterscheidung zwischen (zwingend erforderlichen) Grundsymptomen und akzessorischen (zusätzlichen) Symptomen der Störung einführte (Bleuler, 1911). Während die akzessorischen Symptome Halluzinationen und Wahnvorstellungen umfassten, welche im Krankheitsverlauf zu- und abnehmen konnten, gehörten zu den Grundsymptomen Entgleisungen von Gedanken und Sprache wie Assoziationsverlust, unangemessener Affekt, Ambivalenz, Avolition und Autismus, die laut Bleuler während des gesamten Krankheitsverlaufs vorlagen. Darüber hinaus beschrieb er Primär- und Sekundärsymptome, von denen erstere einen engeren Zusammenhang zu dem biologischen Substrat der Störung zeigen.

In den folgenden Jahrzehnten wurden weitere Unterkategorien innerhalb des sich erweiternden Phänotyps der Schizophrenie beschrieben (Jablensky, 2011). Als Erstrangsymptome bezeichnete Kurt **Schneider** (1887–1967) später psychotische Manifestationen, wie das Hören kommentierender oder dialogischer Stimmen, Gedankeneingebung und -entzug, andere Gefühle der Fremdbeeinflussung sowie weitere Ich-Störungen, denen bei der Diagnose der Schizophrenie ein entscheidendes Gewicht zukommt, wenngleich sie nicht pathognomonisch sind (Schneider, 1950).

Heutzutage werden psychotische Störungen in primäre und sekundäre Störungen unterteilt. Während die primäre Psychose eine psychiatrische Störung sui generis mit noch unbekannter Ätiopathogenese darstellt, kann die sekundäre Psychose durch bestimmte Krankheiten verursacht werden. Patienten mit einer primären Psychose weisen dabei wahrscheinlich auditive Halluzinationen auf, ausgeprägte kognitive Störungen sowie komplexe Wahnvorstellungen; bei Patienten mit einer sekundären Psychose liegen möglicherweise kognitive Veränderungen, abnorme Vitalzeichen und optische Halluzinationen vor. Eine Differenzialdiagnose allein aufgrund der Ausprägung der Psychopathologie erlaubt jedoch in der Regel keine eindeutige Abgrenzung, es bedarf einer ergänzenden neuropsychiatrischen und/oder zusätzlichen fachärztlichen Beurteilung.

Die neue ICD-11-Kategorie „Schizophrenie oder andere primäre psychotische Störungen" ist Teil des ICD-11-Kapitels 6 „Psychische Störungen, Verhaltensstörungen oder neuromentale Entwicklungsstörungen". Diese Störungen werden beschrieben als Syndrome, charakterisiert durch klinisch bedeutsame Störungen von Kognition, Emotionsregulation oder Verhalten einer Person, die Ausdruck dysfunktionaler psychologischer, biologischer oder entwicklungsbezogener Prozesse sind, welche der mentalen und verhaltensbezogenen Funktionsfähigkeit zugrundeliegen. Diese Störungen gehen üblicherweise mit Belastungen oder Beeinträchtigungen in persönlichen, familiären, sozialen, schulischen, beruflichen oder anderen wichtigen Funktionsbereichen einher (icd.who.int).

3.3 Änderungen von der ICD-10 zur ICD-11: Was ist neu?

Die ICD-11-Gruppierung „Schizophrenie oder andere primäre psychotische Störungen" ersetzt die ICD-10-F2-Gruppierung „Schizophrenie, schizotypische und wahnhafte Störungen". Die ICD-11 beschreibt diese Gruppe wie folgt (World Health Organization (WHO), 2021):

„Schizophrenie oder andere primäre psychotische Störungen sind durch erhebliche Beeinträchtigungen der Realitätsprüfung und Verhaltensänderungen gekennzeichnet, die sich in Positivsymptomen wie anhaltenden Wahnvorstellungen, anhaltenden Halluzinationen, desorganisiertem Denken (typischerweise als desorganisierte Sprache), grob desorganisiertem Verhalten und Erlebnissen von Passivität und Kontrolle, Negativsymptomen wie abgestumpftem oder flachem Affekt und Avolition sowie psychomotorischen Störungen äußern. Die

Symptome treten mit ausreichender Häufigkeit und Intensität auf, um von den erwarteten kulturellen oder subkulturellen Normen abzuweichen. Diese Symptome zeigen sich nicht als Merkmal einer anderen psychischen Störung oder Verhaltensstörung (z. B. einer affektiven Störung, eines Delirs oder einer Störung aufgrund von Substanzkonsum). Die Kategorien in dieser Gruppierung dürfen nicht dazu verwendet werden, den Ausdruck von Ideen, Überzeugungen oder Verhaltensweisen zu klassifizieren, die kulturell sanktioniert sind.“

Der ICD-11-Abschnitt „Schizophrenie oder andere primäre psychotische Störungen“ ist insgesamt wie folgt aufgebaut:

- 6A20 Schizophrenie
- 6A21 Schizoaffektive Störung
- 6A22 Schizotype Störung
- 6A23 Akute vorübergehende psychotische Störung (ATPD)
- 6A24 Wahnhafte Störung
- 6A25 Symptomatische Manifestationen primärer psychotischer Störungen
- Substanzinduzierte psychotische Störungen
- 6E61 Sekundäres psychotisches Syndrom
- 6A2Y Sonstige näher bezeichnete Schizophrenie oder andere primäre psychotische Störungen
- 6A2Z Schizophrenie oder andere primäre psychotische Störungen, nicht näher bezeichnet

In der ICD-11 wurden die wesentlichen **Symptome** der Schizophrenie neu geordnet und anders bewertet als in der ICD-10 (siehe auch **Tabelle 3-1**). Schneiders Erstrangsymptome wurden teilweise geringer gewichtet, da es an klinischen Nachweisen dafür mangelt, dass es sich bei ihnen um schizophreniespezifische Symptome handelt (Nordgaard et al., 2007).

Die klassischen **Subtypen** der Schizophrenie (z. B. paranoid, hebephren, kataton) wurden aufgrund ihres geringen prognostischen Werts und ihrer diagnostischen Instabilität gestrichen (Tandon et al., 2009). An ihre Stelle trat ein System kodierter Spezifizierungen (*specifiers*), das auf alle primären psychotischen Störungen anwendbar ist (Gaebel, 2012).

In der ICD-11 für Mortalitäts- und Morbiditätsstatistiken (MMS) werden die präkoordinierten **Verlaufsspezifizierungen** in einen Langzeitverlauf (der eine Differenzierung zwischen Erst-/Mehrfachepisoden sowie Dauerfällen erlaubt) und einen querschnittlichen **Symptomstatus** unterteilt, um akute Episoden gegen komplette/partielle Remissionen abzugrenzen.

Die postkoordinierten **Symptomspezifizierungen** umfassen das Vorliegen von:

- Positivsymptomen (Wahnvorstellungen, Halluzinationen, desorganisiertes Denken und Verhalten, Erlebnisse von Passivität und Kontrolle),
- Negativsymptomen (eingeschränkter, abgestumpfter oder flacher Affekt, Alogie oder Spracharmut, Avolition, Anhedonie),
- depressiven Symptomen (nur depressive Verstimmung und damit verbundene Symptome, wobei der Schweregrad der begleitenden, nicht-stimmungsbezogenen Symptome (z. B. Anhedonie, Schlaf- oder Appetitveränderungen) nicht in die Bewertung einfließt, ausnahmlich Suizidgedanken/-versuchen, die zu den Bewertungen „mittelgradig“ und „schwer“ beitragen),
- manischen Symptomen (gehobene, reizbare oder expansive Stimmung nebst Zunahme an Energie), Begleitsymptome nicht einbezogen, erhöhte psychomotorische Aktivität gemäß der Spezifizierung für psychomotorische Symptome),
- psychomotorischen Symptomen (psychomotorische Unruhe, psychomotorische Retardierung, katatone Symptome),
- kognitiven Symptomen (insbesondere Beeinträchtigungen von Verarbeitungsgeschwindigkeit, Aufmerksamkeit/Konzentration, Orientierung, Urteilsvermögen, Abstraktion, verbalem oder visuellem Lernen sowie des Arbeitsgedächtnisses),

deren operationalisierter **Schweregrad** als leicht-, mittel oder schwergradig eingestuft werden kann. Mit den Spezifizierungen für kognitive Symptome sollen mehr diagnostische und therapeutische Aufmerksamkeit auf die kognitiven Symptome gelenkt werden, da für diese ein Zusammenhang zu dem funktionsbezogenen Therapieergebnis besteht (Bromet et al., 2005; Green et al., 2004).

Für die **schizoaffektive Störung** nach ICD-11 muss gleichzeitig sowohl ein voll ausgeprägtes schizophrenes Syndrom als auch eine mittel- bis schwergradige Episode einer affektiven Störung vorliegen. Die Diagnose soll eine gleichzeitige Krankheitsepisode reflektieren und ist nicht als Langzeitkonzept zu verstehen.

Die **akute vorübergehende psychotische Störung**, engl. *acute and transient psychotic disorder* (ATPD), ist gekennzeichnet durch das plötzliche Auftreten (innerhalb von längstens zwei Wochen) psychotischer Positivsymptome, die sich in Art und Intensität über einen kurzen Zeitraum rasch verändern und nicht länger als drei Monate andauern. Negativsymptome dürfen nicht vorhanden sein, und die Störung umfasst zu keiner Zeit eine typische Schizophrenie-Symptomatik ausreichender Dauer.

Die ATPD-Subkategorien der ICD-10 wurden in andere Kategorien des Kapitels zu psychotischen Störungen verschoben (siehe Tabelle 3-1). Die ICD-10-Diagnosen „akute schizophrenieforme psychotische Störung" und die „akute polymorphe psychotische Störung mit Symptomen einer Schizophrenie" wurden in der ICD-11 als **„sonstige näher bezeichnete Schizophrenie oder andere primäre psychotische Störungen"** zusammengeführt. Die „sonstige akute vorwiegend wahnhafte psychotische Störung" wird nun als „wahnhafte Störung" bezeichnet.

Tabelle 3-1: Strukturelle Änderungen bezüglich der psychotischen Störungen von der ICD-10 zur ICD-11

ICD-11 Schizophrenie oder andere primäre psychotische Störungen	ICD-10 Schizophrenie, schizotype und wahnhafte Störungen
Schizophrenie	Schizophrenie
Schizoaffektive Störung	Schizoaffektive Störung
Akute vorübergehende psychotische Störung	Akute vorübergehende psychotische Störungen (1) Akute polymorphe psychotische Störung ohne Symptome einer Schizophrenie (Subkategorien 2, 3, 4 siehe unten)*
Schizotype Störung	Schizotype Störung
Wahnhafte Störung	Anhaltende wahnhafte Störungen Induzierte wahnhafte Störung (4) Sonstige akute vorwiegend wahnhafte psychotische Störungen
Sonstige näher bezeichnete Schizophrenie oder andere primäre psychotische Störungen	(3) Akute schizophreniforme psychotische Störung (2) Akute polymorphe psychotische Störung mit Symptomen einer Schizophrenie

*Die ICD-10-Subkategorien der ATPD (2–4) wurden aus 1 ATPD entfernt und finden sich nun in anderen Kategorien des ICD-11-Kapitels zu psychotischen Störungen. Die „akute schizophrenieforme psychotische Störung" (3) und die „akute polymorphe psychotische Störung mit Symptomen einer Schizophrenie" (2) werden in die Kategorie „sonstige näher bezeichnete Schizophrenie oder andere primäre psychotische Störungen" verschoben. Die „sonstige akute vorwiegend wahnhafte psychotische Störung" (4) wird nun als „wahnhafte Störung" nach ICD-11 bezeichnet.

Wie in der ICD-10 wird die **schizotypische Störung** (mit nur geringfügigen Änderungen) weiterhin dieser Gruppierung zugewiesen und gilt anders als im DSM-5 nicht als Persönlichkeitsstörung (Reed et al., 2019).

Die Definition einer **wahnhaften Störung** erfordert das Vorliegen eines Wahns oder einer Reihe zusammenhängender Wahnvorstellungen, die typischerweise für mindestens 3 Monate andauern, wobei andere psychotische Merkmale fehlen. Die induzierte wahnhafte Störung der ICD-10 wurde als separate Kategorie abgeschafft und ist in der ICD-11 unter wahnhafte Störung enthalten.

3.4 Wesentliche erforderliche Merkmale

Bei der **Schizophrenie** handelt es sich um die häufigste primäre psychotische Störung. „Sie ist durch Störungen in verschiedenen mentalen Modalitäten gekennzeichnet, einschließlich jener des Denkens (z.B. Wahnvorstellungen, Desorganisation des formalen Denkablaufs), der Wahrnehmung (z.B. Halluzinationen), des Selbsterlebens (z.B. das Erleben, dass die eigenen Gefühle, Impulse, Gedanken oder das Verhalten unter der Kontrolle einer äußeren Kraft stehen), der Kognition (z.B. Beeinträchtigung der Aufmerksamkeit, des verbalen Gedächtnisses und der sozialen Kognition), der Volition (z.B. Antriebsschwäche), des Affekts (z.B. abgestumpfter Gefühlsausdruck) sowie des Verhaltens (z.B. absonderlich oder planlos erscheinendes Verhalten, unvorhersehbare oder unangemessene emotionale Reaktionen, welche die Fähigkeit zur Verhaltensorganisation beeinträchtigen). Psychomotorische Störungen, einschließlich Katatonie, können vorhanden sein. Als Kernsymptome gelten anhaltende Wahnvorstellungen, anhaltende Halluzinationen, Denkstörungen sowie Erlebnisse von Beeinflussung, Passivität oder Kontrolle. Die Symptome müssen mindestens einen Monat lang bestanden haben, damit die Diagnose Schizophrenie gestellt werden kann. Die Symptome stellen keine Manifestationen einer anderen Erkrankung dar (z.B. eines Hirntumors) und sind nicht auf die Wirkung einer Substanz oder eines Medikaments (z.B. Kortikosteroide) auf das Zentralnervensystem zurückzuführen, auch nicht auf Entzugserscheinungen (z.B. Alkoholentzug)“ (icd.who.int).

Für die Diagnose ist es erforderlich, dass mindestens zwei von sieben **Symptomkategorien** vertreten sind, wobei eines der Symptome aus den Gruppen a) bis d) stammen muss. Die Symptome müssen dabei über einen Zeitraum von einem Monat oder länger die meiste Zeit vorhanden sein.

Zu den Symptomen gehören:

a) anhaltende Wahnvorstellungen (z.B. Größenwahn, Beziehungswahn, Verfolgungswahn),
b) anhaltende Halluzinationen (am häufigsten auditiv, obwohl sie in jeder Sinnesmodalität auftreten können),
c) desorganisiertes Denken (formale Denkstörung, z.B. Tangentialität und Assoziationslockerung, Danebenreden, Neologismen),
d) Erlebnisse von Beeinflussung, Passivität oder Kontrolle (d.h. das Erlebnis, dass die eigenen Gefühle, Impulse, Handlungen oder Gedanken nicht von einem selbst erzeugt werden, dass sie einem von anderen in den Kopf gesetzt oder entzogen werden oder dass eigene Gedanken auf andere übertragen werden),
e) Negativsymptome wie Affektverflachung, Alogie oder Spracharmut, Avolition, Asozialität und Anhedonie,
f) grob desorganisiertes Verhalten, das eine zielgerichtete Aktivität behindert (z.B. absonderlich oder planlos erscheinendes Verhalten, unvorhersehbare oder unangemessene emotionale Reaktionen, welche die Fähigkeit zur Verhaltensorganisation beeinträchtigen),
g) psychomotorische Störungen wie katatone Unruhe oder Agitation, Katalepsie, *Flexibilitas cerea*, Negativismus, Mutismus oder Stupor.

Die Symptome stellen keine Manifestationen einer anderen Erkrankung dar (z.B. eines Hirntumors) und sind nicht auf die Wirkung einer Substanz oder eines Medikaments (z.B. Kortikosteroide) auf das Zentralnervensystem zurückzuführen, auch nicht auf Entzugserscheinungen (z.B. von Alkohol).

Schizophrenie geht häufig mit erheblichem Leidensdruck und starken Beeinträchtigungen in persönlichen, familiären, sozialen, schulischen, beruflichen oder anderen wichtigen Funktionsbereichen einher. Leidensdruck und psychosoziale Beeinträchtigung sind jedoch keine Voraussetzungen für die Diagnose einer Schizophrenie.

Zu den **weiteren Merkmalen** gehört, dass die Schizophrenie möglicherweise akut auftritt, mit schwerwiegenden Störungen innerhalb weniger Tage, oder dass sich die Anzeichen und Symptome allmählich entwickeln. Eine Prodromalphase geht oft dem Einsetzen psychotischer Symptome um Wochen oder Monate voraus. Zu den Charakteristika dieser Phase gehören der Verlust des Interesses an der Arbeit oder sozialen Aktivitäten, die Vernachlässigung des persönlichen Erscheinungsbildes oder der Hygiene, die Umkehrung des Schlaf-Wach-Rhythmus sowie abgeschwächte psychotische Symptome, die von Negativsymptomen, Angst/Agitation oder depressiven Symptomen unterschiedlicher Ausprägung begleitet werden. Zwischen den akuten Episoden kann es Residualphasen geben, deren Phänomene der Prodromalphase ähneln.

Der **Verlauf** der Schizophrenie ist variabel. Bei manchen Patienten kommt es im Lauf ihres Lebens zu einer periodischen Verschlechterung und Remission der Symptome, bei anderen zu einer allmählichen Symptomverschlechterung sowie bei einem kleineren Teil zu einer vollständigen Symptomremission. Positivsymptome neigen dazu, sich im Laufe der Zeit auf natürliche Weise zu verringern, während Negativsymptome häufig fortbestehen und eng mit einer schlechteren Prognose verbunden sind. Auch die kognitiven Symptome sind in der Regel hartnäckiger und gehen, sofern vorhanden, mit anhaltenden funktionellen Beeinträchtigungen einher.

Obwohl die Schizophrenie in jedem Alter auftreten kann, liegt das **durchschnittliche Erkrankungsalter** bei Männern eher im späten Teenageralter bis zu den frühen Zwanzigern und bei Frauen in den späten Zwanzigern bis zu den frühen Dreißigern. **Kulturelle Faktoren** können den Ausbruch, das Symptommuster, den Verlauf und das Therapieergebnis der Schizophrenie beeinflussen. Unter Migranten und ethnischen und kulturellen Minderheiten, die in Gebieten mit einem geringen Anteil ihrer eigenen ethnischen, migrantischen oder kulturellen Gruppe leben, ist die Prävalenz der Schizophrenie höher. Bei der **Geschlechterverteilung** zeigt sich: Männer sind insgesamt häufiger betroffen (World Health Organization (WHO), 2021; Global Clinical Practice Network (GCPN), 2021).

„Die **schizoaffektive Störung** ist eine episodische Störung, bei der die diagnostischen Voraussetzungen einer Schizophrenie und einer manischen, gemischten oder mittel- bzw. schwergradigen depressiven Episode innerhalb derselben Krankheitsepisode erfüllt sind, und zwar entweder gleichzeitig oder innerhalb weniger aufeinander folgender Tage. Markante Symptome der Schizophrenie (z.B. Wahnvorstellungen, Halluzinationen in Form von Gedanken, Erlebnissen von Beeinflussung, Passivität und Kontrolle) zeigen sich in Begleitung typischer Symptome einer mittel- oder schwergradigen depressiven Episode (z.B. gedrückte Stimmung, Interessenverlust, verminderte Energie), einer manischen Episode (z.B. ein extremer Stimmungszustand, gekennzeichnet durch Euphorie, Reizbarkeit oder Expansivität; gesteigerte Aktivität oder ein subjektives Erleben von Energiezunahme) oder einer gemischten Episode. Es können psychomotorische Störungen vorhanden sein, einschließlich Katatonie. Die Symptome müssen seit mindestens einem Monat vorliegen. Die Symptome stellen keine Manifestationen einer anderen Erkrankung dar (z.B. eines Hirntumors) und sind nicht auf die Wirkung einer Substanz oder eines Medikaments (z.B. Kortikosteroide) auf das Zentralnervensystem zurückzuführen, auch nicht auf Entzugserscheinungen (z.B. Alkoholentzug)" (WHO, 2021).

Weiteren klinischen Merkmalen zufolge kann der Ausbruch einer schizoaffektiven Störung akut erfolgen, wobei sich innerhalb weniger Tage schwerwiegende Störungen zeigen, oder die Anzeichen und Symptome entwickeln sich allmählich. Häufig existiert eine Vorgeschichte mit früheren affektiven Episoden sowie der früheren Diagnose einer depressiven oder einer bipolaren Störung (GCPN, 2021).

„Die **schizotype Störung** ist gekennzeichnet durch ein dauerhaftes (d.h. für die Funktionsfähigkeit der Person über einen Zeitraum von mindestens mehreren Jahren charakteristisches) Muster von Exzentrizitäten in Verhalten, Aussehen und Sprache, begleitet von kognitiven und wahrnehmungsbezogenen Verzerrungen, ungewöhnlichen Überzeugungen und Unbehagen in – sowie häufig verminderter Fähigkeit zu – zwischenmenschlichen Beziehungen. Zu den Symptomen können eingeschränkter oder unangemessener Affekt und Anhedonie gehören. Es können paranoide Ideen, Beziehungswahn oder andere psychotische Symptome, einschließlich Halluzinationen in jeder Modalität auftreten, ohne jedoch von ausreichender Intensität oder Dauer zu sein, um die diagnostischen Anforderungen einer Schizophrenie, schizoaffektiven Störung oder wahnhaften Störung zu erfüllen. Die Symptome verursachen Belastungen oder Beeinträchtigungen in persönlichen, familiären, sozialen, schulischen, beruflichen oder anderen wichtigen Funktionsbereichen" (WHO, 2021).

Die schizotype Störung tritt häufiger bei den biologisch Verwandten von Personen mit diagnostizierter Schizophrenie auf und wird dem Spektrum der schizophrenieverwandten psychischen Erkrankungen zugerechnet. Sie beginnt in der späten Adoleszenz oder im frühen Erwachsenenalter, ohne ein bestimmtes Alter des Ausbruchs aufzuweisen (GCPN, 2021).

„Die **akute vorübergehende psychotische Störung** (ATPD) ist durch das plötzliche Einsetzen psychotischer Symptome gekennzeichnet, die ohne Prodromalstadium auftreten und ihren maximalen Schweregrad innerhalb von zwei Wochen erreichen. Mögliche Symptome sind Wahnvorstellungen, Halluzinationen, desorganisiertes Denken, Ratlosigkeit oder Verwirrtheit sowie Affekt- und Stimmungsstörungen. Es können katatonieartige psychomotorische Störungen auftreten. Sowohl in ihrer Art als auch in ihrer Intensität ändern sich die Symptome gewöhnlich schnell, von einem Tag zum anderen oder sogar innerhalb eines einzigen Tages. Eine Episode dauert nicht länger als 3 Monate und meist zwischen einigen Tagen und einem Monat. Die Symptome stellen keine Manifestationen einer anderen Erkrankung dar (z.B. eines Hirntumors) und sind nicht auf die Wirkung einer Substanz oder eines Medikaments (z.B. Kortikosteroide) auf das Zentralnervensystem zurückzuführen, auch nicht auf Entzugserscheinungen (z.B. Alkoholentzug)" (WHO, 2021).

Der Ausbruch der ATPD geht in der Regel mit einer raschen Verschlechterung der sozialen und beruflichen Funktionsfähigkeit einher. Die Störung kann in der Adoleszenz oder später im Leben auftreten, oft nach einer akuten Belastungsphase (GCPN, 2021).

„Eine **wahnhafte Störung** ist durch die Entwicklung eines Wahns oder einer Reihe zusammenhängender Wahnvorstellungen gekennzeichnet, die typischerweise mindestens drei Monate und häufig viel länger anhalten, ohne dass eine depressive, manische oder gemischte Episode vorliegt. Inhaltlich unterscheiden sich die Wahnvorstellungen von Person zu Person, sind aber innerhalb einer Person in der Regel stabil, auch wenn sie sich möglicherweise im Lauf der Zeit weiterentwickeln. Andere charakteristische Symptome der Schizophrenie (d.h. eindeutige und anhaltende Halluzinationen, Negativsymptome, desorganisiertes Denken oder Erlebnisse von Beeinflussung, Passivität oder Kontrolle) sind nicht vorhanden. Allerdings sind verschiedene Formen von Wahrnehmungsstörungen (z.B. Halluzinationen, Illusionen, Verwechslungen von Personen), die thematisch mit dem Wahn oder dem Wahnsystem zusammenhängen, dennoch mit der Diagnose vereinbar. Abgesehen von Handlungen und Einstellungen, die direkt mit dem Wahn oder dem Wahnsystem zusammenhängen, sind Affekt, Sprache und Verhalten in der Regel nicht beeinträchtigt. Die Symptome stellen keine Manifestationen einer anderen Erkrankung dar (z.B. eines Hirntumors) und sind nicht auf die Wirkung einer Substanz oder eines Medikaments (z.B. Kortikosteroide) auf das Zentralnervensystem zurückzuführen, auch nicht auf Entzugserscheinungen (z.B. von Alkohol)“ (WHO, 2021).

Die wahnhafte Störung zeigt typischerweise einen späteren Beginn und eine größere Symptomstabilität als andere psychotische Störungen mit wahnhaften Symptomen (GCPN, 2021).

3.5 Diagnostische Abgrenzungen und Differenzialdiagnosen

Abgrenzungen zur Normalität: Psychotische Erlebnisse können in der Allgemeinbevölkerung auftreten, dauern aber nicht lange genug an, um als Störung bezeichnet zu werden, und/oder gehen nicht mit einer funktionellen Beeinträchtigung einher. Bei der Schizophrenie liegen multiple, anhaltende Symptome vor, die häufig mit einer Beeinträchtigung der kognitiven Funktionsfähigkeit und anderer psychosozialer Bereiche einhergehen. Kulturell bedingte Erlebensvariationen erscheinen möglicherweise als psychotisch, vor Zuweisung einer Diagnose ist aber abzuklären, ob das Erleben in der jeweiligen Kultur normativ oder akzeptiert ist.

Abgrenzungen zu affektiven Störungen: Psychotische Symptome können während mittel- oder schwergradiger depressiver, manischer oder gemischter Episoden auftreten, wobei der Inhalt oft der Stimmungslage entspricht. Sie treten jedoch nur während der jeweiligen Episode auf und erfüllen nicht das für eine Schizophrenie erforderliche Kriterium der Dauer, um als schizoaffektive Störung einstufbar zu sein.

3.5.1 Unterscheidung zwischen Schizophrenie und schizoaffektiver Störung

Bei beiden Störungen sind für einen Monat oder länger die meiste Zeit über mindestens zwei charakteristische Symptome vorhanden. Bei der schizoaffektiven Störung treten die Symptome einer Schizophrenie gleichzeitig mit stimmungsbezogenen Symptomen auf, die sämtliche diagnostische Anforderungen an eine manische bzw. depressive Episode erfüllen und mindestens einen Monat lang andauern. Im Unterschied dazu halten bei der Schizophrenie die eventuell gleichzeitig auftretenden affektiven Symptome entweder nicht länger als einen Monat an oder sind nicht so stark ausgeprägt, dass sie die Kriterien für eine mittelgradige oder schwergradige depressive Episode, eine manische Episode oder eine gemischte Episode erfüllen.

3.5.2 Unterscheidung zwischen Schizophrenie und akuter vorübergehender psychotischer Störung

Die psychotischen Symptome einer Schizophrenie dauern mindestens einen Monat lang in voller, florider Form an. Im Gegensatz dazu neigen die Symptome der ATPD dazu, im Lauf der Zeit rasch in ihrer Intensität und Art zu schwanken. Weitere bei einer Schizophrenie vorliegende Negativsymptome treten bei einer ATPD nicht auf.

3.5.3 Unterscheidung zwischen Schizophrenie und schizotyper Störung

Die Unterscheidung zwischen Schizophrenie und schizotyper Störung erfolgt ausschließlich anhand der Symptomintensität. Eine Schizophrenie wird diagnostiziert, wenn die Symptome ausgeprägt genug sind, um die diagnostischen Anforderungen zu erfüllen.

3.5.4 Unterscheidung zwischen Schizophrenie und wahnhafter Störung

Sowohl die Schizophrenie als auch die wahnhafte Störung können durch anhaltende Wahnvorstellungen gekennzeichnet sein. Sind weitere Merkmale vorhanden, welche die diagnostischen Anforderungen einer Schizophrenie erfüllen, ist eine Schizophrenie zu diagnostizieren. Mit der Diagnose einer wahnhaften Störung vereinbar sind allerdings Halluzinationen, die mit dem Inhalt der Wahnvorstellungen übereinstimmen und nicht anhaltend auftreten (GCPN, 2021).

3.6 Häufige Komorbiditäten

Die Schizophrenie bleibt in den meisten Fällen eine Erkrankung mit schubförmigem oder chronischem Verlauf, kognitiven und funktionellen Beeinträchtigungen sowie einer (zwischen 15 und 25 Jahren) verringerten Lebenserwartung. Ihr Management kann eine Herausforderung darstellen, insbesondere bei Vorliegen von Begleiterkrankungen, die den klinischen Verlauf, das Ansprechen auf die Therapie sowie das Outcome beeinflussen können (Kilbourne et al., 2009; Abduullah et al., 2020). Einige komorbide Erkrankungen gehen möglicherweise dem Ausbruch der Schizophrenie voraus, während andere erst nach dem Ausbruch der Schizophrenie auftreten oder klinisch auffällig werden (Hwang & Nasrallah, 2009).

Menschen mit Schizophrenie weisen ein statistisch signifikant höheres Risiko für **Stoffwechsel-** und **Herz-Kreislauf-Erkrankungen, Krebs, Lungenerkrankungen** und weitere Komorbiditäten auf (Correll et al., 2017; Vancampfort et al., 2016).

Insbesondere **psychiatrische Komorbiditäten** wie Depressionen, Zwangsstörungen oder Substanzmissbrauch sind bei Patienten mit Schizophrenie häufig und gelten bei Diagnose, Therapie und Versorgung als wichtige klinische Probleme.

Umgekehrt können einige **neurologische Komorbiditäten** wie Bewegungsstörungen (z. B. die Parkinson-Krankheit) eine Rolle in der Pathophysiologie der Schizophrenie spielen, und einige somatische Komorbiditäten wie Diabetes und Fettleibigkeit können infolge der Pharmakotherapie sowie einer ungesunden Lebensweise auftreten, die mit der Schizophrenie einhergehen. **Komorbiditäten im Zusammenhang mit Substanzkonsum** (z. B. Alkohol, Cannabis, Stimulanzien) können eine Rolle bei der Auslösung der Schizophrenie spielen oder zu medizinischen Komorbiditäten (z. B. Lebererkrankungen, HIV) beitragen. Der häufigste, wenn auch nicht der einzige Grund für die geringere Lebenserwartung von Menschen mit Schizophrenie ist ihr Suizid (Siris, 2001).

Zusätzlich zu einer leitliniengerechten Pharmako-, Psycho- und psychosozialen Therapie wird empfohlen, Menschen mit Schizophrenie unabhängig von der Krankheitsphase eine regelmäßige Kontrolle ihrer körperlichen Gesundheit anzubieten: Das gilt insbesondere für Menschen, die neben Schizophrenie auch an Bluthochdruck, abnormen Lipidwerten, Adipositas und/oder Diabetes leiden sowie bei Menschen, die rauchen oder ein Leben ohne körperliche Aktivität führen (National Institute for Health and Care Excellence (NICE), 2014).

3.7 Vergleich mit äquivalenten Diagnosen im DSM-5

Die ICD-11-Klassifikation psychischer Störungen und das DSM-5 wurden in sich überschneidenden Zeiträumen entwickelt. Dadurch wurde die Organisation der diagnostischen Gruppierungen in der Metastruktur beider Systeme teilweise harmonisiert.

Dennoch bestehen zwischen beiden Klassifikationssystemen erhebliche Unterschiede, angefangen bei der Bezeichnung für die Gruppen psychotischer Störungen. In der ICD-11 heißt diese Gruppe „Schizophrenie oder andere primäre psychotische Störungen", während sie im DSM-5 als „Schizophrenie-Spektrum und andere psychotische Störungen" bezeichnet wird.

Darüber hinaus unterscheiden sich die **diagnostischen Anforderungen** für Schizophrenie nach ICD-11 und DSM-5 in mehrfacher Hinsicht (First et al., 2021):

- Die in der ICD-11-Definition für Schizophrenie geforderte **Mindestdauer** ist „ein Zeitraum von einem Monat oder mehr", während das DSM-5 verlangt: „Zeichen des Störungsbildes halten durchgehend für mindestens 6 Monate an." Die im DSM-5 geforderten zusätzlichen 5 Monate an Symptomen können Prodromal- oder Residualsymptome umfassen. Obwohl beide Diagnosesysteme verlangen, dass die entscheidenden psychotischen Symptome einen ganzen Monat bestehen, erfassen die Diagnoseanforderungen der DSM-5 eher Patienten mit einer stärkeren Tendenz zur Chronifizierung (Jansson & Parnas, 2007).
- Die nach ICD-11 verlangte kürzere Dauer sowie die Einführung einer **Verlaufsspezifizierung** für die erste Episode sollen dazu beitragen, dass eine adäquate Behandlung früher eingeleitet wird, was die Outcomes der Patienten nachweislich verbessert (Dixon et al., 2018).
- Auch die verlangten **Symptomkonstellationen** der Schizophrenie unterscheiden sich. Während sowohl das DSM-5 als auch die ICD-11 verlangen, dass mindestens zwei Arten von Symptomen mindestens einen Monat lang andauern, weist die ICD-11 „Erlebnisse von Beeinflussung, Passivität oder Kontrolle" als eigenständiges Kernsymptom aus. Bei diesen Störungen der „Ich-Außenwelt-Grenze" erleben die Patienten, dass ihnen Gedanken, Handlungen oder Emotionen von einer äußeren Kraft aufgezwungen werden (Passivitätserlebnisse), dass ihre Gedanken physisch aus ihrem Bewusstsein entfernt werden (Gedankenentzug) oder dass ihre Gedanken auf andere übertragen werden (Gedankenausbreitung). Derartige Beeinträchtigungen gehörten zu Schneiders Erstrangsymptomen, die er bei Abwesenheit organischer Erkrankungen als charakteristisch für die Schizophrenie ansah (Schneider, 1950). Die Erstrangsymptome wurden zwar in der ICD-11 weniger stark gewichtet, dennoch wurden Erlebnisse von Beeinflussung, Passivität oder Kontrolle als ausreichend wichtig und charakteristisch erachtet, um beibehalten zu werden. Im DSM-5 sind diese Symptome Beispiele für Wahnvorstellungen, während die ICD-11 die „Erlebnisse" (*experiences*) von den Wahnvorstellungen (*beliefs*) unterscheidet.
- Während das DSM-5 die **Negativsymptome** der Schizophrenie auf verminderten emotionalen Ausdruck und Avolition beschränkt, umfasst die ICD-11 auch Alogie oder Spracharmut, Asozialität und Anhedonie. Darüber hinaus verlangt das DSM-5 ab dem Einsetzen der Störung eine Verschlechterung der Funktionsfähigkeit in einem oder mehreren wichtigen Bereichen, wie Arbeit, zwischenmenschliche Beziehungen oder Selbstfürsorge. In der ICD-11 besteht keine derartige Anforderung, wenngleich im Text erwähnt wird, dass die Diagnose „häufig" mit einer erheblichen Funktionsbeeinträchtigung einhergeht.
- Zwar erlauben sowohl das DSM-5 als auch die ICD-11 für verschiedene Symptomberei-

che eine Angabe des **Schweregrads**, doch bestehen zwischen beiden Systemen gewisse Unterschiede hinsichtlich der Bereiche und ihrer Bewertungen. Während die ICD-11 sechs Symptombereiche auf einer vierstufigen Skala bewertet (nicht vorhanden, leicht-, mittel- und schwergradig), unterscheidet das DSM-5 drei separate Bereiche (Halluzinationen, Wahnvorstellungen, desorganisierte Sprache), welche der einzelnen Positivsymptomdimension der ICD-11 entsprechen, zusätzlich zu den Domänen der Negativsymptome, beeinträchtigte Kognition, abnormes psychomotorisches Verhalten, Depression und Manie. Bewertet werden diese Bereiche im DSM-5 auf einer fünfstufigen Skala (nicht vorhanden; nicht eindeutig vorhanden; vorhanden, aber leicht; vorhanden und moderat; vorhanden und schwer). Im DSM-5 finden sich diese Bewertungen in Teil III („Emerging Measures and Models") und nicht in Teil II („Diagnostic Criteria and Codes"), während sie in der ICD-11 im Hauptteil der Klinischen Beschreibungen und diagnostischen Anforderungen, den Clinical Descriptions and Diagnostic Requirements (CDDR), erscheinen.
- Die DSM-5-Kategorie der **schizophrenieformen Störung**, die sich von der Schizophrenie vor allem durch die Symptomdauer unterscheidet, ist in der ICD-11 nicht enthalten, würde aber einer der Restkategorien 6A2Y oder 6A2Z entsprechen.

Zudem bestehen Unterschiede zwischen ICD-11 und DSM-5 bezüglich der **Konzeptualisierung der schizoaffektiven Störung**, engl. *schizoaffective disorder* (SAD): Nach ICD-11 müssen für die Dauer von mindestens einem Monat die diagnostischen Voraussetzungen für eine Schizophrenie gleichzeitig mit denen für eine mittel- oder schwergradige depressive Episode, eine manische Episode oder eine gemischte Episode erfüllt sein. Die psychotischen und die stimmungsbezogenen Symptome müssen dabei entweder gleichzeitig oder innerhalb weniger Tage einsetzen. Da diese Definition die Symptomkonstellation während der aktuellen Episode in den Fokus nimmt, kann das Erscheinungsbild einer Person während verschiedener Episoden ihrer Erkrankung die diagnostischen Anforderungen für eine schizoaffektive Störung, eine Schizophrenie oder eine affektive Störung erfüllen.

Im Gegensatz dazu beinhalten die DSM-5-Diagnosekriterien gemäß einem longitudinalen SAD-Konzept über den gesamten Verlauf der Störung hinweg eine retrospektive Bewertung des Zusammenwirkens von Stimmungslage und psychotischen Symptomen. Das DSM-5 verlangt das Vorliegen: a) einer ununterbrochenen Krankheitsphase, in der eine schwere depressive oder manische Episode gleichzeitig mit der Symptomatik einer Schizophrenie auftritt; b) eine mindestens zweiwöchige Phase von Wahnvorstellungen oder Halluzinationen, ohne dass zu irgendeinem Zeitpunkt während der gesamten Krankheitsdauer eine schwere depressive oder manische Episode auftritt; und c) Symptome, welche für den Großteil der Gesamtdauer der aktiven und residualen Anteile der Erkrankungszeit die Kriterien für eine schwere depressive oder manische Episode erfüllen.

Während das DSM-5 einen „sequenziellen" Symptomtyp der SAD kategorisiert, beschreibt die ICD-11 (wie auch – jedoch mit weniger strengen Kriterien – die ICD-10) einen „gleichzeitigen" Symptomtyp (Marneros & Tsuang, 1990). Aus beiden Typen ergeben sich „polymorphe" Verlaufstypen (über den Zeitverlauf verschiedenartige Episoden), die wesentlich häufiger sind (70 %) als „monomorphe" (über den Zeitverlauf gleichartige Episoden). Unabhängig vom Klassifikationssystem sind daher wechselnde Episoden im Lauf der Zeit bei SAD eher die Regel als die Ausnahme. Das DSM-5, das sich für die Diagnose auf die retrospektive Bewertung des Zusammenwirkens psychotischer mit stimmungsbezogenen Symptomen stützt, ist für Reliabilitätsprobleme anfälliger (First et al., 2021).

Die ICD-11-Kategorie der **akuten vorübergehenden psychotischen Störung**, engl. *acute and transient psychotic disorder* (ATPD), umfasst das akute Auftreten psychotischer Symptome innerhalb von zwei Wochen, die sich von Tag zu Tag hinsichtlich Art und Intensität rasch verändern und bis zu drei Monate andauern. Die dem am nächsten kommende DSM-5-Kategorie „kurze psychotische Störung" basiert ausschließlich auf der Dauer der psychotischen Symptome (weniger als 1 Monat) und verlangt keine fluktuierende Symptomatik.

3.8 Vorteile der ICD-11-Klassifikation für psychische Störungen, Verhaltensstörungen oder neuromentale Entwicklungsstörungen (MBND, Mental, Behavioural or Neurodevelopmental Disorders)

Das **Kodierungssystem** in der neuesten Fassung der Internationalen Klassifikation der Krankheiten und verwandter Gesundheitsprobleme (ICD-11) ist insgesamt zeitgemäßer und benutzerfreundlicher und bietet Ressourcen wie das online verfügbare Kodierungstool (*Coding Tool*), den Implementierungs- oder Übergangsleitfaden (*Implementation or Transition Guide*) sowie den Referenzleitfaden (*Reference Guide*). Um die ICD-Klassifikation von psychischen und Verhaltensstörungen mit den aktuellen empirischen Erkenntnissen und der klinischen Praxis in Einklang zu bringen, wurden bedeutende Änderungen vorgenommen.

Zur Bewertung der **Leistungsfähigkeit** der vorgeschlagenen Änderungen wurden Feldstudien über ein breites Spektrum psychosozialer Einrichtungen hinweg in Ländern mit unterschiedlichen Sprachen, Kulturen und Ressourcen durchgeführt (Reed et al., 2018). Die Ergebnisse dieser Studien zeigen, dass alle häufigen und mit hoher Krankheitslast einhergehenden Störungen in der erwachsenen Bevölkerung mit mindestens zufriedenstellender, zumeist aber hervorragender Reliabilität diagnostiziert wurden. Das lässt darauf schließen, dass die vorgeschlagene ICD-11 für den Einsatz geeignet ist und sich grundsätzlich auf globaler Ebene anwenden lässt.

In dem Bestreben, das Wesen der Störungen offener für kulturelle Vielfalt sowie mit einer größeren **Flexibilität** für die Anwender zu vermitteln, werden die ICD-11-Störungen in Form ihrer wesentlichen Merkmale vorgestellt, welche die klinisch Tätigen begründetermaßen in allen Fällen erwarten können.

Die **Reliabilität** der ICD-11-Diagnosen war im Allgemeinen besser als jene der ICD-10-Diagnosen, wenngleich strenge Vergleiche aufgrund der unterschiedlichen Methodik dieser Feldstudien nicht angebracht sind. Die Reliabilitätskoeffizienten basierten auf klinischen Routinebeurteilungen unter Verwendung unstrukturierter Interviews durch klinisch Tätige mit unterschiedlicher Ausbildung und Erfahrung. Die Ergebnisse waren mit denen vergleichbar, die bei diagnostischen Beurteilungen anhand komplexerer und zeitaufwändigerer Instrumente erzielt wurden. Diese Beobachtungen deuten darauf hin, dass die Anwendung einheitlicherer Verfahren durch klinisch Tätige nach kurzer Schulung eine angemessene Reliabilität für häufig diagnostizierte psychische Störungen bieten kann (Chmielewski et al., 2015).

Um die Manifestationen der Schizophrenie oder anderer primärer psychotischer Störungen zu beschreiben, wurden darüber hinaus auch verschiedene **dimensionale Spezifizierungen** eingeführt, was eine stärker personenspezifische kategoriale Diagnose- und Therapieindikation ermöglicht (Gaebel, 2012). Statt das Augenmerk auf diagnostische Subtypen zu richten, nimmt der dimensionale Klassifizierungsansatz die relevanten Aspekte des aktuellen klinischen Krankheitsbildes auf eine Art in den Fokus, die wesentlich besser mit erholungsorientierten psychiatrischen Rehabilitationsansätzen vereinbar ist. Für die CDDR zur ICD-11 wurden die Arbeitsgruppen gebeten, ihre Empfehlungen als „Inhaltsformulare" vorzulegen, die konsistente und systematisierte Informationen zu jeder Störung enthalten, welche den diagnostischen Anforderungen zugrundelagen.

Eine internationale, webbasierte Studie lieferte Informationen darüber, wie gut die ICD-11 bei der **Anwendung durch Gesundheitsfachkräfte** funktioniert. Ihre Anwendung führte gegenüber der ICD-10 zu einem insgesamt höheren Prozentsatz korrekt ausgewählter Diagnosen. Die Teilnehmenden bewerteten ihre Erfahrungen mit der ICD-11 zudem als bemerkenswert positiv. Der Zeitaufwand für die Diagnosestellung war geringer und die Bewertungen der klinischen Nützlichkeit fielen für die ICD-11 günstiger aus als für die ICD-10, wobei Verbesserungen im Hinblick auf die Benutzerfreundlichkeit und die damit verbundenen Nützlichkeitsmaße festgestellt wurden. Während bei der Verwendung von Diagnosekriterien für Fallvignetten durch psychosoziale Fachkräfte die Konsistenz von Diagnosen für die ICD-11 im Schnitt besser war als für die ICD-10, fiel die Kodierkonsistenz auf der Grundlage von Kodieranweisungen und kurzen diagnostischen Beschreibungen durch dieselbe Teilnehmerpopulation für die ICD-11 geringfügig schlechter aus als für die ICD-10, was die Notwendigkeit einer intensiveren Schulung unterstreicht (Gaebel et al., 2018; Gaebel et al., 2019).

Dank Symptom- und Verlaufsspezifizierungen können im Laufe der Zeit stärker **personalisierte Symptom- und Verlaufsprofile** diagnostiziert und kodiert werden und so stärker **individualisierte Entscheidungen bezüglich Therapie und Versorgung** getroffen werden, und dies mit vermutlich besseren Therapieergebnissen, wozu es noch Untersuchungen mittels weiterer Feldstudien bedarf. Alles in allem sollten diese Ergebnisse als Indikatoren für ein positives Outcome des ICD-Revisionsprozesses und dessen allgemeine Vorzüge gewertet werden.

3.9 Fazit und Ausblick

Die Entwicklung der ICD-11 „Psychische Störungen, Verhaltensstörungen oder neuromentale Entwicklungsstörungen" (MBND) sowie die ihnen zugrundeliegende statistische Klassifikation stellt die erste größere Revision der weltweit führenden Klassifikation psychischer Störungen seit fast 30 Jahren dar. Um die klinische Nützlichkeit, die globale Anwendbarkeit und die wissenschaftliche Validität im Lichte der aktuellen Erkenntnisse zu gewährleisten, erfolgten bei der Entwicklung des ICD-11-Kapitels zu MBND wesentliche Änderungen. Im Hinblick auf Symptomschwere und zeitlichen Verlauf gab es zudem bemerkenswerte Schritte in Richtung Dimensionalität.

Bei der Entwicklung der CDDR für die ICD-11 bestand ein erstes Ziel in der Schaffung eines Mechanismus, der eine konsistente und relativ einheitliche Bereitstellung von Diagnoseinformationen über die verschiedenen Kategorien hinweg gewährleistet. Die Verfügbarkeit der digitalen ICD-11-Wartungs- und Vorschlagsplattform für das Hochladen empirisch basierter, relevanter Kommentare oder Vorschläge ermöglicht mithin eine kontinuierliche Verbesserung der diagnostischen Klassifikation. Für die Umsetzung eines neuen Klassifikationssystems bedarf es darüber hinaus des Zusammenwirkens der Klassifikation mit den Gesetzen, der Politik, den Gesundheitssystemen und der Informationsinfrastruktur der einzelnen Länder. Für die Ausbildung eines breiten Spektrums internationaler Gesundheitsfachkräfte müssen verschiedenartige Modalitäten entwickelt werden.

Die ICD-11-Diagnoseleitlinien für die Anwendung im klinischen Umfeld wurden einem strengen Praxistest unterzogen – die Änderungen der Diagnoseleitlinien von der ICD-10 zur ICD-11 spiegeln dabei das Ergebnis fortdauernder Entwicklungen der nosologischen Forschung wieder. Diese Änderungen gemeinsam mit der Option auf eine digital unterstützte komplexe Kodierung, die in ein „Inhaltsmodell" mit seinem diagnostischen Kern „wesentlicher Merkmale" und den weiteren Domänen eingebettet ist, erlauben eine kombiniert kategoriale sowie dimensionale diagnostische Klassifikation mit einer längs- und querschnittlichen Verlaufsbeschreibung und Symptomprofilierung. Die klinisch Tätigen werden hierdurch in die Lage versetzt, eine stärker auf das Individuum ausgerichtete Therapie und Versorgung auszuwählen (Stein et al., 2020).

Auf der Grundlage dieser Entwicklungen ist das modifizierte Schizophrenie-Konstrukt noch immer vital und tauglich und wird aller Wahrscheinlichkeit nach sogar weltweit die aktuelle klinische Praxis verbessern (Gaebel et al., 2020).

Zusammenfassend lässt sich sagen, dass die neue Klassifikation psychischer Störungen in der ICD-11 sowie die sie begleitenden diagnostischen Kriterien einen wichtigen Fortschritt für das Fachgebiet darstellen. Unter den Aspekten Anwendbarkeit, Nützlichkeit und Reliabilität hat die überarbeitete Schizophrenie-Kategorie das Konstrukt für die klinische Praxis gerettet, bis dereinst neue Ansätze ihre Überlegenheit in Bezug auf Validität (und Nützlichkeit) unter Beweis stellen – und die Entwicklung besserer Versionen von Therapie und Versorgung in den entsprechend adaptierten psychosozialen Versorgungssystemen anregen. Es würde jedoch Zeit beanspruchen, den Übergang auf ein neues Konstrukt, dessen Umsetzung und Anpassung zu bewältigen (einschließlich der Aus- und Fortbildung von Arbeitskräften im Bereich der psychischen Gesundheit). Dafür müsste beispielsweise das Pilotmodell einer dekonstruierten Schizophrenie-Version neben und im Vergleich zu der aktuellen Klassifikations-Version evaluiert werden. Die Validierung eines derartigen teils neuen, wenn nicht gar ersetzenden Konstrukts würde natürlich der Art der Innovation entsprechende wissenschaftliche Strategien und Methoden erfordern. All dies würde mehrere Jahre dauern; Diagnostik, Therapie und Versorgung würden währenddessen gemäß dem ICD-11-Konstrukt fortgeführt (Gaebel & Salveridou-Hof, 2022).

Literatur

Abdullah, H.M., Shahul, H.A., Hwang, M.Y. & Ferrando, S. (2020). Comorbidity in schizophrenia: Conceptual issues and clinical management. *FOCUS The Journal of Lifelong Learning in Psychiatry, 18*(4), 386–390. https://doi.org/10.1176/appi.focus.20200026

Bleuler, E. (1911). *Dementia praecox oder Gruppe der Schizophrenien.* F. Deuticke.

Bromet, E.J., Naz, B., Fochtmann, L.J., Carlson, G.A. & Tanenberg-Karant, M. (2005). Long-term diagnostic stability and outcome in recent first-episode cohort studies of schizophrenia. *Schizophrenia Bulletin, 31*(3), 639–649. https://doi.org/10.1093/schbul/sbi030

Chmielewski, M., Clark, L.A., Bagby, R.M. & Watson, D. (2015). Method matters: Understanding diagnostic reliability in DSM-IV and DSM-5. *Journal of Abnormal Psychology, 124*(3), 764–769. https://doi.org/10.1037/abn0000069

Correll, C.U., Rubio, J.M., Inczedy-Farkas, G., Birnbaum, M.L., Kane, J.M. & Leucht, S. (2017). Efficacy of 42 pharmacologic cotreatment strategies added to antipsychotic monotherapy in schizophrenia. *JAMA Psychiatry, 74*(7), 675. https://doi.org/10.1001/jamapsychiatry.2017.0624

Dixon, L.B., Goldman, H.H., Srihari, V.H. & Kane, J.M. (2018). Transforming the treatment of schizophrenia in the United States: The RAISE Initiative. *Annual Review of Clinical Psychology, 14*(1), 237–258. https://doi.org/10.1146/annurev-clinpsy-050817-084934

First, M.B., Gaebel, W., Maj, M., Stein, D.J., Kogan, C.S., Saunders, J.B., Poznyak, V.B., Gureje, O., Lewis-Fernández, R., Maercker, A., Brewin, C.R., Cloitre, M., Claudino, A., Pike, K.M., Baird, G., Skuse, D., Krueger, R.B., Briken, P., Burke, J.D.,... Reed, G.M. (2021). An organization- and category-level comparison of diagnostic requirements for mental disorders in ICD-11 and DSM-5. *World Psychiatry, 20*(1), 34–51. https://doi.org/10.1002/wps.20825

Gaebel, W. (2012). Status of psychotic disorders in ICD-11. *Schizophrenia Bulletin, 38*(5), 895–898. https://doi.org/10.1093/schbul/sbs104

Gaebel, W., Riesbeck, M., Zielasek, J., Kerst, A., Meisenzahl-Lechner, E., Köllner, V., Rose, M., Hofmann, T., Schäfer, I., Lotzin, A., Briken, P., Klein, V., Brunner, F., Keeley, J.W., Rebello, T.J., Andrews, H.F., Reed, G.M., Kostanjsek, N.F., Hasan, A.,... Falkai, P. (2018). Internetbasierte Untersuchungen zur diagnostischen Klassifikation und Kodierung psychischer Störungen im Vergleich von ICD-11 und ICD-10. *Fortschritte der Neurologie · Psychiatrie*, *86*(03), 163–171. https://doi.org/10.1055/s-0044-100508

Gaebel, W. & Salveridou-Hof, E. (2022). Reinventing schizophrenia: Updating the construct – Primary schizophrenia 2021 – The road ahead. *Schizophrenia Research, 242*, 27–29. https://doi.org/10.1016/j.schres.2021.12.021

Gaebel, W., Stricker, J., Riesbeck, M., Zielasek, J., Kerst, A., Meisenzahl-Lechner, E., Köllner, V., Rose, M., Hofmann, T., Schäfer, I., Lotzin, A., Briken, P., Klein, V., Brunner, F., Keeley, J. W., Brechbiel, J., Rebello, T. J., Andrews, H. F., Reed, G. M.,... Falkai, P. (2020). Accuracy of diagnostic classification and clinical utility assessment of ICD-11 compared to ICD-10 in 10 mental disorders: Findings from a web-based field study. *European Archives of Psychiatry and Clinical Neuroscience, 270*(3), 281–289. https://doi.org/10.1007/s00406-019-01076-z

Global Clinical Practice Network (GCPN). (2021). *Gcp.network* () https://gcp.network/

Green, M. F., Kern, R. S. & Heaton, R. K. (2004). Longitudinal studies of cognition and functional outcome in schizophrenia: Implications for MATRICS. *Schizophrenia Research, 72*(1), 41–51. https://doi.org/10.1016/j.schres.2004.09.009

Hwang, M. Y. & Nasrallah, H. A. (2009). Preface. *Psychiatric Clinics of North America, 32*(4), xiii–xv. https://doi.org/10.1016/j.psc.2009.10.002

Jablensky, A. (2011). Diagnosis and revision of the classification systems. In W. Gaebel (Ed.), *Schizophrenia* (pp. 1–30). John Wiley & Sons, Ltd. https://doi.org/10.1002/9780470978672.ch1

Jansson, L. B. & Parnas, J. (2007). Competing definitions of schizophrenia: What can be learned from polydiagnostic studies? *Schizophrenia Bulletin, 33*(5), 1178–1200. https://doi.org/10.1093/schbul/sbl065

Kilbourne, A. M., Morden, N. E., Austin, K., Ilgen, M., McCarthy, J. F., Dalack, G. & Blow, F. C. (2009). Excess heart-disease-related mortality in a national study of patients with mental disorders: Identifying modifiable risk factors. *General Hospital Psychiatry, 31*(6), 555–563. https://doi.org/10.1016/j.genhosppsych.2009.07.008

Kraepelin, E. (1899). *Psychiatrie* (6., vollst. umgearbeitete Aufl., 2 Bd.). Barth.

Kraepelin, E. (1909). *Psychiatrie* (8., vollst. umgearbeitete Aufl., Bd. I-IV). Barth.

Marneros, A. & Tsuang, M. T. (Eds.) (1990). *Affective and Schizoaffective Disorders*. Springer. https://doi.org/10.1007/978-3-642-75353-4

National Institute for Health and Care Excellence (NICE). (2014). *Psychosis and schizophrenia in adults: prevention and management* [NICE Clinical Guideline GC178].

Nordgaard, J., Arnfred, S. M., Handest, P. & Parnas, J. (2007). The Diagnostic Status of First-Rank Symptoms. *Schizophrenia Bulletin, 34*(1), 137–154. https://doi.org/10.1093/schbul/sbm044

Reed, G. M., First, M. B., Kogan, C. S., Hyman, S. E., Gureje, O., Gaebel, W., Maj, M., Stein, D. J., Maercker, A., Tyrer, P., Claudino, A., Garralda, E., Salvador-Carulla, L., Ray, R., Saunders, J. B., Dua, T., Poznyak, V., Medina-Mora, M. E., Pike, K. M.,... Saxena, S. (2019). Innovations and changes in the ICD-11 classification of mental, behavioural and neurodevelopmental disorders. *World Psychiatry, 18*(1), 3–19. https://doi.org/10.1002/wps.20611

Reed, G., Sharan, P., Rebello, T., Keeley, J., Medina-Mora, M. E., Gureje, O., Ayuso-Mateos, J. L., Kanba, S., Khoury, B., Kogan, C., Krasnov, V., Maj, M., De Jesus Mari, J., Stein, D., Zhao, M., Akiyama, T., Andrews, H., Asevedo, E., Cheour, M.,... Pike, K. (2018). The ICD-11 developmental field study of reliability of diagnoses of high-burden mental disorders: Results among adult patients in mental health settings of 13 countries. *World Psychiatry, 17*(2), 174–186. https://doi.org/10.1002/wps.20524

Schneider, K. (1950). *Klinische Psychopathologie*. Thieme.

Siris, S. G. (2001). Suicide and schizophrenia. *Journal of Psychopharmacology, 15*(2), 127–135. https://doi.org/10.1177/026988110101500209

Stein, D. J., Szatmari, P., Gaebel, W., Berk, M., Vieta, E., Maj, M., De Vries, Y. A., Roest, A. M., De Jonge, P., Maercker, A., Brewin, C. R., Pike, K. M., Grilo, C. M., Fineberg, N. A., Briken, P., Cohen-Kettenis, P. T. & Reed, G. M. (2020). Mental, behavioral and neurodevelopmental disorders in the ICD-11: an international perspective on key changes and controversies. *BMC Medicine, 18*, 21. https://doi.org/10.1186/s12916-020-1495-2

Tandon, R., Nasrallah, H. A. & Keshavan, M. S. (2009). Schizophrenia, „just the facts" 4. Clinical features and conceptualization. *Schizophrenia Research, 110*(1–3), 1–23. https://doi.org/10.1016/j.schres.2009.03.005

Van Os, J. & Linscott, R. J. (2012). Introduction: The extended psychosis phenotype – Relationship with schizophrenia and with ultrahigh risk status for psychosis. *Schizophrenia Bulletin, 38*(2), 227–230. https://doi.org/10.1093/schbul/sbr188

Vancampfort, D., Correll, C.U., Galling, B., Probst, M., De Hert, M., Ward, P.B., Rosenbaum, S., Gaughran, F., Lally, J. & Stubbs, B. (2016). Diabetes mellitus in people with schizophrenia, bipolar disorder and major depressive disorder: A systematic review and large-scale meta-analysis. *World Psychiatry, 15*(2), 166–174. https://doi.org/10.1002/wps.20309

Vyas, N.S., Patel, N.H. & Puri, B.K. (2011). Neurobiology and phenotypic expression in early onset schizophrenia. *Early Intervention in Psychiatry, 5*(1), 3–14. https://doi.org/10.1111/j.1751-7893.2010.00253.x

World Health Organization (WHO). (2021). *International statistical classification of diseases and related health problems* (11th ed.). https://icd.who.int/en/

4 Affektive Störungen

Gin S. Malhi und Erica Bell[1]

4.1 Einführung

Das Allererste und vielleicht Erwähnenswerteste für alle, die mit der englischsprachigen ICD-10 vertraut sind, ist, dass der Begriff *affective* in der englischen Version der ICD-11 nicht weiter für die Zuordnung dieser Störungen verwendet wird (World Health Organization (WHO), 2018). „**Affektive Störungen**" (engl. *mood disorders*) werden jetzt unter dem übergeordneten Deskriptor „Psychische Störungen, Verhaltensstörungen oder neuromentale Entwicklungsstörungen" (Mental, Behavioural or Neurodevelopmental Disorders, MBND) geführt und **umfassen sowohl bipolare als auch depressive Störungen**.

Die Betrachtung der affektiven Störungen als separate Gruppe steht im Einklang mit ICD-10, ist jedoch ein wesentlicher Unterschied gegenüber dem DSM-5, in dem depressive und bipolare Störungen getrennt und ganz unabhängig voneinander als „depressive Störungen" und „bipolare und verwandte Störungen" betrachtet werden. Dabei handelt es sich nicht um eine Übernahme aus dem DSM-IV, in welchem beide Gruppen von Störungen unter dem Begriff „affektive Störungen" zusammengefasst wurden.

In der ICD-11 werden affektive Störungen anhand des **Typus der affektiven Episoden** und ihres Musters über den **Zeitverlauf** definiert. Die Episoden selbst lassen sich *nicht* eigenständig diagnostizieren und erhalten als solche keinen Diagnosekode. Anders formuliert: Die Episoden sind Bestandteile der Störungen, welche damit die einzigen Diagnosen sind, die kodiert und statistisch erfasst werden können. Das ist wichtig, denn es bedeutet, dass einzelne oder wiederkehrende manische Episoden sowie einzelne oder wiederkehrende gemischte Episoden, die außerhalb des Kontextes einer depressiven Störung auftreten, nur im Rahmen bipolarer Störungen erfasst werden können (siehe weitere Erörterung unten). Die affektiven Störungen setzen sich somit aus mehreren Arten von Episoden zusammen: depressive, manische, gemischte und hypomanische (siehe **Tabelle 4-1**). Aus den Kombinationen dieser vier Episodenarten entstehen affektive Störungen, zu denen die „einzelne depressive Episode", die „rezidivierende depressive Störung", die „dysthyme Störung" sowie „bipolare oder verwandte Störungen" gehören, welche die „Bipolar-I-Störung, die „Bipolar-II-Störung, die „zyklothyme Störung" und „sonstige näher bezeichnete bipolare oder verwandte Störungen" umfassen.

---

1 Dieses Kapitel greift auf Teile einer virtuellen Präsentation der Professoren Gin Malhi und Michael Berk bei der Tagung des Royal College of Psychiatrists (VK) 2021 zurück sowie auf eine Debatte zwischen den Professoren Gin Malhi und Andrew Nierenberg bei dem Kongress der World Federation for Biological Psychiatry 2019 im kanadischen Vancouver

4.2 Anmerkungen zum Störungsaufbau

Es ist 30 Jahre her, dass die ICD-10 veröffentlicht wurde, und während des letzten Jahrzehnts befand sich die ICD-11 in der Entwicklung: Der Revisionsprozess umfasste daher zeitlich die Veröffentlichung des DSM-5 im Jahr 2013 und dessen anschließende Übernahme. Und während eines der Hauptziele für die ICD-11 darin besteht, ihre Kontinuität mit der Vorgängerin (ICD-10) zu wahren, wurde bei der ICD-11 auch versucht, ihren Aufbau in gewissem Maße mit jenem des DSM-5 zu harmonisieren und Beschreibungen zu standardisieren, um willkürliche Unterschiede einzuschränken. Diese Bemühungen sind in dem Abschnitt zu affektiven Störungen offenkundig. Allerdings besteht einer der Hauptunterschiede darin, dass die ICD-11 auf eine breitere Anwendung in der klinischen Praxis weltweit und in verschiedensten Kontexten abzielt, wohingegen das DSM-5 in erster Linie für die Anwendung innerhalb der USA bestimmt ist, wo die Behandlung sehr stark davon abhängt, ob eine Diagnose im *Diagnostic and Statistical Manual* (DSM) aufgeführt ist. Folglich sind die strengen diagnostischen Kriterien des DSM-5 in der ICD-11 weniger offensichtlich, wo Merkmale als *wesentlich* und *erforderlich* beschrieben werden, aber keine strengen Grenzwerte für die Anzahl der Symptome und die Dauer gelten (Angst et al., 2020). Die klinisch Tätigen sind somit freier darin, ihr klinisches Urteilsvermögen walten zu lassen.

4.3 Depressive Episode

Die klinischen Merkmale der Depression werden in ***wesentliche* (erforderliche)** und ***zusätzliche* Merkmale** unterteilt. Die wesentlichen Merkmale werden weiter in **drei Cluster** untergliedert: *affektiv*, *kognitiv-verhaltensbezogen* sowie *neurovegetativ* (siehe **Abbildung 4-1**). Es gibt insgesamt zehn Symptome, die als charakteristisch für eine depressive Episode gelten. Diese müssen während eines Zeitraums von **mindestens zwei Wochen** beinahe jeden Tag auftreten, und mindestens fünf dieser Symptome müssen gleichzeitig vorhanden sein. Darüber hinaus sollte mindestens ein Symptom dem affektiven Cluster angehören.

Tabelle 4-1: ICD-11-Klassifikation der affektiven Störungen

Affektive Episoden	Depressive Störungen*	Bipolare oder verwandte Störungen
Depressive Episode	Einzelne depressive Episode	Bipolare Störung vom Typ I
Manische Episode	Rezidivierende depressive Störung	Bipolare Störung vom Typ II
Gemischte Episode	Dysthyme Störung	Zyklothyme Störung
Hypomanische Episode	Sonstige näher bezeichnete bipolare oder verwandte Störungen	Sonstige näher bezeichnete bipolare oder verwandte Störungen

* Die „gemischte depressive und Angststörung" ist ebenfalls in dem Abschnitt zu depressiven Störungen enthalten.

Hinweis: Als „sekundäres affektives Syndrom" sind die „substanzinduzierten affektiven Störungen" an anderer Stelle kodiert, und die „prämenstruelle dysphorische Störung" wird innerhalb der „prämenstruellen Störungen" unter den „Krankheiten des Urogenitalsystems" eingeordnet. Sollten affektive Symptome die diagnostischen Kriterien für eine dieser affektiven Störungen nicht erfüllen, ist möglicherweise die Diagnose einer „sonstigen näher bezeichneten affektiven Störung" angemessen.

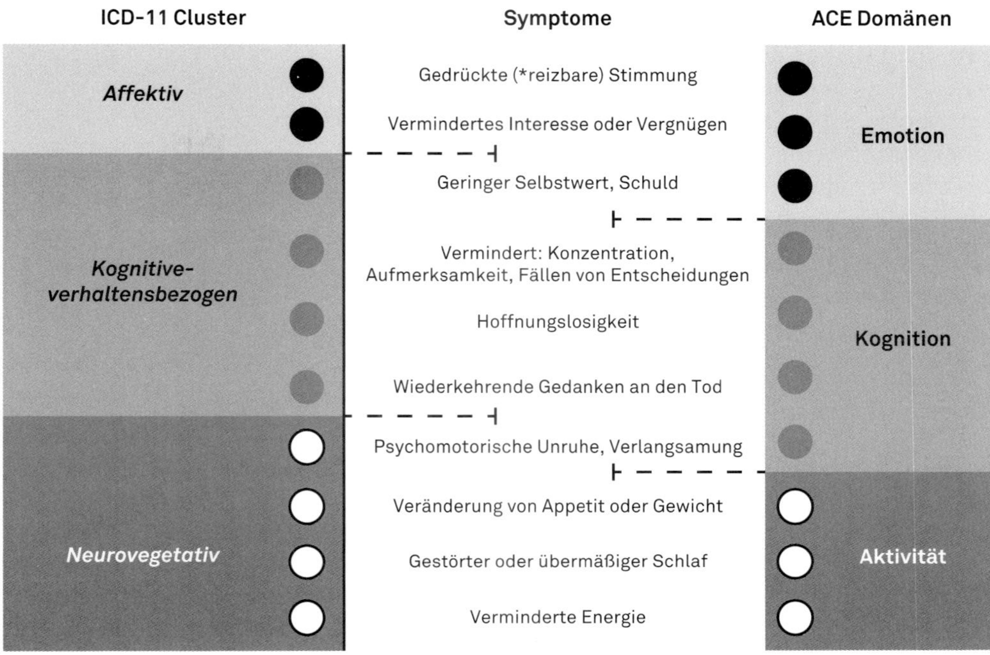

Abbildung 4-1: Die Symptome der Depression bilden in der ICD-11 Cluster und im ACE-Modell Domänen (Malhi et al., 2018). Die Abbildung zeigt die typischen Symptome einer depressiven Episode. Diese sind in der ICD-11 in Clustern und im ACE-Modell in Domänen zusammengefasst, die dimensionalen Konstrukten entsprechen. Die Überschneidung zwischen beiden Schemata ist beachtlich, und im ACE-Modell ist Hoffnungslosigkeit mit Suizidgedanken verbunden. Ebenfalls erwähnenswert ist, dass ACE zwar die kognitiven Komponenten der psychomotorischen Veränderungen betont, jedoch den emotionalen Konzepten von Schuldgefühlen und Wertlosigkeit einen höheren Stellenwert beimisst. Es ist wichtig zu beachten, dass sich die depressive Stimmung bei Kindern und Jugendlichen als Reizbarkeit zeigen kann (mit einem Sternchen gekennzeichnet). Die Färbung der Kreise zeigt an, zu welchem Symptomcluster das jeweilige Symptom nach ICD-11 gehört (affektiv = schwarz, kognitiv-verhaltensbezogen = grau, neurovegetativ = weiß) und in welcher ACE-Domäne *(activity, cognition, emotion)* das jeweilige Symptom gemäß dem ACE-Modell vorherrscht (Aktivität = weiß, Kognition = grau, Emotion = schwarz).

Affektives Cluster: Es umfasst zwei Symptome: gedrückte Stimmung und deutlich vermindertes Interesse oder Vergnügen an Aktivitäten (Anhedonie). Interessanterweise schließt die deutliche Abnahme des Interesses oder der Freude auch eine Abnahme des sexuellen Verlangens ein – ein wichtiges Symptom, das in der klinischen Praxis jedoch erstaunlich oft übersehen wird (Malhi & Bell, 2022). Außerdem kann die depressive Stimmung subjektiv oder objektiv angegeben werden, und bei Kindern und Jugendlichen kann sich das depressive Syndrom insbesondere als Reizbarkeit äußern.

Kognitiv-verhaltensbezogenes Cluster: Es enthält vier Symptome, dabei tritt Unentschlossenheit zu einer verminderten Fähigkeit, sich zu konzentrieren und die Aufmerksamkeit auf Aufgaben zu richten hinzu. Die Überzeugtheit von einem geringen Selbstwert (zuvor vermindertes Selbstwertgefühl und Selbstvertrauen) ist mit übermäßigen und unangemessenen Schuldgefühlen kombiniert, die wahnhaft sein können. Entscheidend ist, dass dieses Item festlegungsgemäß nicht anwendbar ist, wenn die Schuldgefühle oder Selbstvorwürfe überwiegend mit der Depression einhergehen (also stimmungskongruent sind). Trübe und pessimistische Ausblicke auf die Zukunft werden als Hoffnungslosigkeit zusammengefasst, und Vorstellungen oder Handlungen zur Selbstschädigung oder zum Suizid schließen nun auch wiederkehrende Gedanken an den Tod ein. Für das Item wiederkehrende Suizidgedanken ist zudem kein konkretes Vorhaben erforderlich.

Neurovegetatives Cluster: enthält ebenfalls vier Symptome, und ausführlicher beschrieben werden Schlafstörungen; Berücksichtigung finden dabei etwa ein verzögertes Einschlafen, ein häufigeres nächtliches Aufwachen oder ein morgendliches Früherwachen. Auch der Appetit wird nun als verringert oder gesteigert beschrieben, oder es kann zu einer erheblichen Gewichtsveränderung durch Zu- oder Abnahme kommen. Interessanterweise sind in diesem Cluster Veränderungen der Energie enthalten, ebenso wie Erschöpfung und psychomotorische Veränderungen (Unruhe oder Verlangsamung), die deutlicher beschrieben wurden.

4.3.1 Zusätzliche klinische Merkmale

Auffallend ist, dass die ICD-11 nun **Reizbarkeit** als primäres Merkmal aufführt; zusammen mit dem als „Leere" beschriebenen **Fehlen emotionaler Erlebnisse** werden diese beiden klinischen Merkmale als potenzielle **Varianten der affektiven Komponente** betrachtet und erfüllen bei signifikanter Abweichung von der typischen Funktionsfähigkeit die affektbezogenen Anforderungen für eine depressive Episode. Das ist besonders bemerkenswert, weil Reizbarkeit in den beiden großen Systematiken (ICD und DSM) unterschiedlich definiert wurde (Bell, Boyce et al., 2021) und laut DSM-5 immer noch unterschiedliche Aspekte der Stimmung in Abhängigkeit vom Alter impliziert (siehe Diskussion) (American Psychiatric Association (APA), 2013).

Das Fehlen jeglicher emotionaler Erlebnisse, das als Leere beschrieben wird, ist gleichfalls bemerkenswert und spiegelt nicht nur die Tatsache wider, dass viele Patienten mit Depressionen ihre Erlebnisse nicht klar formulieren können, sondern birgt auch die Gefahr einer Verwechslung mit dem stärker ausgeprägten Gefühl der Leere, das gelegentlich bei Patientinnen und Patienten mit einer Borderline-Persönlichkeitsstörung beobachtet wird (Mulder et al., 2016). Andere zusätzliche klinische Merkmale, die festgestellt werden, gelten für eine schwergradige depressive Episode, bei der Betroffene aufgrund psychotischer Symptome oder psychomotorischer Veränderungen zögern oder nicht in der Lage sind, ihre Erlebnisse zu beschreiben.

4.3.2 Entwicklungsbezogene Aspekte

Des Weiteren werden depressive Episoden in der ICD-11 nach dem Alter unterschieden. Vor der Pubertät sind Depressionen ungewöhnlich und scheinen keine geschlechtsspezifischen Unterschiede aufzuweisen. Nach der Pubertät ist die Wahrscheinlichkeit, eine depressive Episode zu entwickeln, jedoch für Mädchen doppelt so hoch wie für Jungen (Salk et al., 2017). Darüber hinaus sind die depressiven Episoden im Jugendalter denen der Erwachsenen vergleichbar. In der frühen Kindheit kann sich die gedrückte Stimmung allerdings in Form somatischer Beschwerden und weiterer Symptome aus dem affektiven Cluster äußern. Auch eine durchgängige Reizbarkeit könnte wahrscheinlicher sein, wenngleich sie für sich genommen nicht unbedingt auf eine depressive Episode hindeutet. Ebenso sollte innerhalb des kognitiv-verhaltensbezogenen Clusters besonders auf Aufmerksamkeits- und Konzentrationsprobleme geachtet werden, um Depressionen gegenüber der Aufmerksamkeitsdefizit-Hyperaktivitätsstörung (ADHS), einer wichtigen Differenzialdiagnose, abzugrenzen. Zu beachten ist, dass Depressionen bei Kindern und Jugendlichen, neben anderen selbstverletzenden Verhaltensweisen, mit einem erhöhten Risiko für Suizidalität einhergehen.

4.3.3 Spezifizierungen (*specifier*) für den Schweregrad und psychotische Symptome

Die ICD-11 legt der Schwerpunkt weiterhin auf den Schweregrad, der sich nach der Anzahl der Symptome und deren Auswirkungen auf die Funktionsfähigkeit richtet. Die Episoden werden daher als *leicht-*, *mittel-* oder *schwergradig* beschrieben, wobei mittel- und schwergradige Episoden weiter dahingehend spezifiziert werden, ob psychotische Symptome vorliegen oder nicht. Das entspricht weitgehend der ICD-10, abgesehen davon, dass nun auch mittelgradige depressive Episoden mit psychotischen Symptomen kodiert werden können. Das ist wichtig, weil es die zunehmende Anerkennung der Dimensionalität affektiver Symptome und Störungen widerspiegelt (siehe Diskussion).

4.3.4 Anmerkungen zu depressiven Episoden nach ICD-11

Nach ICD-11 kann eine Depression im Zusammenhang mit der Trauer nach einem schwerwiegenden widrigen Ereignis wie einer Scheidung oder einem Todesfall diagnostiziert werden. In puncto Dauer wurde die Schwelle für eine depressive Episode nun allerdings von zwei Wochen auf mindestens einen Monat verlängert – was auf eine anhaltende depressive Symptomatik hindeutet –, dabei sollten während dieses Zeitraums keine Phasen mit positiver Gestimmtheit oder Freude an Aktivitäten auftreten. Hinweise auf eine Depression im Zusammenhang mit einem Trauerfall sind außerdem auch Symptome wie ein geringes Selbstwertgefühl und Schuldgefühle sowie extreme Überzeugungen, die nicht mit dem Verlust zusammenhängen, ebenso wie ungewöhnliche oder charakteristische Merkmale wie Selbstmordgedanken, psychotische Symptome und psychomotorische Verlangsamung. Bei dem Versuch, zwischen Depression und Trauer zu unterscheiden, spricht eine frühere Depression auch eindeutig für die Wahrscheinlichkeit eines erneuten Auftretens. Dennoch ist es wichtig zu betonen, dass Depressionen *nicht* mit normalen Trauersymptomen verwechselt werden dürfen, und dass es nach dem Tod eines geliebten Menschen erwartbar ist, dass Personen Symptome erleben, die den Eindruck vermitteln, sie seien depressiv.

Die Dauer von sechs Monaten dient als grober Anhaltspunkt für die Diagnose, da auch kulturelle und religiöse Erwägungen sowohl die Schwere wie auch die Dauer „normaler" Trauer beeinflussen werden. Es ist zu beachten, dass Trauer und Verlustgefühle keine besondere Tendenz aufweisen, bei künftigen Depressionen aufzutreten. Im Gegensatz zum DSM-5, wo die Unterscheidung weitgehend auf einer klinischen Beurteilung beruht, richtet die ICD-11 das Augenmerk stärker auf die *Art* der Symptome, ihren *Schweregrad* sowie ihre *Dauer*.

4.4 Manische Episode

Die andere Schlüsselepisode innerhalb der affektiven Störungen, welche die verschiedenen Störungsarten definiert, ist die Manie. Interessanterweise besitzt die Manie keinen eigenständigen Status wie die Depression (so werden etwa wiederkehrende depressive Episoden als depressive Störung erfasst), und rezidivierende manische Episoden stellen keine „manische Störung" analog zur depressiven Störung dar. Stattdessen werden sie der bipolaren Störung zugerechnet, welche auch depressive Episoden umfasst. Klinisch gesehen *ist* die unipolare Manie jedoch eine separate Entität (siehe Diskussion weiter unten), und die bisherigen Forschungsergebnisse rechtfertigen es, sie sowohl klinisch als auch für künftige Forschungen und Untersuchungen als eigenständige Störung anzusehen.

Die **Manie-Merkmale** in der ICD-11 haben sich weiter an den im DSM-5 spezifizierten Merkmalen angenähert (siehe **Abbildung 4-2**). Die ICD-11 listet wesentliche (erforderliche)

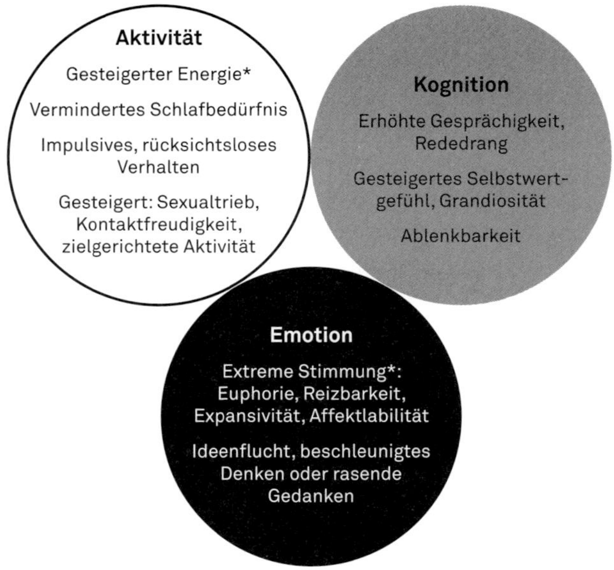

Abbildung 4-2: Merkmale einer manischen Episode nach ICD-11. Dieses Schema veranschaulicht, wie sich die Merkmale einer manischen Episode nach ICD-11 gemäß den im ACE-Modell skizzierten Domänen (Aktivität, Kognition und Emotion) gruppieren lassen. Zu den wesentlichen Merkmalen einer manischen Episode gehören sowohl eine gesteigerte Energie als auch eine extreme Stimmung (mit einem Sternchen markiert).

Merkmale auf und spezifiziert zwei Hauptmerkmale, die gleichzeitig auftreten müssen und dabei für mindestens eine Woche beinahe jeden Tag für den größten Teil des Tages andauern (sofern diese Phase nicht durch eine Behandlungsmaßnahme verkürzt wird).

Das erste dieser Merkmale ist ein extremer **Stimmungszustand**, der durch Euphorie, Reizbarkeit oder Expansivität gekennzeichnet sein kann (die alle eine deutliche Abweichung von der üblichen Stimmung der Person darstellen). Des Weiteren wird festgestellt, dass häufig schnelle Wechsel zwischen den verschiedenen Stimmungszuständen auftreten, die als Affektlabilität bezeichnet werden.

Das zweite Merkmal ist eine erhöhte **Aktivität** oder das subjektive Erleben gesteigerter Energie, und auch hierbei handelt es sich um eine signifikante Veränderung gegenüber dem normalen Energie- und Aktivitätsniveau der Person. Im Wesentlichen entsprechen diese Merkmale dem Kriterium A für eine manische Episode nach DSM-5, doch während im DSM-5 drei oder mehr zusätzliche Symptome spezifiziert werden (vier, wenn der Stimmungszustand nur reizbar ist), heißt es in der ICD-11 einfach „mehrere", was im Prinzip bedeutet „mehr als zwei und weniger als viele". Mit anderen Worten: Für die ICD-11 gilt mindestens drei aus einer Liste von sieben.

Der deskriptive Ansatz gegenüber der bipolaren Störung tritt in der ICD-11 deutlicher zutage, da sie als affektive Störung klassifiziert wird, und für die Diagnose einer bipolaren Störung entweder eine manische Episode oder eine gemischte Episode ausreicht. Das Kriterium für die Dauer der Manie beträgt **mindestens eine Woche**, und obwohl dies dasselbe ist wie im DSM-5 und auch im DSM-IV und der ICD-10, bleibt es in Bezug auf gemischte Episoden problematisch (siehe unten).

Natürlich sollte das klinische Bild einer manischen Episode nicht die diagnostischen Anforderungen für eine gemischte Episode erfüllen, selbst wenn bei einer Manie verschiedenste Symptome auftreten können, einschließlich psychotischer Symptome. Am häufigsten handelt es sich bei Letzteren um Größenwahn; doch auftreten können auch Verfolgungswahn, Beziehungswahn sowie Wahnvorstellungen, die sich auf Passivitätserlebnisse beziehen, ebenso wie Wahnvorstellungen, die Person bekäme Gedanken in den Kopf gesetzt (Gedankeneingebung) oder entzogen, oder die Gedanken würden auf andere übertragen. Dies ist jedoch unüblich, ebenso wie Halluzinationen, und falls Halluzinationen auftreten, stehen sie in der Regel mit der Stimmung in Einklang und sind oft beglückend. Wichtig ist die Feststellung, dass die Diagnose einer manischen Episode auch dann zu stellen ist, wenn zwar die Anforderungen an die Symptome erfüllt sind, das Kriterium der Dauer jedoch aufgrund der Behandlung nicht eingehalten wird. Mit anderen Worten: Aufgrund der Dringlichkeit der Behandlung einer Manie werden häufig sedierende Medikamente verschrieben, welche möglicherweise die meisten Symptome beinahe sofort beseitigen oder maskieren. Es ist daher nicht ungewöhnlich, dass eine „manische Episode" in Wirklichkeit nur ein paar Tage und keine ganze Woche dauert. In diesen Fällen erlaubt die ICD-11 die Kodierung einer solchen Episode als Manie. Einer anderen Interpretation dessen lautet, dass der Schweregrad der Symptome und ihre Anzahl ausschlaggebender sind als die Dauer als solche.

4.4.1 Entwicklungsbezogene Aspekte

Bei Kindern und Jugendlichen tritt eine Manie selten auf. Die ICD-11 beschreibt es für Kinder als „normal", dass sie Überschwang, Albernheit oder Übererregung zeigen. Um eine Manie zu begründen, sollten zudem nach ICD-11 alle charakteristischen Merkmale einer manischen Episode vorhanden sein. Es ist indes sehr wahrscheinlich, dass das Hauptmerkmal eher in einer extremen Reizbarkeit besteht als in einer Veränderung des Stimmungszustands, und in der frühen Kindheit kann sich dies in Wutanfällen und körperlicher Aggression äußern. Über den Status der Manie-Diagnose bei jungen Menschen und besonders bei Kindern ist viel diskutiert worden. Die Diagnose einer pädiatrischen bipolaren Störung als solcher ist daher nach wie vor umstritten (siehe Diskussion) (Duffy et al., 2020; Malhi, Bell, Hamilton et al., 2020; Malhi & Bell, 2021).

Ein weiterer potenzieller Bereich für Verwirrung ist die Ablenkbarkeit, die bei Kindern zu einer Verschlechterung der schulischen Leistungen führen kann sowie zu der Unfähigkeit, Aufgaben rechtzeitig zu erledigen. Hieraus können Probleme bezüglich der Abgrenzung der bipolaren Störung von der Aufmerksamkeitsdefizit-/Hyperaktivitätsstörung (ADHS), engl. *attention deficit hyperactivity disorder* (ADHD), entstehen. Außerdem lässt sich Grandiosität bei Kindern nur schwer definieren, und es ist normal, dass sie ihre Fähigkeiten überschätzen oder glauben, sie besäßen besondere Talente oder Kräfte. Überhaupt zeigen viele Symptome, die eine manische Episode bei Erwachsenen kennzeichnen, bei jüngeren Altersgruppen ein etwas anderes Erscheinungsbild und müssen daher je nach dem Entwicklungsstand des Kindes oder Jugendlichen und dem jeweiligen Kontext beurteilt werden.

4.4.2 Abgrenzungen und Differenzialdiagnose einer manischen Episode

Eine wichtige diagnostische **Unterscheidung** innerhalb des manischen Spektrums ist jene zwischen einer **hypomanischen** und einer **manischen** Episode. Ein mögliches Unterscheidungsmerkmal scheint das Ausmaß an Beeinträchtigung der persönlichen, familiären, sozialen, schulischen und beruflichen Funktionsfähigkeit darzustellen, und bei einer manischen Episode sind diese Bereiche stärker betroffen. Die anderen Kriterien zur Unterscheidung zwischen Hypomanie und Manie sind jedoch weniger stichhaltig und werden kontrovers diskutiert, wie etwa die Notwendigkeit eines Krankenhausaufenthalts oder die Symptomdauer (Parker, 2021 und Malhi, 2021).

Die Manie zeigt auch **Überschneidungen mit gemischten Episoden**, und tatsächlich wurden bis vor Kurzem für die Zwecke klinischer Studien die meisten gemischten Episoden als Manien eingeordnet. Dies liegt daran, dass die Manie in der Praxis die Depression zu übertrumpfen scheint, insofern als das Auftreten manischer Symptome die Diagnose einer Depression in eine bipolare Störung umwandelt (siehe Diskussion weiter unten). Ebenso wird den manischen Symptomen ein höherer Stellenwert beigemessen, weshalb eine gemischte Episode, bei der die depressiven Symptome als untergeordnet angesehen werden, eher als manische Episode eingestuft wird. Allerdings hat die ICD-11 inzwischen jedoch spezielle Kriterien für eine gemischte Episode entwickelt (siehe unten).

Anmerkungen zur manischen Episode nach ICD-11

Wie bereits erwähnt, muss für die Diagnose einer bipolaren Störung sowohl nach ICD-11 wie auch laut DSM-5 ein wesentliches Merkmal vorliegen, wie erhöhte Energie oder Aktivität. Dies ist zusätzlich zu einer gehobenen, euphorischen, expansiven oder reizbaren Stimmung erforderlich und stellt eine erhebliche Abweichung von den jeweiligen Vorgängern (ICD-10 und DSM-IV) dar, die nur das Vorhandensein von Kriterium A, d.h. Stimmungsänderungen, verlangen. Die zentrale Rolle der Energie steht im Einklang mit dem ACE-Modell (Aktivität, Kognition und Emotion), und wir haben die Bedeutung der Energie sowohl für die klinische Praxis als auch für das Verständnis der Mechanismen affektiver Störungen erörtert. So wird beispielsweise postuliert, zentral für die Pathophysiologie der bipolaren Störung sei eine grundlegende Störung im Bereich der Energie, möglicherweise in den Mitochondrien (Malhi et al., 2015).

Eine weitere für die ICD-11 diskutierte Überschneidung ist jene zwischen einer manischen Episode und **ADHS**. Die Verwechslungsgefahr entsteht, weil beide durch erhöhte Aktivität, schnelles Sprechen, Impulsivität und Ablenkbarkeit gekennzeichnet sind. Die Abgrenzung bei Kindern und Jugendlichen ist daher besonders schwierig, obwohl die ADHS-Symptomatik in der Regel vor dem 12. Lebensjahr auftritt und über längere Zeit bestehen bleibt. Mit anderen Worten: Sie stehen nicht im Zusammenhang mit Stimmungs- oder Energieveränderungen, und tatsächlich ist der Stimmungszustand kein hervorstechendes Merkmal, und die Symptome treten im Allgemeinen nicht episodisch auf. Auch dies hat sich als schwierige diagnostische Unterscheidung erwiesen, und infolgedessen wird die tatsächliche Prävalenz von ADHS und bipolaren Störung sowie deren Überschneidungen – insbesondere bei jungen Menschen – intensiv diskutiert (Duffy et al., 2020).

4.5 Hypomanische Episode

Die klinischen Merkmale einer hypomanischen Episode entsprechen im Wesentlichen jenen einer manischen Episode; die Beschreibung der Hypomanie in der ICD-11 weicht allerdings ein wenig ab, und von einigen zusätzlichen Aspekten wird angenommen, dass sie die beiden Krankheitsbilder voneinander unterscheiden. Wie bei der Manie müssen die klinischen Merkmale bei der Hypomanie die meiste Zeit des Tages an beinahe jedem Tag vorliegen, wobei die **Gesamtdauer** der Episode allerdings **nur einige Tage** beträgt und nicht mindestens eine Woche. Während der **Stimmungszustand** bei der Manie als „extrem“ beschrieben wird, liegt der Schwerpunkt bei der Hypomanie eher auf ihrem Andauern. Für eine manische Episode muss die signifikante Veränderung von der „typischen Stimmung“ der Person unterscheidbar sein; bei einer Hypomanie wird der Vergleich hingegen zu der „üblichen Bandbreite von Stimmungen“ gezogen, wobei der Situation angemessene Stimmungen unberücksichtigt bleiben. Neben diesen Schlüsselsymptomen existieren auch hier einige weitere wesentliche Merkmale, und diese stimmen mit denen der Manie überein. Logischerweise sollte die Episode nicht den Voraussetzungen für eine Manie und auch nicht denjenigen für eine gemischte Episode erfüllen. Wichtig ist, dass die der **Schweregrad** der affektiven Störung nicht so schwer sein darf, dass sie zu einer deutlichen Beeinträchtigung der beruflichen Tätigkeit, der üblichen sozialen Aktivitäten oder der Beziehungen zu anderen Menschen führt, und dass sie nicht von Wahnvorstellungen oder Halluzinationen begleitet wird. Dies stellt somit einen zentralen Unterschied zwischen Manie und Hypomanie dar, wobei erstere zu erheblichen Beeinträchtigungen führt, möglicherweise eine intensive Behandlung erfordert und von Wahnvorstellungen oder Halluzinationen begleitet sein kann. Wie eine Manie kann jedoch auch ein hypomanisches Syndrom während einer Therapie mit Antidepressiva auftreten und wird nach ICD-11 als hypomanische Episode eingestuft, wenn es nach Absetzen der Behandlung anhält, und die diagnostischen Anforderungen zur Gänze erfüllt sind.

Auffälligerweise ist die **Abgrenzung zur Normalität** schwieriger, da bei einer Hypomanie keine signifikanten funktionellen Beeinträchtigungen auftreten. Dass kurzzeitige Veränderungen aller typischen Maniesymptome als Teil der normalen Wechselfälle des Lebens auftreten können, ist anerkannt, und im Kontext positiver Lebensereignisse ist insbesondere eine gehobene Stimmung verständlich. Interessanterweise ist das Auftreten hypomanischer Episoden bei Fehlen einer **Vorgeschichte** anderer Arten affektiver Episoden, nämlich Manie, Depression oder gemischten Episoden, für die Diagnose einer affektiven Störung unzureichend. Dies ist daher ein Unterscheidungsmerkmal für die Hypomanie, mindert zugleich aber ihre Bedeutung.

Entwicklungsbezogene Erwägungen
Die entwicklungsbezogenen Überlegungen zur Hypomanie ähneln denen bezüglich der Manie, ebenso wie die Erwägungen zur Abgrenzung. Die Unterscheidung von einer manischen Episode beruht jedoch weitgehend auf dem Schweregrad und der Beeinträchtigung, da die Symptome selbst qualitativ ähnlich sind (siehe oben).

4.6 Gemischte Episode

Die Definition einer gemischten Episode in der ICD-11 ist besonders interessant und verdient daher eine eingehende Betrachtung. An wesentlichen Merkmalen wird verlangt, dass mehrere ausgeprägte **manische und depressive Symptome** vorliegen, die mit denen einer manischen oder depressiven Episode übereinstimmen müssen (siehe oben). Interessanterweise können sie **gleichzeitig** auftreten **oder** sich von Tag zu Tag oder sogar innerhalb desselben Tages **rasch abwechseln**. Entscheidend ist dabei ein veränderter affektiver Zustand, der mit einer manischen und/oder depressiven Episode übereinstimmt, also einer depressiven, dysphorischen, euphorischen oder expansiven Stimmung. Dieser affektive Zustand muss die meiste Zeit des Tages und für einen Zeitraum von **mindestens zwei Wochen**[2] beinahe jeden Tag vorliegen (WHO, 2018). In der ICD-11 werden diese weiter wie folgt beschrieben: Bei Vorherrschen manischer Symptome in einer gemischten Episode umfassen die depressiven (als kontrapolar beschriebenen) Symptome in der Regel dysphorische Stimmung, ausgedrückte Überzeugungen von Wertlosigkeit, Hoffnungslosigkeit und Selbstmordgedanken (siehe **Abbildung 4-3**). Überwiegen hingegen in einer gemischten Episode depressive Symptome, so gehören zu den häufigen, kontrapolaren manischen Symptomen Reizbarkeit, Gedankenrasen oder Ideenflucht, erhöhte Gesprächigkeit sowie

2 sofern nicht durch eine Behandlungsmaßnahme verkürzt

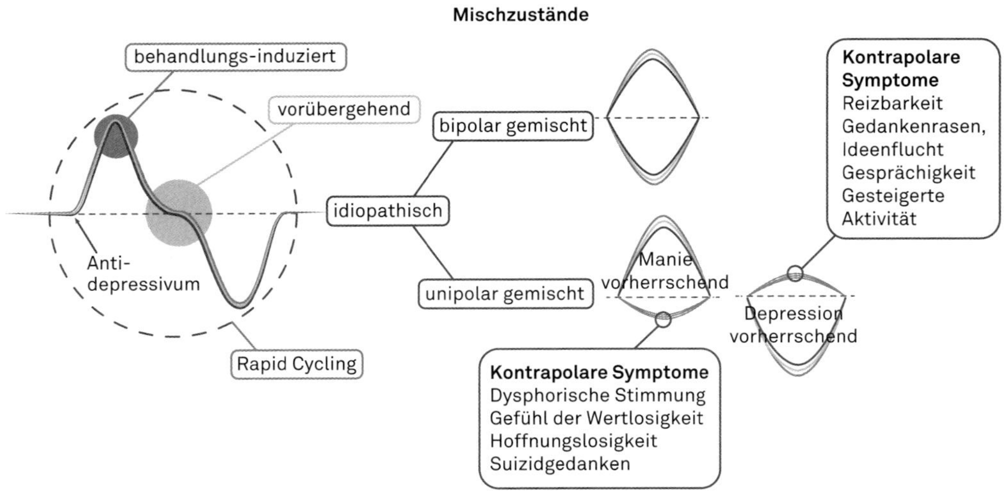

Abbildung 4-3: Überblick über Mischzustände nach ICD-11. Zu den wesentlichen Merkmalen eines Mischzustands gehören gemäß der ICD-11 mehrere ausgeprägte manische und depressive Symptome. Diese können behandlungs-induziert sein (z. B. durch ein Antidepressivum), beim *Übergang* von einer manischen zu einer depressiven Episode auftreten (oder umgekehrt) oder scheinbar infolge von *Rapid Cycling* zwischen beiden Stimmungszuständen auftreten. Die Verteilung der manischen und depressiven Symptome kann gleichmäßig sein (bipolare Mischform), oder es kann entweder die Manie oder die Depression überwiegen (unipolare Mischform), wobei kontrapolare Symptome eine Vermischung bewirken.

gesteigerte Aktivität. Bemerkenswert ist, dass keine bestimmte Anzahl von Symptomen angegeben wird. Des Weiteren lässt die ICD-11 während einer gemischten Episode das alternierende Rapid Cycling depressiver und manischer Symptome zu und beschreibt diese als Schwankungen, die möglicherweise bei der Stimmung, der emotionalen Reaktionsfähigkeit, dem Antrieb sowie der kognitiven Funktion beobachtet werden können.

Wie bei anderen Episoden dürfen die Symptome nicht Ausdruck einer anderen Erkrankung sein oder auf der Wirkung einer Substanz oder eines Medikaments beruhen. Die affektive Störung muss insgesamt zu einer erheblichen Beeinträchtigung führen und sich auf eine Reihe von Funktionsbereichen auswirken oder von Wahnvorstellungen oder Halluzinationen begleitet sein. Da bei gemischten Episoden sowohl depressive als auch manische Symptome auftreten, spiegeln die Wahnvorstellungen und Halluzinationen auch den Inhalt der Depression sowie der Manie wider. Wie bei der Manie ist auch ein gemischtes Syndrom, das während einer antidepressiven Behandlung auftritt, als gemischte Episode zu betrachten, wenn es nach Absetzen der Behandlung fortbesteht und die diagnostischen Voraussetzungen für eine gemischte Episode erfüllt sind. Somit unterscheidet sich die Beschreibung einer gemischten Episode in der ICD-11 deutlich von jener im DSM-5.

4.7 Dysthyme Störung

Die dysthyme Störung nach ICD-11 bezieht sich auf das, was gemeinhin als sogenannte Dysthymie bezeichnet wird. Diese wird von den Patienten als überwiegend **gedrückte Stimmung** erlebt, welche über einen Zeitraum von **mindestens 2 Jahren** die meiste Zeit über besteht (siehe **Abbildung 4-4**). Entscheidend ist, dass die Symptomschwere während dieses Zeitraums zu keinem Zeitpunkt den Kriterien für eine depressive Episode entspricht. Zu den typischen Symptomen der Dysthymie, bei der es sich im Wesentlichen um eine **subsyndromale Form der Depression** handelt, gehören Anhedonie, geringes Selbstwertgefühl, Schuldgefühle, Konzentrationsstörungen, Pessimismus sowie Schlaf- und Appetitstörungen mit längeren Erschöpfungsphasen. Die Dysthymie zeigt insbesondere nicht jene erhebliche Beeinträchtigung, wie sie für depressive Episoden und die Major Depression charakteristisch ist. Die Dysthymie ist zudem frei von Suizidalität und Symptomen wie psychomotorischer Verlangsamung oder Unruhe. Natürlich dürfen zu keinem Zeitpunkt Symptome einer Manie auftreten. Die Schlüsselfaktoren, welche eine Dysthymie von einer Depression unterscheiden, sind somit das Ausmaß der Funktionsbeeinträchtigung sowie die über einen längeren Zeitraum anhaltende Schwere der Symptome.

4.8 Persistierende Depressive Störung

Im DSM-5 (nicht mehr hingegen in der ICD-11) wird die dysthyme Störung als persistierende depressive Störung (PDS), engl. *persistent depressive disorder* (PDD), beschrieben.

Wie bereits dargelegt, stimmen viele ihrer Merkmale mit denen einer Episode der chronischen Depression überein, welche gelegentlich verwirrenderweise als „depressive Persönlichkeit“ bezeichnet wird. Wie die Dysthymie dauert auch die PDS länger als zwei Jahre und umfasst eine gedrückte Stimmung mit Merkmalen wie geringer Energie, Erschöpfung, Veränderungen bei Schlaf und Appetit, geringem Selbstwertgefühl, Konzentrationsschwäche, Unentschlossenheit und Hoffnungslosigkeit. Eine PDS-Diagnose ist insbesondere dann ausgeschlossen, wenn für einen Zeitraum von 2 Monaten (ohne Unterbrechung) keine Symptome auftreten. Anders formuliert: Es muss eine Kontinuität gegeben sein. Ein weiterer Unterschied zur dysthymen Störung nach ICD-11 besteht darin, dass eine PDS-Diagnose auch dann gestellt werden kann, wenn alle Kriterien für eine schwergradige depressive Störung erfüllt sind, und diese für mehr als zwei Jahre ununterbrochen bestanden hat (siehe Abbildung 4-4). Aus diesem Grund werden im DSM-5 auch Patienten mit schweren funktionellen Beeinträchtigungen der PDS zugerechnet. Mit anderen Worten: Die PDS unterscheidet sich stark von der dysthymen Störung und kann bereits in der Adoleszenz beginnen.

4.9 Zyklothyme Störung

Wie die Dysthymie weist auch die zyklothyme Störung nach ICD-11 eine Dauer von **2 Jahren oder länger** auf. Während dieser Zeit kann eine Person mehrfach **Symptome der Hypomanie oder Dysthymie** erleben, wobei keine dieser Perioden die Schwelle für eine formelle depressive Episode oder gar manische Episode erreichen darf. Als Zyklothymie werden somit hypomanische Perioden zusammengefasst, die nicht mit depressiven Episoden einhergehen. Zudem können die Symptome der zyklothymen Störung nach ICD-11 – im Gegensatz zur Dysthymie – zu einer erheblichen Funktionsbeeinträchtigung führen. Während eine manische Episode die Diagnose in eine Bipolar-I-Störung umwandeln würde, führt das Vorhandensein hypomanischer Episoden zusammen mit einer längeren Phase der Stimmungsinstabilität nicht zur Diagnose einer Bipolar-II-Störung. Um den Schwellenwert für eine Bipolar-II-Störung gemäß der ICD-11-Definition zu erreichen, wäre hingegen eine zusätzliche depressive Episode erforderlich. Interessanterweise ist die zyklothyme Störung im DSM-5 und in der ICD-11 ähnlich definiert; sie setzt jedoch keine ausgeprägte oder signifikante Beeinträchtigung der Funktionsfähigkeit voraus, sodass auch mildere Erscheinungsformen einbezogen werden können.

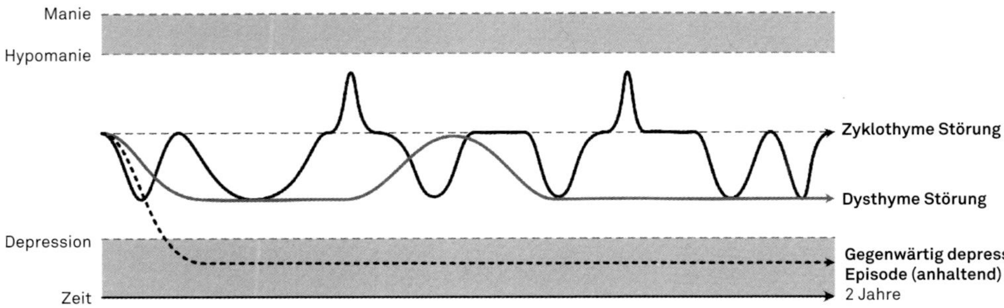

Abbildung 4-4: Vergleich der diagnostischen Kriterien für eine zyklothyme Störung, eine dysthyme Störung sowie eine aktuelle depressive Episode (anhaltend) nach ICD-11. Dieses Schema zeigt, dass sowohl die dysthyme Störung (graue Linie) als auch die zyklothyme Störung (schwarze Linie) weniger schwere/subsyndromale affektive Symptome mit sich bringen, die zwar nicht den Schwellenwert für eine hypomanische/manische oder depressive Episode erreichen, aber für mindestens zwei Jahre anhalten. Im Unterschied dazu wird bei einer anhaltenden depressiven Episode (gepunktete Linie) der Schwellenwert für eine depressive Episode erreicht, die dann über einen Zeitraum von 2 Jahren anhält und währenddessen zu erheblichen funktionellen Beeinträchtigungen führen kann.

4.10 Fazit und Ausblick

Zunächst haben wir die Struktur des ICD-11-Abschnitts zu affektiven Störungen sowie einige der wichtigsten Störungen skizziert, welche anhand von Kombinationen der verschiedenen Typen affektiver Episoden in Verbindung mit Spezifizierungen wie Krankheitsdauer und Grad der Beeinträchtigung definiert werden. Im Folgenden vergleichen wir einige Abschnitte mit der ICD-10 und dem DSM-5 und erörtern die klinischen Implikationen der Unterschiede.

Einer der Konflikte, der bei jedem Klassifizierungssystem für Krankheiten auftritt und vielleicht bei psychischen Störungen noch deutlicher zutage tritt, ist die Erkenntnis, dass sich einzelne Symptome und Syndrome auf einem **Kontinuum zwischen Krankheit und Normalität** befinden und dass sie der menschlichen Erfahrung nach ein Spektrum bilden, das nicht notwendigerweise eindeutige Anhaltspunkte dafür liefert, wo eine Krankheit beginnt, wenn sie von der Normalität abweicht. Das Problem, dass zur Benennung, Behandlung und Datenerhebung für epidemiologische Zwecke und andere Forschungsarten Kategorien festgelegt werden müssen, bedeutet, dass die diagnostischen Kategorien oft nur eine Annäherung an die klinische Realität darstellen. Anders formuliert: Die Grenzen von Störungen und Diagnosen sind häufig unscharf. Besonders deutlich wird diese Schwierigkeit bei affektiven Störungen, bei denen sich Angst, ein normales Phänomen, oft mit depressiven Symptomen vermischt, die im Großen und Ganzen Abweichungen von normalen Erlebnissen darstellen (z. B. verminderter Schlaf). Ein weiteres Problem besteht darin, dass die Phänomenologie der affektiven Störungen **sowohl objektive als auch subjektive Symptome** umfasst, und dass ironischerweise der Begriff „Stimmung" *(mood)* ausgesprochen sensibel und dehnbar ist und als solcher auf die ganze Gruppe der Störungen angewendet wird. Folglich hat er eine recht schillernde Validität und wenig Diskriminanzwert, zumindest im Verhältnis zu anderen Symptomen, die zur differenzialdiagnostischen Abgrenzung dienen.

4.10.1 Kommentar und Kritik

Nachdem wir die wichtigsten Änderungen in der ICD-11 aufgezeigt haben, ist es wichtig, genauer darauf einzugehen, wo Änderungen gegenüber der ICD-10 erfolgt sind, und diese Änderungen mit dem Gegenstück zur ICD-11, nämlich dem DSM-5, zu vergleichen. Im vorangegangenen Text wurde – soweit möglich – bei der Beschreibung der Kriterien für verschiedene Episoden auf einige dieser Gemeinsamkeiten und Unterschiede hingewiesen. In diesem Abschnitt wird jedoch eine Reihe umstrittener Diagnosen untersucht, die ausführlich diskutiert wurden und daher eine genauere Betrachtung verdienen. Hinweis: Für diejenigen, die sich eingehender mit den verschiedenen Kontroversen befassen möchten, wurden zu jeder dieser Diagnosen Verweise auf weiterführende Literatur angegeben. In diesem Kapitel werden daher nur die wichtigsten Punkte behandelt, und da wir selbst aktiv zu einigen dieser Diskussionen beigetragen haben, erklären wir von vornherein unsere persönliche Voreingenommenheit bei der Präsentation dieses Materials.

4.10.1.1 Die Symptomatik affektiver Störungen

In der ICD-11 werden sowohl depressive als auch bipolare Störungen unter dem Oberbegriff der affektiven Störungen zusammengefasst, womit ihre **Gemeinsamkeiten zwischen depressiven und bipolaren Störungen** und insbesondere die Tatsache anerkannt werden, dass die Depression beide Gruppen von Störungen umspannt. Auch bei den ätiologischen Faktoren gibt es womöglich zahlreiche Gemeinsamkeiten, und eine beträchtliche Anzahl der Therapien sind identisch. Dies ist der Hauptgrund, warum die Leitlinien des Royal Australian and New Zealand College of Psychiatrists (RANZCP) die Behandlung affektiver Störungen gemeinsam abhandeln und keine Aufteilung in einzelne Leitlinien für depressive und bipolare Störungen vornehmen (Malhi, Bell, Bassett et al., 2020). Eine weitere, von uns unterstützte Entwicklung in der ICD-11 besteht darin, dass zur Gruppierung der verschiedenen Symptome **Depression-Cluster** verwendet werden. Die affektiven, kognitiv-verhaltensbezogenen und neurovegetativen Cluster bieten eine nützliche Untergliederung der Symptome und verlagern den Schwerpunkt von affektiven Symptomen auf andere Domänen. Von besonderer Wichtigkeit ist dies für die Manie, bei der z. B. Energie (ein Aktivitätssymptom) wohl charakteristischer für das Syndrom ist und möglicherweise sogar den Vorrang verdient. Diese Cluster entsprechen weitgehend unserem Vorschlag für das ACE-Modell (vgl. Abbildung 4-1), das Aktivität, Kognition und Emotion umfasst (was im Großen und Ganzen mit neurovegetativ, kognitiv-verhaltensbezogen und affektiv übereinstimmt). Das ACE-Modell, das wir an anderer Stelle ausführlich beschrieben haben (Malhi et al., 2018), bietet über die verschiedenen affektiven Störungen hinweg Kontinuität und lässt auch Mischzustände problemlos zu. Zudem erklärt es auch therapie-induzierte Änderungen der Stimmung (wie die therapieinduzierte Manie) und ermöglicht ein differenzierteres Verständnis der Struktur affektiver Störungen.

In der ICD-11 wurden die Cluster leider nur auf depressive Episoden angewandt, obwohl es sich bei den affektiven Störungen, die womöglich am meisten von einem solchen Rahmen profitieren würden, um Mischzustände und bipolare Störungen handelt. Dennoch gibt es Hinweise darauf, dass die ICD-11 allgemein einen eher dimensionalen Ansatz verfolgt, indem sie beispielsweise Vorschläge macht, nach welchen Symptomen zu suchen ist, und diese als „mehrere“ bezeichnet, statt Zahlen zu nennen und Schwellenwerte festzulegen. Damit wird den klinisch Tätigen eine größere Verantwortung zugewiesen, zugleich aber auch ein größerer Spielraum für klinische Beurteilungen gewährt. Auch wenn dies für die klinische Praxis von Vorteil ist, lässt sich dieser Ansatz nicht ohne Weiteres auf Forschungsfragen anwenden, weshalb das DSM-5 in dieser Hinsicht wohl seine Vorrangstellung behalten wird.

Die **Einbeziehung der gemischten Episoden** ist ein klares Signal, dass die ICD-11 affektive Störungen eher als Spektrum ansieht als das DSM-5. Die Streichung der gemischten Episoden aus dem DSM-5 erfolgte teilweise, weil sie im DSM-IV unzureichend genutzt wurden. Ein Hauptgrund für ihre Nichtbeachtung war die schlechte Definition, die das vollständige und gleichzeitige Vorliegen beider Symptomkomplexe von Depression und Manie voraussetzte. Das war sehr einschränkend und entsprach nicht der klinischen Realität. Leider hat das DSM-5 jedoch überkompensiert und gemischte Episoden zu „Merkmalen" zurückgestuft, die jetzt nur noch Anerkennung als Spezifikationsmerkmale finden. Damit können gemischte Symptome nur noch im Kontext einer depressiven oder manischen Episode erfasst werden, und die Fülle an gemischten Krankheitsbildern ging verloren. Dies ist glücklicherweise in der ICD-11 nicht der Fall, die immer noch (völlig zu Recht) die Kodierung gemischter Episoden zulässt. Aufgrund der unterschiedlichen Dauer einer depressiven Episode und einer manischen Episode (mindestens 2 Wochen bzw. 1 Woche) ist jedoch unklar, wie sich die verschiedenen Arten der gemischten Krankheitsbilder weiter entwirren lassen, um das Wesen der Mischzustände zu untersuchen.

4.10.1.2 Die Bipolar-II-Störung

Die obigen Ausführungen zur Erfassung dimensionaler Konstrukte, deren versuchter Aufteilung sowie den damit verbundenen Schwierigkeiten werden durch die Diagnose der Bipolar-II-Störung veranschaulicht. Diese Diagnose wurde nach den Beobachtungen von Dunner und Kollegen geschaffen (Dunner, 2017). Sie hatten festgestellt, dass die Patienten unterschiedliche Outcomes erreichten, je nachdem in welchem affektiven Zustand sie eingeliefert wurden. Patienten, die in depressivem Zustand eingeliefert wurden, erging es anders als jenen, die mit Manie eingeliefert wurden. Um beide voneinander zu unterscheiden, wurden sie als Typ I und Typ II bezeichnet. Als manisch-depressive Krankheitsbilder in verschiedenen Kontexten untersucht wurden, kam ein etwas abgewandelter Vorschlag auf, bipolare Subtypen in das DSM aufzunehmen.

Das **Konzept der Subtypisierung** ist völlig **logisch**, und die ursprünglichen Ziele entsprachen dem von Robins und Guze (1970) vorgeschlagenen Rahmen, d.h. die Untersuchung und Erforschung der verschiedenen Störungen fortzuführen, um Erklärungsmodelle und Grundlagen für ihre Therapie und ihr Management zu finden. Die Bipolar-II-Störung **ist jedoch weitgehend im Bereich der Phänomenologie verblieben** (Parker, 2021). Wie bereits oben bei der Erörterung der ICD-11-Änderungen dargelegt, ist die Unterscheidung zwischen einer hypomanischen und einer manischen Episode im Hinblick auf die Symptomdauer willkürlich. Die Notwendigkeit eines Krankenhausaufenthalts ist eine eindeutige Spezifizierung, die in der heutigen Praxis weitgehend bedeutungslos ist. Die Psychose ist einigermaßen hilfreich, aber nur, wenn sie dimensionsbezogen modelliert wird. Ebenso ist auch die Beeinträchtigung aussagekräftig, zugleich aber schwer zu ermitteln, in gewisser Weise subjektiv und schwer zu standardisieren. Nach 40 Jahren gab es somit gewiss reichlich Gelegenheit, die Grundlagen der Bipolar-II-Störung zu identifizieren. Neue Erkenntnisse wurden leider nicht gewonnen, weshalb das Modell ad acta gelegt werden sollte (Malhi, 2021) – insbesondere, da zunehmend deutlicher wird, dass manische Symptome kürzer als vier Tage andauern können und dies auch tun, und dass es in Bezug auf die Behandlung oder andere Phänomene keinen Trendbruch zwischen einer manischen Episode von zwei Tagen und einer länger andauernden gibt. Für eine vertiefte Erörterung dieses Themas sei auf jüngste Stellungnahmen verwiesen (Parker, 2021; Malhi, 2021).

Es ist in gewisser Weise enttäuschend, dass die ICD-11 die Bipolar-II-Störung in ihre Klassifikation aufgenommen hat. Dies geschah, obwohl sich in der Praxis gezeigt hat, dass sich diese Störung in erheblichem Maße und durchgängig mit Persönlichkeitsstörungen überschneidet (Luty, 2019). Darüber hinaus kommt es bei der Diagnose von bipolaren Störungen und ADHS bei Jugendlichen häufig zu Verwechslungen (Duffy et al., 2020). Ganz allgemein hat die Einführung der Bipolar-II-Störung die Diagnosehäufigkeit der bipolaren Störung erhöht und die Wahrscheinlichkeit einer Maskierung von Personen mit anderen Problemstellungen vergrößert. Gleichzeitig werden jedoch die Änderungen an den Kernkriterien der Manie (d.h. die Einbeziehung von erhöhter Energie und Aktivität neben Stimmungsschwankungen und/oder Reizbarkeit) wahrscheinlich die Schwelle für eine bipolare Störung anheben und dadurch einige Patienten in Richtung Depression drängen. In dieser Hinsicht hat der ICD-11-Deskriptor für Manie und Bipolar-II-Störung den Vorteil, dass es keine untere Schwelle gibt und sich „mehrere Tage" als drei Tage oder mehr interpretieren lässt, im Unterschied zu den im DSM-5 spezifizierten vier Tagen. Darüber hinaus ist die Anzahl der aufgelisteten Merkmale nicht festgelegt, und es heißt lediglich, dass „mehrere der folgenden" Merkmale vorhanden sein müssen. Im Gegensatz dazu verlangt das DSM-5 mindestens drei Symptome und spezifiziert diese, so dass auch hier wiederum die ICD-11 eine größere Flexibilität ermöglichen könnte.

Die vielleicht wichtigste Überlegung ist, was dies für die Behandlung bedeutet, und hierbei ist klar, dass es keine spezifischen Therapien für die sogenannte Bipolar-II-Störung gibt, ebenso wenig wie klare Unterscheidungsmerkmale in Bezug auf den klinischen Verlauf und die Outcomes vorhanden sind. Dies ist der Hauptgrund dafür, warum die RANZCP-Leitlinien für affektive Störungen Empfehlungen zu bipolaren Störungen in ihrer Gesamtheit und für alle Bereiche aussprechen (Malhi, Bell, Bassett et al., 2020), und auf Anfrage fühlen sich die meisten klinisch Tätigen wohl dabei, Behandlungen von Bipolar-I-Störungen einfach auf Fälle vermeintlicher Bipolar-II-Störungen zu übertragen. Schließlich ist es wichtig, darauf hinzuweisen, dass sich die wenigen subtilen Unterschiede, die vorhanden sind (wie etwa das Überwiegen von Depressionen bei bipolaren Störungen vom Typ II im Vergleich zu Typ I), leicht erklären lassen, wenn die Subtypen dimensional auf demselben Spektrum angeordnet werden.

4.10.1.3 Mischzustände

Tief in den Grundfesten unserer derzeitigen Systematik der affektiven Störungen steckt ein Problem, das sich tagtäglich zeigt, von uns aber willentlich ignoriert wird. **Weygandt** definierte 1899 Mischzustände, die Kraepelin in sein Klassifikationsschema aufnahm (Kraepelin, 1899; Salvatore et al., 2002). Die Mischzustände basierten auf den Domänen Aktivität, Kognition und Emotion (auch wenn andere Begriffe verwendet wurden), und ihre Kombinationen führten zu zwei reinen Zuständen von Depression und Manie sowie zu sechs Zuständen, bei denen es sich im Wesentlichen um „Gemenge" handelte. Dieses Bild wurde mit gewissen Patienten im Sinn gezeichnet, weil es die von Weygandt, Kraepelin und ihren Zeitgenossen beobachtete klinische Realität am besten wiedergab. Neben der Untersuchung einer breiten Palette von Symptomen in verschiedenen Domänen erforderte der Ansatz auch die Einnahme einer Langzeitperspektive. Dies war jedoch umständlich und zeitaufwändig und entsprach nicht dem DSM-Ansatz. Infolgedessen wurden die Mischzustände eingegrenzt und gingen schließlich ganz verloren.

In den nachfolgenden **Versionen des DSM** wurde mehr Wert auf Querschnittsdiagnosen gelegt sowie auf die Unterscheidung zwischen Depression und Manie, statt die Komplexität ihrer Vermischung zu untersuchen. Die klinische Realität von Patienten mit schweren affektiven

Störungen hat sich jedoch nicht geändert, und bei mindestens einem Drittel der Patienten treten Mischzustände auf. Diese Erscheinungsbilder von Mischzuständen sind wichtig, weil sie eine erhebliche Belastung darstellen und schwer zu behandeln sind. Sie sind mit einer hohen Suizidrate verbunden und werden häufig falsch diagnostiziert. Glücklicherweise wurden die *gemischten Episoden* in der ICD-11 beibehalten, wenn auch nicht sehr präzise definiert. Dies ist trotzdem immer noch deutlich besser als das DSM-5-System, dem es an Logik fehlt und das wahrscheinlich noch mehr Verwirrung stiften wird.

Im **DSM-5** werden gemischte affektive Symptome durch eine Spezifizierung gekennzeichnet, die mit einer affektiven Episode verbunden ist. Für die Eignung als Spezifizierung sind drei oder mehr Symptome des Gegenpols erforderlich. Diese werden nicht benannt, und Schlüsselsymptome wie Reizbarkeit (Bell, Boyce et al., 2021; Bell, Malhi et al., 2021), Ablenkbarkeit und psychomotorische Veränderungen erhalten kein zusätzliches Gewicht. Außerdem wird kein Längsschnittmuster berücksichtigt, und die Symptome werden nicht nach Aktivitäts-, Kognitions- oder Emotionsdomänen gruppiert. In dieser Hinsicht ist **die ICD-11** wesentlich besser, aber rätselhafterweise werden die zur Gruppierung der depressiven Symptome genutzten Symptomcluster nicht auf die manischen Symptome angewandt, die im Wesentlichen eine reziproke Gruppe darstellen (siehe Abbildung 4-2). Einer der Gründe, warum das DSM-5 Schwierigkeiten hat, Mischzustände zu erfassen (ein Problem, das in gewissem Maße auch die ICD-11 betrifft), liegt darin, dass depressive und manische Episoden grundsätzlich als sich gegenseitig ausschließende, voneinander verschiedene und getrennte Entitäten betrachtet werden und deshalb als „bipolar“. In Wirklichkeit liegen die Symptome, Syndrome und auch die Störungen jedoch auf einem Spektrum und bestehen aus dimensionalen Konstrukten. Das bereits erwähnte ACE-Modell erfasst diese Dimensionalität, erklärt Mischzustände und erklärt auch, wie die Behandlung mit einem Antidepressivum manische Symptome auslösen kann (siehe **Abbildung 4-5**). Es ist ermutigend zu sehen, dass die ICD-11 zumindest gemischte Episoden kodieren kann; aus der Tatsache, dass diese schlecht spezifiziert sind und keine Kontinuität zwischen den Clustern in der Depression bis hin zur Manie besteht, folgt jedoch, dass Mischzustände auch künftig schwer zu erfassen sind und sich weitere Fortschritte bei unserem Verständnis von Mischzuständen eine Herausforderung darstellen werden.

4.10.1.4 Persönlichkeitsstörungen

Ein Abschnitt, in dem die ICD-11 einen **dimensionalen Ansatz** verfolgt und auf kategoriale Klassifizierungen verzichtet, ist jener der Persönlichkeitsstörungen (Mulder & Tyrer, 2019). Das Hauptkriterium ist die Dauer, und die Symptome müssen seit zwei Jahren bestehen. Während dieser Zeit hat die Person eine negative Sicht auf sich (ihr Selbst) oder erlebt eine Beeinträchtigung der zwischenmenschlichen Funktionsfähigkeit, was im Wesentlichen Unzufriedenheit mit ihren Beziehungen oder aktuellen zwischenmenschlichen Konflikten bedeutet (Tyrer et al., 2019). Daraus resultiert dysfunktionales Verhalten, welches sich auf verschiedene Situationen auswirken kann (z. B. auf das Privatleben und Interaktionen am Arbeitsplatz). Ebenso kann es auch zu beunruhigenden und maladaptiven Denkweisen sowie zu gestörtem emotionalen Erleben mit Affektlabilität und Dysregulation führen. Damit die Diagnose einer Persönlichkeitsstörung gestellt werden kann, muss all dies den Schwellenwert von erheblichem Leidensdruck oder signifikanter Beeinträchtigung der Funktionsfähigkeit erreichen.

Es liegt auf der Hand, dass einige dieser Symptome, wie etwa die Dysregulation emotionalen Erlebens, erhebliche **Überschneidungen mit affektiven Störungen** aufweisen (Bassett, 2012). Das Erfordernis einer erheblichen Beeinträchtigung trennt die Persönlich-

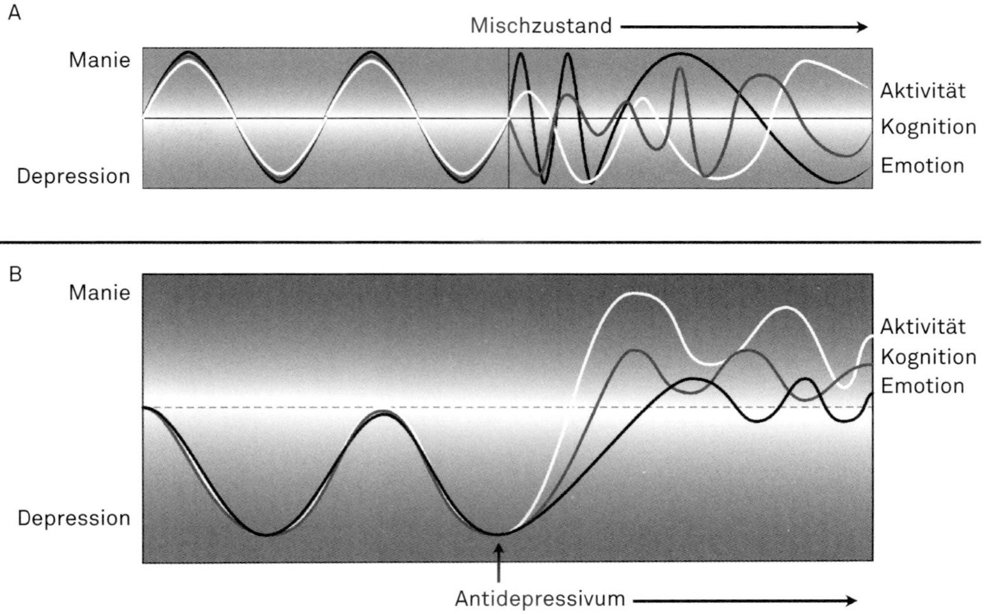

Abbildung 4-5: Mischzustände. A) Konzept des ACE-Modells von gemischten Stimmungszuständen als Entkopplung von Symptomen innerhalb der einzelnen Domänen Aktivität (weiß), Kognition (grau) und Emotion (schwarz). Sind diese Symptome synchronisiert, erscheinen sie als unipolare Depression oder Manie; eine Entkopplung der Symptome und Domänen führt hingegen zu einem Mischzustand. B) Wirkung eines Antidepressivums, die zu einer Entkopplung der Domänen und damit zu einem Mischzustand führen kann. Die unterschiedliche Wirkung eines Antidepressivums – das z. B. stärker auf die Aktivität als auf Emotionen und Kognition wirkt – kann dazu führen, dass sich die Geschwindigkeit der Symptomveränderung unterscheidet, sodass die verschiedenen Domänen für eine gewisse Zeit entkoppelt sind. Hierbei handelt es sich um einen behandlungsinduzierten Mischzustand, der sich von einem intrinsischen (idiopathischen) Mischzustand unterscheidet (siehe Abbildung 4-3).

keitsstörung jedoch bis zu einem gewissen Grad von der dysthymen Störung, was sich allerdings in der klinischen Praxis als schwer feststellbar erweisen kann. Ebenso bestehen erhebliche Überschneidungen mit der Bipolar-II-Störung (siehe oben). Insbesondere bei hypomanischen Episoden sind gemäß deren Definition in der ICD-11 häufig Symptome wie Impulsivität, rücksichtsloses Verhalten und Reizbarkeit zu beobachten. Diese Symptome würden auch gut zu der Beschreibung der Persönlichkeitsstörung als „schlechte Regulation von emotionalem Ausdruck und Verhalten" passen. Damit obliegt die Unterscheidung zwischen einer Persönlichkeitsstörung und einer affektiven Störung also letztlich den klinisch Tätigen, was angesichts der Fragezeichen, welche die Diagnose einer Bipolar-II-Störung umgeben (siehe oben), vielleicht gar nicht so schlecht ist. Die **Chronizität der Persönlichkeitsstörung** erfordert eine gründliche Befundung unter Einbeziehung des zeitlichen Verlaufs, da sich die Affektinstabilität ihrem Wesen nach von Stimmungsschwankungen unterscheidet. Letztere erstrecken sich typischerweise über einen Zeitraum von Stunden und Tagen, wohingegen Veränderungen des Affekts binnen Sekunden und Minuten variieren. Darüber hinaus sind bei Persönlichkeitsstörungen zahlreiche komplexere psychosoziale Probleme und Beziehungsfragen zu berücksichtigen, sodass es von unschätzbarem Wert ist, die Leitungsverantwortung bei einer klinisch tätigen Person zu wissen. Und obwohl viel Mühe darauf verwendet wurde, Persönlichkeitsstörungen von affektiven Störungen abzugrenzen, ist es wichtig zu beachten, dass sich die beiden nicht gegenseitig ausschließen und in vielen Fällen gemeinsam auftreten.

4.10.1.5 Affektive Störungen bei Jugendlichen

Verständlicherweise besteht seit langem der Wunsch, zu erfahren, woraus affektive Störungen entstehen. Biologische Determinanten scheinen ebenso wahrscheinlich wie psychosoziale Faktoren und die Umwelt in ihrer Gesamtheit, doch die vielen Elemente zusammenzufügen, erwies sich als schwierig. Möglicherweise spiegelt dies die Heterogenität der einzelnen Krankheiten und tatsächlich deren inhärente Komplexität wider. Mit zunehmendem Wissen wurde deutlicher, dass sich die meisten affektiven Störungen oft erstmals im Jugendalter manifestieren, und daher gibt es derzeit konzertierte Anstrengungen, um affektiven Störungen in der Adoleszenz zu erkennen und zu diagnostizieren. Die meisten klinisch Tätigen nehmen die Diagnosestellung bei jungen Menschen zwar weiterhin nur zurückhaltend vor, doch in den letzten beiden Jahrzehnten wuchs das Interesse daran, jungen Heranwachsenden und sogar präpubertären Kindern die Diagnose affektiver Störungen zuzuweisen. Wie absehbar war, führte dies zu heftigen Kontroversen und Debatten, und viele Streitfragen sind nach wie vor ungeklärt (Malhi, Bell, Hamilton et al., 2020; Singh et al., 2020; Malhi & Bell, 2021).

Möglicherweise als Reaktion auf die vielen Diskussionen und Debatten, die im ersten Jahrzehnt dieses Jahrhunderts bezüglich einer Überdiagnostizierung affektiver Störungen bei Jugendlichen geführt wurden, erfolgten Änderungen am DSM-5 und die Einführung einer völlig neuen Störung, nämlich der disruptiven Affektregulationsstörung, engl. *disruptive mood dysregulation disorder* (DMDD). Auch diese Diagnose erweist sich jedoch als schwierig und ist umstritten (Malhi & Bell, 2019), was nicht zuletzt die Tatsache unterstreicht, dass die **Diagnose affektiver Störungen bei Jugendlichen schwierig** ist. Am dringendsten benötigt werden daher Längsschnittstudien, die den Verlauf früher Verhaltensstörungen und Symptome von der Kindheit über Pubertät und Adoleszenz bis ins Erwachsenenalter aufzeigen. Dies ist derzeit umso wichtiger, da nur wenige speziell auf Kinder und Jugendliche mit affektiven Symptomen/Störungen ausgerichtete Therapien zur Verfügung stehen, und der langfristige Nutzen sowohl psychologischer als auch pharmakologischer Therapien unbekannt ist.

4.10.2 Schlussfolgerung

Die **Diagnose einer affektiven Störung** ist ein entscheidendes Geschehen, das in der Regel durch einen Psychiater oder einen in der Primärversorgung tätigen Arzt erfolgt. Die Diagnose ist ein wichtiger Schritt, denn sie markiert eine Abweichung von der Normalität und kann die Notwendigkeit einer Behandlung nahelegen. Mit der Diagnose wird für das Individuum ein bestimmter Weg eingeschlagen, und daher ist es entscheidend, dass die Diagnose mit fester Überzeugung gestellt wird, damit sich ein vernünftiger Ablauf aufzeigen lässt. Affektive Störungen sind wesensmäßig kompliziert, und die Unterscheidung von normalen Erfahrungen und Verhaltensweisen ist oft schwierig und wird durch die **Komplexität der Entwicklung**, den **psychosozialen Kontext** und **mögliche Komorbiditäten** weiter erschwert. Eine Diagnose ist dennoch unerlässlich, und die ICD-11 bietet den klinisch Tätigen einen nützlichen Rahmen. Trotzdem werden Forschende vermutlich eher auf das DSM-5 und möglicherweise auf die Research Domain Criteria (RDoC) zurückgreifen (obwohl dieses System rasch an Glaubwürdigkeit verliert), da diese Rahmenwerke besser strukturiert sind und einen standardisierten und detaillierteren Ansatz für die

Klärung und das Verständnis der Grundlagen von Störungen verfolgen. Eine bei allen Ansätzen nützliche Schlüsselperspektive besteht hingegen in der Durchführung von Längsschnittbewertungen, weil sich affektive Störungen nicht einfach so manifestieren, sondern allmählich entstehen und sich dabei oft weiterentwickeln und verändern (siehe **Abbildung 4-6**). Ein gutes Beispiel dafür – das in gewisser Weise die Unzulänglichkeiten von Querschnittsdiagnosen verdeutlicht – ist die Tatsache, dass die meisten Patienten mit bipolarer Störung zunächst eine depressive Episode entwickeln. Diese kann jedoch mit subsyndromalen Symptomen beginnen, die, wenn entdeckt, als Dysthymie diagnostiziert werden, sofern natürlich jene Symptome seit mehr als 2 Jahren vorliegen. Sobald eine depressive Episode auftritt, kann die Diagnose einer Major Depression gestellt werden, und wenn weitere Episoden auftreten, was häufig der Fall ist, wird die Diagnose einer rezidivierenden Major Depression gestellt. Eine entsprechende Behandlung wird verordnet. Liegt aber eine bipolare Grunderkrankung vor, werden sich irgendwann manische Symptome manifestieren. Diese können zunächst im Zusammenhang mit einer Depression auftreten und de facto durch eine fortlaufende Behandlung mit Antidepressiva gegen die depressiven Symptome sogar noch verschlimmert werden. Zwar kann eine scharfsinnige klinisch tätige Person eine gemischte Episode durchaus erkennen und diagnostizieren; mehr als wahrscheinlich ist es aber, dass diese Symptome und sogar die Symptome einer Manie bei leichter Ausprägung (Hypomanie nach ICD-11), völlig übersehen werden. Dies ist nicht ungewöhnlich und ganz und gar verständlich, denn leichte manische Symptome sind oft angenehm und können sogar scheinbar produktiv sein. Falls sie in der Jugend auftreten, werden sie eventuell dem normalen Überschwang der Jugend zugeschrieben oder durch den Missbrauch von Substanzen wie Alkohol maskiert. Sich aufgeregt zu fühlen, nicht schlafen zu wollen, viel Energie zu haben, gepaart

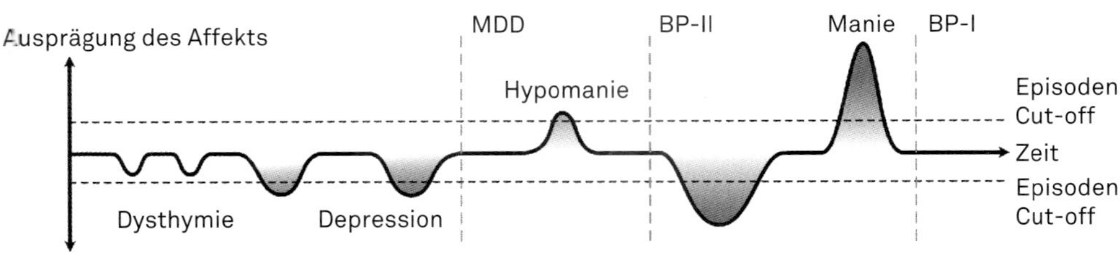

Abbildung 4-6: Diagnose affektiver Episoden und Störungen im Zeitverlauf. Dieses Schema zeigt die typische zeitliche Abfolge affektiver Episoden bei Personen mit affektiven Störungen. Zunächst treten subsyndromale depressive Symptome auf, die, wenn sie anhalten und richtig erkannt werden, zur Diagnose einer *Dysthymie* führen können. Danach verstärken sich die depressiven Symptome möglicherweise und bilden depressive Episoden, welche dann die Diagnose einer *schweren Depression*, engl. *major depressive disorder* (MDD) rechtfertigen. Falls die Person anschließend manische Symptome erlebt, welche die Kriterien für eine hypomanische Episode erfüllen, könnte nach ICD-11 eine *Bipolar-II-Störung* (BP-II) diagnostiziert werden. Falls diese manischen Symptome an Schwere zunehmen und länger andauern, kann die Diagnose einer *Bipolar-I-Störung* (BP-I) gestellt werden. Auf diese Art kann eine Person über einen längeren Zeitraum hinweg die diagnostischen Anforderungen für verschiedene affektive Störungen „genau“ erfüllen, da die Symptome entstehen, sich entwickeln, manifestieren und in ihrem Schweregrad schwanken – und somit das gesamte Spektrum des Affekts abdecken. Aufgrund dieses natürlichen Verlaufs unterliegt die Diagnose affektiver Störungen häufig Veränderungen, und zwar insbesondere zu Beginn des Krankheitsgeschehens.

mit einem starken Sexualtrieb, sind alles typische Merkmale, wie sie die meisten Jugendlichen regelmäßig von Zeit zu Zeit erleben. Die Diagnose einer Bipolar-II-Störung wird daher möglicherweise nicht gestellt, auch wenn bereits mehrere Episoden einer Hypomanie zu verzeichnen waren. Doch selbst falls – nachdem festgestellt wurde, dass hypomanische Episoden aufgetreten sind – die Diagnose einer Bipolar-II-Störung gestellt wird, ist diese nicht endgültig, da sie durch ein voll ausgeprägtes manisches Syndrom überlagert werden kann. Somit kann sich die Diagnose einer affektiven Störung schrittweise wandeln, was insgesamt zu erheblichen Veränderungen führen kann, welche bedeutende Auswirkungen auf Krankheitsverlauf, Behandlung und Prognose haben können.

Eine **Langzeitperspektive** ist daher von entscheidender Bedeutung, und entscheidend für eine sinnvolle Befundung ist die Beurteilung von Funktionsfähigkeit und wahrscheinlicher Beeinträchtigung, die unterschwellig in die Kriterien für jede Episode eingebettet ist. Auch hier bedeutet das Fehlen spezifischer Cut-off-Werte, dass diese Bewertungen vom klinischen Urteilsvermögen abhängen, und zumindest vorläufig ist dieser Spielraum vermutlich am dienlichsten.

4.11 Bipolar-„?"-Störung

Gin S. Malhi

4.11.1 Entgegnung auf Allen Frances

Mit Freude habe ich Allen Frances' ersten Satz zu diesem Thema gelesen: „Letztlich bedaure ich die Aufnahme der Bipolar-II-Störung in das DSM-IV", denn seine Besorgnis, „dass diese Diagnose bei der Verwendung der ICD-11 eine ähnliche Fehlnutzung erfährt" teile ich voll und ganz. Und just aus diesem Grund stelle ich die Validität der Diagnose seit mehr als zehn Jahren in Frage. Wenn es je einen Fall gab, in dem man *nichts* aus den eigenen Fehlern gelernt hat, ist die Geschichte der Bipolar-II-Störung ein Paradebeispiel dafür. Und wenn Allen, der Vorsitzende des DSM-IV, seine Entscheidung, die Bipolar-II-Störung aufzunehmen, im Nachhinein bereut, sollten wir vielleicht auch die Bewertungen von David Dunner betrachten, einem der Konstrukteure von Bipolar-II.

Dunner weist in seinem 2017 in *Bipolar Disorders* veröffentlichten Leitartikel (Dunner, 2017) darauf hin, dass die Dauer der Hypomanie ursprünglich mit 3 Tagen oder länger angegeben wurde, und dass dies auf seinen Beobachtungen „gesunder Medizinstudentinnen" während seiner Forschungstätigkeit als Assistenzarzt beruhte. Weiter erläutert er, dass 3 Tage als Grenzwert gewählt wurden, weil „viele von ihnen prämenstruelle Episoden gehobener Stimmung beschrieben, die aber nie länger als 2 Tage andauerten". Dies ist eine außergewöhnliche Enthüllung. Doch gleichermaßen bemerkenswert ist womöglich seine Aussage zu den Kriterien, die bei der Definition von Bipolar-II als separate diagnostische Gruppe im DSM-IV zur Anwendung kamen. Diesbezüglich räumt er ein, dass viele der angeblichen „Unterschiede, die für die Abgrenzung von Bipolar-II als eigenständige Gruppe sprechen, nicht reproduziert wurden". Allerdings begründet er dieses Scheitern mit dem Argument, dass es „größtenteils darauf beruht, dass es keine Versuche gab". Dem widerspreche ich. In den letzten 40 Jahren wurden zahlreiche Versuche unternommen, unter Einsatz aller möglichen Technologien, und es wurden viele klinische Indikatoren und sogenannte Biomarker vorgeschlagen. Keiner von ihnen hat sich jedoch bestätigt, und insgesamt wurden keine stichhaltigen Beweise gefunden, die eine zuverlässige Unterscheidung zwischen der Bipolar-II-Störung und ihrem besser definierten Genossen ermöglichen.

In demselben Artikel stellt Dunner auch fest, dass „entschieden wurde, die Mindestdauer der Hypomanie auf vier Tage oder länger festzulegen, und dass diese Entscheidung nicht auf

Daten beruhte, sondern auf dem Bestreben der DSM-IV-Leitung, die Diagnose von Bipolar-II einzuschränken". Mit anderen Worten: Die Risiken, auf die Allen anspielt, waren eindeutig absehbar. Dunner ergänzt, dass die späteren DSM-5-Übernahmen von „hypomanen Episoden von kurzer Dauer (2 bis 3 Tage) und Episoden einer Major Depression und hypomane Episoden mit unzureichenden Symptomen und Episoden einer Major Depression" ebenfalls „nicht datenbasiert" sind, und schließt wehmütig mit dem „Wunsch, dass diese Änderungen datenbasiert gewesen wären".

Im Rückblick erscheint die Aufnahme der Bipolar-II-Störung in das DSM rätselhaft. Noch mysteriöser ist aber eventuell die Tatsache, dass eine Diagnose, die auf einer derart willkürlichen Grundlage geschaffen wurde, bis heute fortbesteht und weiterhin den Status einer Krankheit genießt. Doch selbst wenn wir die diagnostischen Bedenken außer Betracht lassen, besteht das vielleicht noch besorgniserregendere Problem, dass die Bezeichnung keine sinnvollen Auswirkungen auf die Therapie hat (Malhi, 2021). Und obwohl Allen recht mit der Aussage hat: „Symptommuster von Patienten mit einer Bipolar-II-Störung treffen auch auf die bipolare Störung [gemeint ist die Bipolar-I-Störung] zu", ist dies doch gewiss zu erwarten, da es sich schließlich um *dieselbe* Krankheit handelt.

Um es klar zu sagen: Meiner Ansicht nach fehlt der Bipolar-II-Störung die klinische Unterscheidbarkeit, und sie entbehrt einer neurowissenschaftlichen Grundlage (Malhi et al., 2019). Ihre Übernahme in die ICD-11 ist ein unfassbarer Fehler, der dafür gesorgt hat, dass die Diagnose weiterhin missbraucht werden wird, und dass die Fehler der Vergangenheit eine Wiederholung erfahren werden.

Literatur

American Psychiatric Association (APA). (2013). *Diagnostic and Statistical Manual of Mental Disorders: DSM-5* (5th ed). https://doi.org/10.1176/appi.books.9780890425596

Angst, J., Ajdacic-Gross, V. & Rössler, W. (2020). Bipolar disorders in ICD-11: current status and strengths. *International Journal of Bipolar Disorders, 8*, 3. https://doi.org/10.1186/s40345-019-0165-9

Bassett, D. (2012). Borderline personality disorder and bipolar affective disorder. Spectra or spectre? A review. *Australian & New Zealand Journal of Psychiatry, 46*(4), 327–339. https://doi.org/10.1177/0004867411435289

Bell, E., Boyce, P., Porter, R. J., Bryant, R. A. & Malhi, G. S. (2021). Irritability in Mood Disorders: Neurobiological Underpinnings and Implications for Pharmacological Intervention. *CNS Drugs, 35*(6), 619–641. https://doi.org/10.1007/s40263-021-00823-y

Bell, E., Malhi, G. S., Mannie, Z., Boyce, P., Bryant, R., Inder, M. & Porter, R. J. (2021). Novel insights into irritability: the relationship between subjective experience, age and mood. *BJPsych Open, 7*(6), e198. https://doi.org/10.1192/bjo.2021.1033

Duffy, A., Carlson, G., Dubicka, B. & Hillegers, M. H. J. (2020). Pre-pubertal bipolar disorder: origins and current status of the controversy. *International Journal of Bipolar Disorders, 8*, 18. https://doi.org/10.1186/s40345-020-00185-2

Dunner, D. L. (2017). Bipolar II disorder. *Bipolar Disorders, 19*(7), 520–521. https://doi.org/10.1111/bdi.12567

Kraepelin, E. (1899). *Psychiatrie: ein Lehrbuch für Studierende und Aerzte* (6th ed). Barth.

Luty, J. (2019). Bordering on the bipolar: a review of criteria for ICD-11 and DSM-5 persistent mood disorders. *BJPsych Advances, 26*(1), 50–57. https://doi.org/10.1192/bja.2019.54

Malhi, G. S. (2021). Thing one and thing two1: What 'Doctors use' to doctor you? *Australian & New Zealand Journal of Psychiatry, 55*(6), 536–547. https://doi.org/10.1177/00048674211022602

Malhi, G. S. & Bell, E. (2019). Fake views: DMDD, indeed! *Australian & New Zealand Journal of Psychiatry, 53*(7), 706–710. https://doi.org/10.1177/0004867419863162

Malhi, G. S. & Bell, E. (2021). Questions in psychiatry (QuiP): Is paediatric bipolar disorder a valid diagnosis? *Bipolar Disorders, 23*(3), 297–300. https://doi.org/10.1111/bdi.13089

Malhi, G.S. & Bell, E. (2022). Questions in Psychiatry (QuiP): Sexual well-being and mental illness. *Bipolar Disorders, 24*(1), 86–89. https://doi.org/10.1111/bdi.13179

Malhi, G.S., Bell, E., Bassett, D., Boyce, P., Bryant, R., Hazell, P., Hopwood, M., Lyndon, B., Mulder, R., Porter, R., Singh, A.B. & Murray, G. (2020). The 2020 Royal Australian and New Zealand College of Psychiatrists clinical practice guidelines for mood disorders. *Australian & New Zealand Journal of Psychiatry, 55*(1), 7–117. https://doi.org/10.1177/0004867420979353

Malhi, G.S., Bell, E., Hamilton, A. & Morris, G. (2020). Paediatric Bipolar Disorder: prepubertal or premature? *Australian & New Zealand Journal of Psychiatry, 54*(5), 547–550. https://doi.org/10.1177/0004867420920365

Malhi, G.S., Fritz, K., Allwang, C., Burston, N., Cocks, C., Harper, M., Kearney, B., Klug, P., Meagher, L., Mimnagh, J., Purayil, S., Rowe, M., Samir, H., Way, R., Wilson, C. & Lyndon, W. (2015). Agitation for recognition by DSM-5 mixed features specifier signals fatigue? *Australian & New Zealand Journal of Psychiatry, 49*(6), 499–501. https://doi.org/10.1177/0004867415585858

Malhi, G.S., Irwin, L., Hamilton, A., Morris, G., Boyce, P., Mulder, R. & Porter, R.J. (2018). Modelling mood disorders: An ACE solution? *Bipolar Disorders, 20*(S2), 4–16. https://doi.org/10.1111/bdi.12700

Malhi, G.S., Outhred, T. & Irwin, L. (2019). Bipolar II Disorder Is a Myth. *The Canadian Journal of Psychiatry*, 070674371984734. https://doi.org/10.1177/07067437198473

Mulder, R.T., Horwood, J., Tyrer, P., Carter, J. & Joyce, P.R. (2016). Validating the proposed ICD-11 domains. *Personality and Mental Health, 10*(2), 84–95. https://doi.org/10.1002/pmh.1336

Mulder, R. & Tyrer, P. (2019). Diagnosis and classification of personality disorders. *Current Opinion in Psychiatry, 32*(1), 27–31. https://doi.org/10.1097/yco.0000000000000461

Parker, G. (2021). Polarised views about bipolar disorder(s): A critique of the 2020 College guidelines for mood disorders. *Australian & New Zealand Journal of Psychiatry, 55*(6), 548–552. https://doi.org/10.1177/00048674211020095

Robins, E. & Guze, S.B. (1970). Establishment of Diagnostic Validity in Psychiatric Illness: Its Application to Schizophrenia. *American Journal of Psychiatry, 126*(7), 983–987. https://doi.org/10.1176/ajp.126.7.983

Salk, R.H., Hyde, J.S. & Abramson, L.Y. (2017). Gender differences in depression in representative national samples: Meta-analyses of diagnoses and symptoms. *Psychological Bulletin, 143*(8), 783–822. https://doi.org/10.1037/bul0000102

Salvatore, P., Baldessarini, R.J., Centorrino, F., Egli, S., Albert, M., Gerhard, A. & Maggini, C. (2002). Weygandt's On the Mixed States of Manic-Depressive Insanity: A Translation and Commentary on Its Significance in the Evolution of the Concept of Bipolar Disorder. *Harvard Review of Psychiatry, 10*(5), 255–275. https://doi.org/10.1080/10673220216283

Singh, M.K., Chang, K.D., Goldstein, B.I., Miklowitz, D.J., Soutullo, C., Youngstrom, E., Birmaher, B., Axelson, D., Post, R.M. & DelBello, M.P. (2020). Isn't the evidence base for pediatric bipolar disorder already sufficient to inform clinical practice? *Bipolar Disorders, 22*(7), 664–665. https://doi.org/10.1111/bdi.12987

Tyrer, P., Mulder, R., Kim, Y. & Crawford, M.J. (2019). The Development of the ICD-11 Classification of Personality Disorders: An Amalgam of Science, Pragmatism, and Politics. *Annual Review of Clinical Psychology, 15*(1), 481–502. https://doi.org/10.1146/annurev-clinpsy-050718-095736

World Health Organization (WHO). (2018). *International Statistical Classification of Diseases and Related Health Problems* (11th revision).

5 Spezifische belastungsbedingte Störungen

Chris R. Brewin und Andreas Maercker[3]

5.1 Posttraumatische Belastungsstörung (PTBS)

5.1.1 Wesentliche und zusätzliche Merkmale

Die posttraumatische Belastungsstörung (PTBS), engl. *posttraumatic stress disorder* (PTSD), folgt auf ein Ereignis oder eine Situation, die von der betroffenen Person nach Einschätzung der klinisch Tätigen als extrem bedrohlich oder entsetzlich erlebt wurde. Solche Ereignisse müssen nicht notwendig allgemein als traumatisch gelten, es können auch Erlebnisse sein, in deren Folge die betroffene Person extreme Angst oder Entsetzen erlebt, etwa Erfahrungen wie wiederholtes Stalking, Mobbing, Zurückweisung oder Demütigung (Hyland et al., 2021). Das Erleben von bedrohlichen Wahnsymptomen und Halluzinationen sowie die atypische Verarbeitung der sozialen und sensorischen Welt, die mit Erkrankungen wie der Autismus-Spektrum-Störung (ASS), engl. *autism spectrum disorder* (ASD), einhergehen, können zu anderen Arten der Erlebnisbeurteilung führen, weil sie subjektiv mit extremer Angst oder Entsetzen erlebt werden (Brewin et al., 2019).

Die Diagnose einer PTBS erfordert zudem das gleichzeitige Vorliegen der **drei Hauptelemente.** Das erste ist der Nachweis, dass das traumatische Ereignis in der Gegenwart wiedererlebt wird. Das heißt, dass die betroffene Person das traumatische Ereignis *im Hier und Jetzt* erneut durchlebt. Das **Wiedererleben** kann auch in Form von Albträumen auftreten, die genau die Themen des Ereignisses aufgreifen (ohne es notwendigerweise exakt wiederzugeben), oder in Form von sich aufdrängenden Erinnerungen und Nachhallerinnerungen, also Flashbacks. Das zweite zentrale Element ist der Nachweis, dass das traumatische Ereignis bewusst vermieden wird, sei es nach innen gerichtet in Form der **Vermeidung** von Gedanken und Erinnerungen oder nach außen durch Vermeidung von Menschen, Gesprächen, Aktivitäten oder Situationen, die Erinnerungen an das Ereignis wachrufen. Das dritte Hauptelement ist die anhaltende Wahrnehmung einer erhöhten Bedrohung, die sich zum Beispiel als **Hypervigilanz** oder durch eine erhöhte Schreckhaftigkeit gegenüber Reizen wie unerwartete Geräusche äußert. Und schließlich muss jeweils zumindest ein Symptom dieser Elemente **mindestens mehrere Wochen** lang andauern. Die Symptome müssen von erheblichen Beeinträchtigungen im persönlichen, familiären, sozialen, schulischen, beruflichen oder anderen wichtigen Funktionsbereichen begleitet sein.

In der Regel treten zahlreiche **weitere Symptome** auf (z.B. Reizbarkeit, Schlafstörungen, Konzentrationsschwierigkeiten), die jedoch nicht nur bei der PTBS zu finden sind; sie können auf eine Begleiterkrankung hinweisen. Auch wenn Angst und Entsetzen bis zu einem gewissen Grad präsent sind, sind andere Emotionen wie Wut, Scham oder Schuld nicht selten stärker ausgeprägt.

---

3 Teile dieses Kapitels wurden vor fünf Jahren gemeinsam mit Heide Glaesmer und Richard A. Bryant für eine frühere Fassung dieses Kapitels erstellt.

5.1.2 Verhältnis zur Normalität und gegenüber anderen Störungen

Die meisten Menschen, die extrem bedrohliche oder entsetzliche Situationen erleben, entwickeln keine Störung. Sie können PTBS-Symptome aufweisen, die aber in der Regel rasch abklingen. Wenn die Symptome nach einer Belastung, die keine extreme Angst oder Entsetzen ausgelöst hat, andauern, sollten andere Diagnosen in Betracht gezogen werden. **Depression** zum Beispiel ist häufig von sich aufdrängenden Erinnerungen begleitet, die jedoch im Regelfall nicht in der Gegenwart wiedererlebt werden. Wenn die Kriterien für andere Störungen nicht erfüllt sind, kann die Diagnose „**Anpassungsstörung**" gestellt werden. Nach einem extrem bedrohlichen oder entsetzlichen Ereignis kann eine Vielzahl von dissoziativen Symptomen auftreten, darunter auch somatische Symptome und Trance-Zustände oder Fugue, sodass die Diagnose „**dissoziative Störung**", engl. *dissociative disorder* (DD), als Alternativ- oder Begleitdiagnose gestellt werden kann, falls diese Symptome ausgeprägt sind. Sowohl die PTBS wie die **anhaltenden Trauerstörung** können bei Personen auftreten, die aufgrund des Todes einer geliebten Person unter traumatischen Umständen Trauer erleben. Anders als bei der PTBS, bei der die betroffene Person das mit dem Tod zusammenhängende Ereignis oder die Situation wiederholt nacherleben, kann sie bei der anhaltenden Trauerstörung gedanklich unablässig mit den Erinnerungen an die Umstände des Todes beschäftigt sein, ohne sie im Hier und Jetzt erneut wiederzuerleben.

Störungen, die fast durchgängig gemeinsam mit der PTBS auftreten, sind depressive Störungen, Angst- oder furchtbezogene Störungen und Substanzgebrauchsstörungen. Die Häufigkeit von **Komorbiditäten**, insbesondere mit Depression, ist sehr hoch. Studien zur Korrelation verschiedener latenter PTBS-Faktoren ergaben, dass typische Angst- und Depressionssymptome anscheinend stärker mit Faktoren verknüpft sind, in denen sich eine allgemeine Dysphorie zeigt, als mit spezifischeren Aspekten der PTBS, wie Wiedererleben, aktives Vermeidungsverhalten und vegetative Übererregtheit (Brewin et al., 2017).

5.1.3 Anforderungen im Vergleich zu ICD-10 und DSM-5

Die ICD-10 setzte ihren Schwerpunkt bei der PTBS in ähnlicher Weise auf die Symptome des Wiedererlebens, doch die Störung war hier weniger spezifisch und verlangte keinen Nachweis einer Beeinträchtigung. Es herrschten Vorbehalte, ob die hohe Prävalenz realistisch war. In der ICD-11 wurde die Prävalenz reduziert (Brewin et al., 2017). Die DSM-5-Diagnose definiert die Traumaexposition enger und fordert das Auftreten von vier Symptomarten und mindestens 6 von 20 Symptomen. Während sich die ICD-11 auf die Symptome fokussiert, die die PTBS von anderen Störungen unterscheiden, bietet das DSM-5 eine umfassendere Beschreibung der Symptome, die üblicherweise auftreten, auch wenn sich viele davon auch bei anderen Störungen zeigen. Die erhobene Prävalenz der PTBS nach ICD-11 ist in der Regel etwas niedriger als nach DSM-5 (Brewin et al., 2017).

Die DSM-5-Diagnose der PTBS kann sich auf über eine halbe Million unterschiedlicher Symptomkombinationen stützten (Galatzer-Levy & Bryant, 2013), was ihre Verwendbarkeit in der Forschung einschränkt. Im Gegensatz dazu kann die Diagnose PTBS unter Verwendung der ICD-11 mit nur zwei Symptomen pro Schlüsselkriterium gestellt werden (Cloitre et al., 2018), sodass nur 27 Symptomkombinationen zur Diagnose PTBS führen. Die Hoffnung ist, dass die höhere Spezifität der PTBS nach ICD-11 dazu führen wird, dass sie leichter erkannt und behandelt werden kann.

5.2 Komplexe PTBS

Wesentliche und zusätzliche Merkmale

Bei der komplexen PTBS (K-PTBS), engl. *complex posttraumatic stress disorder* (C-PTSD), sind alle diagnostischen Voraussetzungen der PTBS erfüllt. Zusätzlich ist die K-PTBS durch **drei weitere zentrale Elemente** gekennzeichnet, die Störungen der Selbstorganisation beschreiben und alle auftreten müssen (Brewin, 2019). Das **erste Element** sind schwere und anhaltende Probleme bei der Affektregulation. Das kann sich in Hyperreaktivität ausdrücken, zum Beispiel in der Schwierigkeit, sich von leichteren Belastungen zu erholen, in Gewaltausbrüchen oder rücksichtslosem Verhalten, oder in Hyporeaktivität, zum Beispiel emotionale Taubheit, Schwierigkeiten, Freude oder positive Gefühle zu empfinden (Anhedonie) und Dissoziation (zum Beispiel sich als außerhalb des eigenen Körpers zu empfinden, die Empfindung der Welt als unwirklich, Erinnerungslücken). Das **zweite Element** besteht aus der umfassenden, anhaltenden Überzeugung, minderwertig, unterlegen oder wertlos zu sein, begleitet von Gefühlen der Scham, der Schuld oder des Versagens in Bezug auf das traumatische Ereignis. Das **dritte Element** umfasst anhaltende, umfassende Schwierigkeiten, Beziehungen aufrechtzuerhalten und sich anderen nahe zu fühlen, was sich zum Beispiel in der Vermeidung oder dem Abbrechen von Beziehungen äußert, sobald Schwierigkeiten oder Konflikte auftreten, oder in der Herabsetzung des Werts und der Bedeutung von Beziehungen. Diese Symptome führen zu erheblichen Beeinträchtigungen in persönlichen, familiären, sozialen, schulischen, beruflichen oder anderen wichtigen Funktionsbereichen.

Obwohl die K-PTBS in der Regel als Folge anhaltender, wiederholter Ereignisse auftritt, denen man nur schwer oder unmöglich entkommen kann (z.B. Folter, häusliche Gewalt, wiederholter sexueller oder körperlicher Missbrauch in der Kindheit), ist ein chronisches Trauma ein Risikofaktor, aber kein erforderliches Kriterium für die Diagnose der komplexen PTBS. Folglich kann die Diagnose K-PTBS auch nach einem traumatischen Einzelereignis gestellt werden, und PTBS nach einem chronischen oder andauernden Trauma. Dieser Ansatz trägt der Bedeutung multipler Risiko- und Resilienzfaktoren Rechnung, die sich aus persönlichen Eigenschaften, Umweltfaktoren und biologischen Variablen ergeben.

Zusätzliche Merkmale der K-PTBS umfassen Suizidgedanken oder Verhalten und Substanzmissbrauch, die mit Affektregulationsstörungen einhergehen. Es gibt eine umfangreiche Subkategorie mit psychotischen Symptomen (Frost et al., 2019). Somatische Beschwerden können vorliegen, sind möglicherweise aber auch eine direkte Folge der traumatischen Ereignisse. Umfassende Dissoziation kann auftreten, inklusive Fugue und ein vollständiger Verlust der Wahrnehmung der aktuellen Umgebung, der in den Therapiesitzungen und in Alltagssituationen, wie beim Überqueren von Straßen, auftreten kann.

5.2.1 Entgegnung auf die Kritik von Allen Frances

Allen Frances behauptet (in Kapitel 2 dieses Buches), die komplexe PTBS in der ICD-11 sei lediglich eine schwere Form der ICD-11-PTBS. Dies wurde mit Hilfe einer gemischten Faktor-Modellierung überprüft, eine Methode, die die dimensionale Analyse (Faktoranalyse) und die kategoriale Analyse (gemischte Modelle) kombiniert. Zwei aktuelle Studien haben bestätigt, dass die PTBS und die komplexe Belastungsstörung in der ICD-11 eigene latente Klassen bilden und sich nicht lediglich im Schweregrad unterscheiden. Der Begriff „komplexe PTBS" ist zudem weit verbreitet und wird von klinisch Tätigen als nützlich erachtet. In der ICD-11 werden etliche Merkmale aufgeführt, die sich deutlich von früheren Versionen unterscheiden, unter anderem sind sie leichter zu definieren und zu messen. Es gibt allen Grund zu der Annahme, dass sich die ICD-11-Version der komplexen PTBS den Vorgängerversionen bald als überlegen erweisen wird, da sie in Bezug auf die diagnostische Spezifität entscheidende Vorteile hat.

5.2.2 Verhältnis zur Normalität und gegenüber anderen Störungen

Auch **Persönlichkeitsstörungen** zeichnen sich durch umfassende Funktionsstörungen in Bezug auf das Selbst und die Interaktion mit anderen aus. Sie unterscheiden sich darin, dass die Symptomatik über einen längeren Zeitraum andauern muss (in der Regel 2 Jahre oder mehr) und nicht mit einer spezifischen traumatischen Belastung verknüpft sein muss. Die Symptomdauer kann bei der komplexen PTBS kürzer sein, was ebenfalls, anders als bei der Persönlichkeitsstörung, das Vorhandensein einer traumatischen Belastung und nachfolgender PTBS-Symptome erfordert.

Die Diagnose einer Persönlichkeitsstörung kann auch die Spezifizierung eines „**Borderline-Musters**" umfassen. Dieses Muster beschreibt ähnliche Störungsbereiche wie die komplexe PTBS, unterscheidet sich aber in der Art der Probleme, zudem können die beiden Erkrankungen empirisch unterschieden werden (Hyland, Karatzias et al., 2019; Knefel et al., 2016). Beim Borderline-Muster sind die Schwierigkeiten mit dem Selbstbild Ausdruck einer instabilen Identität mit wechselnder übermäßig positiver oder übermäßig negativer Selbstbeurteilung, während das Selbstbild bei der komplexen PTBS stabil, wenngleich anhaltend negativ ist. Schwierigkeiten bei zwischenmenschlichen Beziehungen sind im Zusammenhang mit einer Borderline-Störung als instabile Interaktionen gekennzeichnet, die zwischen Überidealisierung und Herabsetzung der anderen Person schwanken, während die entsprechenden Probleme bei der komplexen PTBS sich in der anhaltenden Neigung zeigen, zwischenmenschliche Beziehungen zu meiden und sich bei auftretenden Problemen zu entziehen.

Als Folge einer Traumaerfahrung können Personen mit komplexer PTBS eine Vielzahl dissoziativer Symptome zeigen, darunter somatische Symptome, Trance oder Fugue. Diese Symptome treten zwar auch bei Personen mit PTBS auf, sind mit der komplexen PTBS jedoch stärker verbunden, bei der sie sich auch mit substanziell höherem Schweregrad zeigen (Hyland, Shevlin et al., 2019). Das Vorliegen anhaltender Fugue- oder Trance-Zustände kann die **zusätzliche Diagnose einer dissoziativen Störung** rechtfertigen.

5.2.3 Anforderungen im Vergleich zu ICD-10 und DSM-5

Die ICD-10 enthielt die Diagnose „andauernde Persönlichkeitsänderung nach Extrembelastung", die auch Schwierigkeiten der Selbstorganisation beschreibt, welche auf mehrfache, chronische oder wiederholte traumatische Erlebnisse folgen. Im Gegensatz zur andauernden Persönlichkeitsänderung nach Extrembelastung muss bei der komplexen PTBS kein chronisches Trauma oder eine nachweisbare Persönlichkeitsveränderung vorliegen, sie setzt jedoch das Vorliegen spezifischerer Symptome einschließlich der PTSB-Symptome voraus. Es gibt erste Belege dafür, dass die komplexe PTBS von klinisch Tätigen leichter erkannt wird als die andauernde Persönlichkeitsänderung nach Extrembelastung (Keeley et al., 2016). Das DSM-5 erkennt die komplexe PTBS nicht an. Es wurden im DSM-IV und DSM-5 alternative Formulierungen für die komplexe PTBS in Erwägung gezogen, etwa „nicht näher bezeichnete Störungen nach Extrembelastung", doch reichten die Nachweise zu ihrer Unterstützung nicht aus. Das DSM-5 PTBS umfasst etliche ICD-11-Symptome für eine K-PTBS.

5.3 Anhaltende Trauerstörung

5.3.1 Wesentliche und zusätzliche Merkmale

Die anhaltende Trauerstörung (ATS), engl. *prolonged grief disorder* (PGD), beschreibt eine Störung, bei der der oder die Trauernde in Folge des Todes einer nahestehenden Person eine anhaltende, tiefgreifende, starke Sehnsucht oder Verlangen nach der verstorbenen Person empfindet oder sich anhaltend mit der verstorbenen Person beschäftigt. Das Sehnen und Verlangen nach der geliebten Person tritt ungewollt und wiederholt auf, wobei die verstorbene Person häufig mit Hilfe von Bildern heraufbeschworen wird (Robinaugh et al., 2015). Diese Symptome erstrecken sich über **mehr als 6 Monate nach dem Verlust**, und die Störung ist so schwer, dass sie die Funktionsfähigkeit der Betroffenen signifikant beeinträchtigt. Wichtig ist dabei, dass die Störung weit über die sozial oder kulturell erwartbaren Normen hinausgeht und von kulturellen und kontextuellen Faktoren abhängt.

Die zusätzlichen Merkmale erwähnen die **starke gedankliche Beschäftigung mit der verstorbenen Person** oder mit den Todesumständen, die gelegentlich zwischen dem **gedanklichen Verhaftetsein** (Präokkupation) und der Vermeidung von Erinnerungen hin und her wechseln kann. Der intensive emotionale Schmerz bei der anhaltenden Trauerstörung äußert sich oft in Bitterkeit über den Verlust, Traurigkeit, Schuldgefühlen, Wut, Verleugnung oder Vorwürfen. Personen mit anhaltender Trauerstörung haben oft Schwierigkeiten, den Tod zu akzeptieren und haben das Gefühl, als hätten sie einen Teil ihrer selbst verloren. Spezifische **weitere Symptome** können auftreten, zum Beispiel die Unfähigkeit, positive Gefühle zu erleben, emotionale Taubheit und die Schwierigkeit, Gefühle wahrzunehmen, oder das Gefühl von Sinnlosigkeit. Die anhaltende Trauerstörung wird mit einer deutlichen Beeinträchtigung der beruflichen und sozialen Funktionsfähigkeit (Boelen & Prigerson, 2007) in Verbindung gebracht, die sich zum Beispiel in der Schwierigkeit, Dinge zu erledigen, durch Rückzug oder die Schwierigkeit, an sozialen oder anderen Aktivitäten teilzunehmen, äußert.

5.3.2 Verhältnis zur Normalität und gegenüber anderen Störungen

Personen, die innerhalb eines in ihrem kulturellen und religiösen Umfeld normalen Zeitraums eine Trauerreaktion zeigen, werden als normal Trauernde betrachten und sollten nicht mit der Diagnose „anhaltende Trauerstörung" belegt werden. Danach bestimmt die Intensität der Trauersymptome und inwieweit sie das Leben der Betroffenen signifikant beeinträchtigen, darüber, ob die Diagnose erhoben werden sollte. In diesem Kontext ist es wichtig zu berücksichtigen, ob andere Menschen, die die kulturelle und religiöse Haltung der trauernden Person teilen (z.B. Familie, Freunde, Gesellschaft), die Reaktion auf den Verlust oder deren Dauer als abnormal betrachten. Daher ist eine Auseinandersetzung mit dem **kulturellen Bezugsrahmen** der betroffenen Person und der normalen Dauer der Trauerphase in der jeweiligen Kultur entscheidend (Killikelly & Maerker, 2017).

5.3.3 Entgegnung auf Allen Frances

Allen Frances' Kritik lässt sich entkräften. Er schreibt in Kapitel 2: „Ein allgemein verbindliches Ablaufdatum für normale Trauer wird es niemals geben – und die ICD-11 sollte sich nicht dazu hinreißen lassen, ein solches festzulegen. Menschen trauern auf ihre je eigene Weise und über Zeiträume hinweg, die höchst unterschiedlich sind, je nach Person, Art des Verlusts und den einschlägigen kulturellen Gepflogenheiten." Bei der Neufassung der ICD-11 haben wir berücksichtigt, dass Zeitbestimmungen für eine Kodierung von Psychopathologie nicht ideal sind. Wir haben daher flexible Definitionen gewählt wie „gewöhnlich", „mindestens" etc.

Bei der anhaltenden Trauerstörung wurde eigens hervorgehoben, dass das Zeitkriterium – ungefähr 6 Monate – je nach kulturellem Kontext der Referenzpopulation variieren kann. Entsprechend kann das europäische oder christliche (eigentlich katholische) „Trauerjahr" in den nationalen Ausgaben der ICD-11 angepasst werden, etwa für die US-amerikanische oder die deutsche Version. Das Zeitkriterium „etwa 6 Monate" wurde nach intensiver Best-Practice-Diskussion, insbesondere von den nicht-westlichen Vertretern der Arbeitsgruppe (Asien, Afrika, Südamerika) festgelegt. In China, Japan und Korea wurde die neue Diagnose übrigens einhellig als bislang fehlender Faktor der Psychopathologie sehr begrüßt. In diesen Ländern gibt es zu diesem Thema über zwei Dutzend Publikationen.

Frances betont in Kapitel 2 außerdem: „Trauer fälschlich als psychische Störung zu etikettieren, stigmatisiert die Trauernden, setzt sie einer unnötigen psychiatrischen Medikation aus und verletzt die Würde ihres Verlusts." Die ICD-11 wurde gemeinsam mit Psychiatern, Klinischen Psychologen, Sozialarbeitern und Fachpflegekräften in der Psychiatrie erstellt. Daher ist es schlicht falsch davon auszugehen, dass den Betroffenen automatisch Medikamente verschrieben werden. Viele Berufsgruppen sind mit Verschreibungen äußerst zurückhaltend. Ein Verlust der Würde aufgrund dieser Diagnose wird von unseren asiatischen Kollegen entschieden bestritten. Im Gegenteil: Sie sind der Meinung, dass es sich bei vielen Erkrankungen, die weltweit automatisch als umfassende depressive Störung diagnostiziert werden, in Wirklichkeit um Trauerfolgen handeln könnte, so dass die Verschreibung von Medikamenten reduziert werden könnte.

Die beiden Hauptdiagnosen, die sich mit der anhaltenden Trauerstörung überschneiden könnten, sind PTBS und Depression. Während bei der anhaltenden Trauerstörung und bei der PTBS sich aufdrängende Erinnerungen an die verstorbene Person auftreten können, tendieren die Erinnerung bei PTBS dazu, sich auf die beängstigenden Erlebnisse zu beschränken, die zu ausgeprägter Vermeidung führen. Im Gegensatz dazu kann die andauernde Trauerstörung zwar ebenfalls mit sich aufdrängende Erinnerungen an die verstorbene Person einhergehen, aber diese lösen typischerweise Traurigkeit aus und die Betroffenen können auch positive Erinnerungen an die Verstorbenen haben. Während sowohl die Depression wie die anhaltende Trauerstörung zu dysphorischen Stimmungslagen führen, ist die Depression durch eine dauerhafte dysphorische Stimmung gekennzeichnet. Andererseits wird die Traurigkeit bei der anhaltenden Trauerstörung in der Regel durch Erinnerungen an den Verlust ausgelöst (Shear, 2015).

5.3.4 Anforderungen im Vergleich zu ICD-10 und DSM-5

Die Diagnose „anhaltende Trauerstörung" war in der ICD-10 nicht verfügbar. Das führte dazu, dass Personen mit diesem Krankheitsbild normalerweise eine ungenau formulierte Diagnose einer Depression oder in wenigen Fällen einer Anpassungsstörung erhielten. In der ICD-11 kann man die anhaltende Trauerstörung als Schwesterdiagnose der Anpassungsstörung verstehen.

In der Originalversion des 2005 veröffentlichten DSM-5 wurde die Diagnose „anhaltende Trauerstörung" nicht aufgenommen, der Diagnosevorschlag wurde jedoch im Anhang aufgenommen in Anerkennung der Tatsache, dass dieses Phänomen weiterer Forschung bedarf (unter dem Namen „anhaltende komplexe Trauerreaktion"). Bei der redaktionellen Überarbeitung des DSM-5 im Jahr 2020 wurde die anhaltende komplexe Trauerreaktion als neue Diagnose hinzugefügt (Prigerson et al., 2021). Die Kriterien decken sich weitgehend mit denen in der ICD-11, da sie den Schwerpunkt auf die mit der starken Sehnsucht und dem gedanklichen Verhaftetsein bei der verstorbenen Person einhergehenden Indikatoren für eine Störung legen. Sie weicht jedoch in einigen wesentlichen Punkten von der ICD-11-Definition ab. Das DSM-5 verlangt als Kriterium, dass die Person über mindestens 12 Monate hinweg seit dem Tod (bei Kindern 6 Monate) eine andauernde Sehnsucht zeigt und mindestens drei von acht möglichen Symptomen aufweisen muss, die über die in der ICD-11 genannten hinausgehen: Dazu gehören emotionale Taubheit und intensive Einsamkeit.

5.4 Anpassungsstörung

5.4.1 Wesentliche und zusätzliche Merkmale

Die Anpassungsstörung, engl. *adjustment disorder* (AjD), i ist eine **maladaptive Reaktion auf erkennbare psychosoziale Stressoren oder Lebensveränderungen**, die in zwei Symptomgruppen zum Ausdruck kommen: Präokkupation mit dem Stressor und Anpassungsschwierigkeiten. Die **Präokkupation mit dem Stressor** kann als gedankliches Verhaftetsein beim Stressor definiert werden, das viel Zeit einnimmt und mit negativen Emotionen verbunden ist (Eberle & Maerker, 2021). Die **Anpassungsschwierigkeiten** können sich in einer Reihe von Symptomen manifestieren, die Alltagsfunktionen einschränken, wie Konzentrationsschwierigkeiten oder Schlafprobleme. Die Symptome erscheinen innerhalb eines Monats nach Eintritt des Stressors bzw. der Stressoren und verschwinden in der Regel innerhalb von 6 Monaten, es sei denn, der Stressor bleibt länger bestehen. Um die Diagnose „Anpassungsstörung" stellen zu können, muss sie mit signifikanten Belastungen einhergehen sowie mit erheblichen Beeinträchtigungen in persönlichen, familiären, sozialen, schulischen, beruflichen oder anderen wichtigen Funktionsbereichen.

Zu den **zusätzlichen Merkmalen** gehören Depressionssymptome (z. B. gedrückte Stimmung, Hoffnungslosigkeit), Angstsymptome (z. B. Angstzustände beim Gedanken an die belastende Situation) und Impulsivität (z. B. sofortiger Wutausbruch, Unruhe und Nervosität). Sie werden als zusätzliche Merkmale der Anpassungsstörung aufgefasst.

5.4.2 Verhältnis zur Normalität und gegenüber anderen Störungen

Zunächst muss die Anpassungsstörung von **normalen Stressreaktionen** unterschieden werden. Dann muss sie gegenüber anderen psychischen Störungen wie **affektiven Störungen** und **Angststörungen** abgegrenzt werden. Das kann schwierig sein, da sich die Symptome dieser Erkrankungen und der Anpassungsstörungen zum Teil decken. Die Symptome können eine beginnende depressive Episode anzeigen. Die **Anpassungsstörung** steht jedoch beim Auftreten der Symptome in einem eindeutigen Zusammenhang mit einem Stressor und das Vorhandensein eines Stressors ist für diese Diagnose ausschlaggebend. Angststörungen und Depressionen können dagegen ohne jeglichen Stressor entstehen, wenn auch häufig von einem belastenden Ereignis berichtet wird. Hier ist der Stressor jedoch nicht ausschlaggebend. Hinzu kommt, dass die Angst- oder Depressionssymptome bei einer Anpassungsstörung oft weniger schwer sind. Wichtig ist auch zu berücksichtigen, dass nicht jeder, der ein traumatisches Erlebnis hatte, eine PTBS entwickelt und dass eine Anpassungsstörung die angemessenere Diagnose sein könnte, wenn nicht alle Anforderungen erfüllt sind. Zudem muss die Anpassungsstörung von der anhaltenden Trauerstörung unterschieden werden, die durch Symptome wie Sehnsucht und starkes Verlangen nach der verstorbenen Person gekennzeichnet ist oder durch eine anhaltende beherrschende Beschäftigung mit den Todesumständen.

5.4.3 Entgegnung auf Allen Frances

In Kapitel 2 argumentiert Allen Frances, dass statt der anhaltenden Trauerstörung häufig die Anpassungsstörung als Diagnose verwendet werden kann und rät den klinisch Tätigen: „Folgen Sie nicht jeder von der ICD-11 eingeführten Mode, plötzlich zu pathologisieren, was zu den allgegenwärtigsten, grundlegendsten und wichtigsten Lebenserfahrungen des Menschen gehört."

Darauf ist zu erwidern, dass wir uns möglicher Überschneidungen mit anderen Erkrankungen durchaus bewusst sind. Unser australischer Kollege Richard Bryant hat die Argumente für die anhaltende Trauerstörung überzeugend dargelegt:

„Seit vielen Jahren häufen sich die Belege dafür, dass es sich bei der anhaltenden Trauerstörung um ein spezifisches, klar abgrenzbares Leiden handelt, das eine Minderheit von Hinterbliebenen schwer beeinträchtigen kann. Es gibt viele faktorenanalytische Studien, die zeigen, dass die anhaltende Sehnsucht und der emotionale Schmerz mit den damit einhergehenden Symptomen ein klar definiertes Syndrom sind, das sich von anderen verwandten Störungen wie Depression und Anpassungsstörung unterscheidet" (Tsai et al., 2018).

Es gibt noch deutlich mehr Erkenntnisse aus weltweiten Studien, die in diesem Kapitel aus Platzgründen nicht angeführt werden können.

5.4.4 Anforderungen im Vergleich zu ICD-10 und DSM-5

Die ICD-10-Definition der Anpassungsstörung wurde häufig kritisiert, weil sie keine positiven diagnostischen Anforderungen beinhaltete, wie dies nun mit den Symptomen „übermäßige Beschäftigung mit dem Stressor" und „Unvermögen, sich anzupassen" der Fall ist. Es handelte sich um eine reine Ausschlussdiagnose, weshalb sie zu einer Art diagnostischem „Joker" wurde, was freilich aus wissenschaftlichen und gesundheitspolitischen Gründen unbefriedigend war (Bachem & Casey, 2018). So wurde die ICD-10-Diagnose „Anpassungsstörung" zum Beispiel in Ländern wie den Niederlanden von der Krankenversicherung und in der Sozialgesetzgebung nicht mehr anerkannt. Die Einführung der ICD-11-Diagnose „Anpassungsstörung" ging verglichen mit der ICD-10 nicht mit einer erhöhten Prävalenzrate einher, stattdessen entsprechen die Raten denen von Populationsstudien (Glaesmer et al., 2015).

Es gibt Gemeinsamkeiten zwischen den Diagnosekriterien für die Anpassungsstörung im DSM-5 und in der ICD-11 beim Vorhandensein einer Belastung in zeitlich engem Verhältnis zum Auftreten der Symptome. Darüber hinaus gibt es nur wenige Ähnlichkeiten. Der Zeitraum zwischen der Belastung und dem Auftreten der Symptome ist unterschiedlich; das DSM-5 fordert Symptome oder Beeinträchtigungen, während die ICD-11 beides verlangt. Die Kriterien des DSM-5 sind im Gegensatz zu den sehr viel spezifischeren ICD-11-Kriterien sehr weit gefasst. Das DSM-5 hat die Subkategorien übernommen, die ICD-11 hingegen nicht. Schließlich betrachtet das DSM-5 die Anpassungsstörung weiterhin als Störung ohne positive Symptomspezifikation und damit, anders als die ICD-11, als unterschwellige Störung. Diese Unterschiede führen voraussichtlich zu Forschungsergebnissen, die vom Ansatz des DSM-5 abweichen, insbesondere im Hinblick auf die Einführung einer klareren Beschreibung der Hauptmerkmale der Anpassungsstörung und ihrer Aufwertung zu einem die Schwelle operationalisierter Diagnosen eindeutig überschreitenden Status.

5.5 Reaktive Bindungsstörung und Störung der sozialen Bindung mit enthemmtem Verhalten

Die ICD-11 enthält zwei Störungen, die **in den ersten fünf Lebensjahren** beginnen. Beide lassen sich auf eine extrem unzureichende Betreuung des Kindes zurückführen. Das Ausmaß der **ursächlichen Deprivation** führt dazu, dass diese Störungen oft von umfassenderen **Auswirkungen auf die Kognition** (z. B. Defizite beim Arbeitsgedächtnis), das **Verhalten** (z. B. Wutanfälle) und **affektive Funktionen** (z. B. Schwierigkeiten bei der Affektregulierung) begleitet werden. Auch wenn sie als frühkindliche Störungen definiert sind, wird zunehmend untersucht, inwieweit dieselben Symptome auch bei Kindern und Jugendlichen im Schulalter auftreten können, insbesondere wenn sie in Heimen untergebracht sind (Guyon-Harris et al., 2018; Seim et al., 2019). Auch in diesem etwas höheren Alter besteht die Wahrscheinlichkeit einer Komorbidität mit anderen psychiatrischen Störungen und psychosozialen Problemen (Seim et al., 2020).

Die Anforderungen für die reaktive Bindungsstörung, engl. *reactive attachment disorder* (RAD), in der ICD-11 ist ein **Verhaltensmuster emotionalen Rückzugs gegenüber mehr als einer Bezugsperson**, das sich in minimaler Suche nach Trost und einer minimalen Reaktion auf das Spenden von Trost äußert. In der ICD-10 wurde die reaktive Bindungsstörung allgemeiner beschrieben als anhaltende Anomalie bei sozialen Beziehungen, die mit Ängstlichkeit und Übervorsichtigkeit, eingeschränkten sozialen Interaktionen mit Gleichaltrigen, gegen sich selbst oder andere gerichtete Aggressionen, Unglücklichsein und Wachstumsverzögerungen einhergehen kann. Im DSM-5 wird die reaktive Bindungsstörung als chronisches Muster von gehemmtem, emotional zurückgezogenem Verhalten beschrieben, das sich darin zeigt, dass die Kinder bei Belastung nur selten Trost suchen oder auf Trost reagieren. Darüber hinaus gibt es weitere Anzeichen für emotionale Störungen, wie Episoden von Reizbarkeit, Furcht oder Traurigkeit, die in keinem Verhältnis zur Situation stehen.

Die Voraussetzungen für die „Störung der sozialen Bindung mit enthemmtem Verhalten", engl. *disinhibited social engagement disorder* (DSED), in der ICD-11 ist **Distanzlosigkeit gegenüber fremden Erwachsenen**, die sich in übermäßiger Vertrautheit, mangelnder Kontrolle und der Bereitschaft, mit ihnen wegzugehen, zeigt. Dies ähnelt der ICD-10, die ein diffuses, nicht-selektives Bindungsverhalten, aufmerksamkeitssuchendes und wahllos freundliches Verhalten und kaum modulierte Interaktionen mit Gleichaltrigen nennt. Auch das DSM-5 beschreibt ein Verhaltensmuster, bei dem ein Kind eine reduzierte oder fehlende Zurückhaltung bei der Annäherung an und der Interaktion mit unbekannten Erwachsenen zeigt, ein unangemessen vertrautes verbales oder körperliches Verhalten, eine verminderte oder fehlende Rückversicherung beim Entfernen von der erwachsenen Bezugsperson und die Bereitschaft, ohne oder mit nur geringem Zögern mit einem unbekannten Erwachsenen mitzugehen.

5.6 Sonstige näher bezeichnete Störungen, die spezifisch Stress-assoziiert sind

Diese Kategorie kann für Personen genutzt werden, die einer Belastung oder einem Trauma ausgesetzt waren und sich mit ähnlichen Symptomen wie bei anderen stress-assoziierten Störungen vorstellen, aber für keine die diagnostischen Voraussetzungen erfüllen. Die Diagnose verlangt, dass die Symptome nicht besser durch einen andere psychische Störung wie eine Angststörung oder Depression erfasst würden und dass sie von einem erheblichen Leidensdruck oder Funktionseinschränkungen begleitet werden.

5.7 Fazit und Ausblick

Die in der ICD-11 vorgenommenen Änderungen spiegeln mehrere Jahrzehnte an Erfahrung mit den Stärken und Schwächen der bisherigen Diagnosen in der Kategorie der belastungs- und traumabezogenen Störungen wider. Die Diagnose der PTBS, die erstmals 1980 eingeführt wurde, hat außerordentlich erfolgreich dazu beigetragen, das Profil traumatischer Belastungen zu schärfen und die Landschaft der Psychopathologie und psychologischen Intervention zu verändern. Zu ihren Beschränkungen gehört, dass sie sich stark auf Beobachtungen von Überlebenden häuslicher Gewalt und Kriegsveteranen stützt. Im Lauf der Jahre wurden die Definitionen von traumatischen Belastungen und der einzelnen Symptome mehrmals überarbeitet. Es gab Vorbehalte aufgrund der Komplexität der Diagnose und Zweifel an ihrer Eignung, die Auswirkungen von frühkindlichen Traumata adäquat zu erfassen. Die ICD-11 greift beide Einwände auf, indem sie die **Diagnose vereinfacht** und eine **Unterscheidung zwischen PTBS und K-PTBS** vornimmt.

Diese Änderungen stellen eine ausgeprägte Alternative zu den Diagnosen der PTBS in den aufeinanderfolgenden Versionen des DSM dar. Bislang liegen substanzielle empirische Nachweise für die **faktorielle Validität** der PTBS und der komplexen PTBS sowie ihrer Unterscheidung vor (McElroy et al., 2019; Redican et al., 2021). Die meisten Symptome sind bekannt, aber es könnte einige Zeit dauern, bis die engere Fokussierung auf das Wiedererleben in der Gegenwart statt auf jegliche Art sich aufdrängender Gedanken und Erinnerungen in Gänze gewürdigt wird (Keeley et al., 2016). Schließlich muss die Nützlichkeit des neuen Ansatzes auch noch im klinischen Alltag bewiesen werden. Eine wichtige Frage wird sein, wer mit DSM eine PTBS-Diagnose erhalten hätte, nicht aber nach der ICD-11, und ob ihre Symptome besser durch eine andere Störung erfasst werden.

Stichproben in der Bevölkerung deuten darauf hin, dass sich die Anzahl von **Kindern**, bei denen mit DSM eine PTBS diagnostiziert wurde, mit der Anzahl von Kindern, die entweder eine PTBS oder eine K-PTBS-Diagnose nach der ICD-11 erhielten, annähernd deckt (Brewin et al., 2017). Dennoch sind die Überschneidungen bei der Fallidentifikation gering, und es sind weitere Erkenntnisse darüber nötig, welche Kinder eine DSM-, aber keine ICD-11-Diagnose erhalten und umgekehrt (Danzi & La Greca, 2016). Man weiß relativ wenig über die Unterschiede der Auswirkung von DSM-IV- und DSM-5-Kriterien im Vorschulalter und den ICD-11-Anforderungen bei jüngeren und vorpubertären Kindern (Danzi et al., 2021). Wichtig ist, dass die Unterscheidung zwischen der PTBS und der K-PTBS in Stichproben bei Kindern genauso valide zu sein scheint (Haselgruber et al., 2019; Sachser et al., 2016).

Was die anhaltende Trauerstörung betrifft, so unterstreichen die vorliegenden Erkenntnisse, wie wichtig eine spezifische Diagnose für Personen mit anhaltenden und schweren **Trauerreaktionen** ist. Eine solche Diagnose kann eine optimale Therapie von Menschen, die nach einem Trauerfall chronisch leiden, erleichtern. Angesichts der Anzahl von Personen, die jedes Jahr um Angehörige trauern, könnten Millionen von Menschen unter einer anhaltenden Trauerstörung leiden. Deshalb ist es wichtig, einfache und präzise Methoden entwickeln zu können, um die Betroffenen zu identifizieren und Strategien zur Linderung einer potenziell lähmenden Belastung umsetzen zu können.

Auch aus der schlecht definierten **Anpassungsstörung** wurde eine durch und durch moderne, auf psychologischer Grundlagenforschung basierende Diagnose, die durch positive Kriterien definiert ist. Auch hier steht der klinische Nachweis für die Nützlichkeit der Vorschläge noch aus.

Die Aufnahme der neuen spezifisch stressassoziierten Störungen in die ICD-11 wird neue **Messverfahren** notwendig machen. Bisher wurden einige Fragbögen entwickelt, etwa der *International Trauma Questionnaire* (ITQ) (Cloitre et al., 2018), die *Internationale Prolonged*

Grief Disorder Scale (IPGDS) (Killikelly et al., 2020), der *International Adjustment Disorder Questionnaire* (IADQ) (Shevlin et al., 2019) und das *Adjustment Disorder New Module* (ADNM) (Ben-Ezra et al., 2018). Sie sind unter www.traumameasuresglobal.com frei zugänglich. Entsprechende klinische Interviews werden in Zukunft Priorität haben.

Literatur

Bachem, R. & Casey, P. (2018). Adjustment disorder: A diagnosis whose time has come. *Journal of Affective Disorders, 227*, 243–253. https://doi.org/10.1016/j.jad.2017.10.034

Ben-Ezra, M., Mahat-Shamir, M., Lorenz, L., Lavenda, O. & Maercker, A. (2018). Screening of adjustment disorder: Scale based on the ICD-11 and the Adjustment Disorder New Module. *Journal of Psychiatric Research, 103*, 91–96. https://doi.org/10.1016/j.jpsychires.2018.05.011

Boelen, P.A. & Prigerson, H.G. (2007). The influence of symptoms of prolonged grief disorder, depression, and anxiety on quality of life among bereaved adults. *European Archives of Psychiatry and Clinical Neuroscience, 257*(8), 444–452. https://doi.org/10.1007/s00406-007-0744-0

Brewin, C.R. (2019). Complex post-traumatic stress disorder: A new diagnosis in ICD-11. *BJPsych Advances, 26*(3), 145–152. https://doi.org/10.1192/bja.2019.48

Brewin, C.R., Cloitre, M., Hyland, P., Shevlin, M., Maercker, A., Bryant, R.A., Humayun, A., Jones, L.M., Kagee, A., Rousseau, C., Somasundaram, D., Suzuki, Y., Wessely, S., Van Ommeren, M. & Reed, G.M. (2017). A review of current evidence regarding the ICD-11 proposals for diagnosing PTSD and complex PTSD. *Clinical Psychology Review, 58*, 1–15. https://doi.org/10.1016/j.cpr.2017.09.001

Brewin, C.R., Rumball, F. & Happé, F. (2019). Neglected causes of post-traumatic stress disorder. *BMJ*, l2372. https://doi.org/10.1136/bmj.l2372

Cloitre, M., Shevlin, M., Brewin, C.R., Bisson, J.I., Roberts, N.P., Maercker, A., Karatzias, T. & Hyland, P. (2018). The International Trauma Questionnaire: Development of a self-report measure of ICD-11 PTSD and complex PTSD. *Acta Psychiatrica Scandinavica, 138*(6), 536–546. https://doi.org/10.1111/acps.12956

Danzi, B.A. & La Greca, A.M. (2016). DSM-IV, DSM-5, and ICD-11: Identifying children with posttraumatic stress disorder after disasters. *Journal of Child Psychology and Psychiatry, 57*(12), 1444–1452. https://doi.org/10.1111/jcpp. 12631

Danzi, B.A., La Greca, A.M., Green, J.G. & Comer, J.S. (2021). What's in a name? Comparing alternative conceptualizations of posttraumatic stress disorder among preadolescent children following the Boston Marathon bombing and manhunt. *Anxiety Stress & Coping, 34*(5), 545–558. https://doi.org/10.1080/10615806.2021.1894330

Eberle, D.J. & Maercker, A. (2021). Preoccupation as psychopathological process and symptom in adjustment disorder: A scoping review. *Clinical Psychology & Psychotherapy, 29*(2), 455–468. https://doi.org/10.1002/cpp. 2657

Frost, R., Vang, M.L., Karatzias, T., Hyland, P. & Shevlin, M. (2019). The distribution of psychosis, ICD-11 PTSD and complex PTSD symptoms among a trauma-exposed UK general population sample. *Psychosis, 11*(3), 187–198. https://doi.org/10.1080/17522439.2019.1626472

Galatzer-Levy, I.R. & Bryant, R.A. (2013). 636,120 Ways to have posttraumatic stress disorder. *Perspectives On Psychological Science, 8*(6), 651–662. https://doi.org/10.1177/1745691613504115

Glaesmer, H., Romppel, M., Brähler, E., Hinz, A. & Maercker, A. (2015). Adjustment disorder as proposed for ICD-11: Dimensionality and symptom differentiation. *Psychiatry Research, 229*(3), 940–948. https://doi.org/10.1016/j.psychres.2015.07.010

Guyon-Harris, K.L., Humphreys, K.L., Degnan, K., Fox, N.A., Nelson, C.A. & Zeanah, C.H. (2018). A prospective longitudinal study of reactive attachment disorder following early institutional care: Considering variable- and person-centered approaches. *Attachment & Human Development, 21*(2), 95–110. https://doi.org/10.1080/14616734.2018.1499208

Haselgruber, A., Sölva, K. & Lueger-Schuster, B. (2019). Validation of ICD-11 PTSD and complex PTSD in foster children using the International Trauma Questionnaire. *Acta Psychiatrica Scandinavica, 141*(1), 60–73. https://doi.org/10.1111/acps.13100

Hyland, P., Karatzias, T., Shevlin, M. & Cloitre, M. (2019). Examining the discriminant validity of complex posttraumatic stress disorder and borderline personality disorder symptoms: Results from a United Kingdom population sample. *Journal of*

Traumatic Stress, 32(6), 855–863. https://doi.org/10.1002/jts.22444

Hyland, P., Karatzias, T., Shevlin, M., McElroy, E., Ben-Ezra, M., Cloitre, M. & Brewin, C.R. (2021). Does requiring trauma exposure affect rates of ICD-11 PTSD and complex PTSD? Implications for DSM-5. *Psychological Trauma Theory Research Practice and Policy, 13*(2), 133–141. https://doi.org/10.1037/tra0000908

Hyland, P., Shevlin, M., Fyvie, C., Cloitre, M. & Karatzias, T. (2019). The relationship between ICD-11 PTSD, complex PTSD and dissociative experiences. *Journal of Trauma & Dissociation, 21*(1), 62–72. https://doi.org/10.1080/15299732.2019.1675113

Keeley, J.W., Reed, G.M., Roberts, M.C., Evans, S.C., Robles, R., Matsumoto, C., Brewin, C.R., Cloitre, M., Perkonigg, A., Rousseau, C., Gureje, O., Lovell, A.M., Sharan, P. & Maercker, A. (2016). Disorders specifically associated with stress: A case-controlled field study for ICD-11 mental and behavioural disorders. *International Journal of Clinical and Health Psychology, 16*(2), 109–127. https://doi.org/10.1016/j.ijchp.2015.09.002

Killikelly, C. & Maercker, A. (2017). Prolonged grief disorder for ICD-11: The primacy of clinical utility and international applicability. *European Journal of Psychotraumatology, 8*(sup6). https://doi.org/10.1080/20008198.2018.1476441

Killikelly, C., Zhou, N., Merzhvynska, M., Stelzer, E., Dotschung, T., Rohner, S., Sun, L.H. & Maercker, A. (2020). Development of the international prolonged grief disorder scale for the ICD-11: Measurement of core symptoms and culture items adapted for chinese and german-speaking samples. *Journal of Affective Disorders, 277*, 568–576. https://doi.org/10.1016/j.jad.2020.08.057

Knefel, M., Tran, U.S. & Lueger-Schuster, B. (2016). The association of posttraumatic stress disorder, complex posttraumatic stress disorder, and borderline personality disorder from a network analytical perspective. *Journal of Anxiety Disorders, 43*, 70–78. https://doi.org/10.1016/j.janxdis.2016.09.002

McElroy, E., Shevlin, M., Murphy, S., Roberts, B., Makhashvili, N., Javakhishvili, J., Bisson, J., Ben-Ezra, M. & Hyland, P. (2019). ICD-11 PTSD and complex PTSD: structural validation using network analysis. *World Psychiatry, 18*(2), 236–237. https://doi.org/10.1002/wps.20638

Prigerson, H.G., Kakarala, S., Gang, J. & Maciejewski, P.K. (2021). History and status of prolonged grief disorder as a psychiatric diagnosis. *Annual Review of Clinical Psychology, 17*(1), 109–126. https://doi.org/10.1146/annurev-clinpsy-081219-093600

Redican, E., Nolan, E., Hyland, P., Cloitre, M., McBride, O., Karatzias, T., Murphy, J. & Shevlin, M. (2021). A systematic literature review of factor analytic and mixture models of ICD-11 PTSD and CPTSD using the International Trauma Questionnaire. *Journal of Anxiety Disorders, 79*, 102381. https://doi.org/10.1016/j.janxdis.2021.102381

Robinaugh, D.J., Mauro, C., Bui, E., Stone, L., Shah, R., Wang, Y., Skritskaya, N.A., Reynolds, C.F., Zisook, S., O'Connor, M., Shear, K. & Simon, N.M. (2015). Yearning and its measurement in complicated grief. *Journal of Loss and Trauma, 21*(5), 410–420. https://doi.org/10.1080/15325024.2015.1110447

Sachser, C., Keller, F. & Goldbeck, L. (2016). Complex PTSD as proposed for ICD-11: Validation of a new disorder in children and adolescents and their response to trauma-focused cognitive behavioral therapy. *Journal of Child Psychology and Psychiatry, 58*(2), 160–168. https://doi.org/10.1111/jcpp.12640

Seim, A.R., Jozefiak, T., Wichstrøm, L. & Kayed, N.S. (2019). Validity of reactive attachment disorder and disinhibited social engagement disorder in adolescence. *European Child & Adolescent Psychiatry, 29*(10), 1465–1476. https://doi.org/10.1007/s00787-019-01456-9

Seim, A.R., Jozefiak, T., Wichstrøm, L., Lydersen, S. & Kayed, N.S. (2020). Reactive attachment disorder and disinhibited social engagement disorder in adolescence: Co-occurring psychopathology and psychosocial problems. *European Child & Adolescent Psychiatry, 31*(1), 85–98. https://doi.org/10.1007/s00787-020-01673-7

Shear, M.K. (2015). Complicated grief. *New England Journal of Medicine, 372*(2), 153–160. https://doi.org/10.1056/nejmcp1315618

Shevlin, M., Hyland, P., Ben-Ezra, M., Karatzias, T., Cloitre, M., Vallières, F., Bachem, R. & Maercker, A. (2019). Measuring ICD-11 adjustment disorder: the development and initial validation of the International Adjustment Disorder Questionnaire. *Acta Psychiatrica Scandinavica, 141*(3), 265–274. https://doi.org/10.1111/acps.13126

Tsai, W., Kuo, S., Wen, F., Prigerson, H.G. & Tang, S.T. (2018). Prolonged grief disorder and depression are distinct for caregivers across their first bereavement year. *Psycho-Oncology, 27*(3), 1027–1034. https://doi.org/10.1002/pon.4629

6 Störungen durch Substanzgebrauch

John B. Saunders

6.1 Einführung

Störungen durch Substanzgebrauch gehören weltweit zu den wichtigsten Morbiditäts- und Mortalitätsursachen. Alkohol ist weltweit für 3 Millionen Todesfälle und 5,1 % der globalen Krankheitslast verantwortlich. Er ist die Hauptursache für vorzeitige Sterblichkeit und Behinderungen unter 15- bis 49-Jährigen und für 10 % der Todesfälle in dieser Altersgruppe (World Health Organization (WHO), 2018). Tabak mit Nikotin als pharmakologischem Suchtfaktor, normalerweise in Form von Zigaretten konsumiert, führt zu 8,7 Millionen Toten und 7,9 % der globalen Krankheitslast (World Health Organization (WHO), 2021a). Bei den 25- bis 49-Jährigen verursacht der Drogenkonsum 2,9 % der globalen Krankheitslast (Murray et al., 2020), die Zahl der Todesfälle ist im letzten Jahrzehnt um 70 % gestiegen, wobei 70 % davon auf Opioide zurückzuführen sind (United Nations Office on Drugs and Crime, 2021). Auch verordnete Opioide, Sedativa oder Hypnotika zeigen eine signifikante Morbidität und Mortalität.

Die Weltgesundheitsorganisation, die für die Erstellung, Überarbeitung und Aktualisierung der Internationalen statistischen Klassifikation der Krankheiten und verwandter Gesundheitsprobleme (ICD) verantwortlich ist, vertritt beim Substanzgebrauch **einen auf die öffentliche Gesundheit gerichteten Ansatz** und unterstützt eine **Strategie zur Minimierung des Gesamtschadens** (Poznyak et al., 2017). In der 11. Überarbeitung der ICD (ICD-11), die von der Weltgesundheitsversammlung im Mai 2019 bewilligt (WHO, 2019) und 2021 in erweiterter Form für psychische Störungen veröffentlicht wurde, werden Störungen durch Substanzgebrauch zusammen mit Störungen durch Verhaltenssüchte in der neuen Gruppierung „Störungen durch Substanzgebrauch oder Verhaltenssüchte" zusammengefasst. In diesem Kapitel geht es um die „Störungen durch Substanzgebrauch" (WHO, 2021b) sowie um die wesentlichen substanzbezogenen Gesundheitsrisiken. Diesem Thema ist in der ICD-Klassifikation eine eigene Kategorie in Kapitel 23 und24 vorbehalten.

Mit diesem Kapitel werden mehrere **Ziele** verfolgt:

1. Beschreibung und Erläuterung der Hauptdiagnosen zum Substanzgebrauch, die in der ICD-11 enthalten sind;
2. kurzer historischer Abriss dieser Diagnose und des Verfahrens, mit dem die ICD-11-Diagnosen entwickelt und festgelegt wurden;
3. **Vergleich** der ICD-11-Diagnosen mit den entsprechenden Diagnosen in der **ICD-10** – dazu gehören auch Datenanalysen und Feldversuche;
4. **Vergleich** der ICD-11-Diagnosen mit den jeweils ähnlichsten Entsprechungen in der 5. Auflage des *Diagnostic and Statistical Manual of Mental Disorders* (**DSM-5**) (American Psychological Association (APA, 2013), das 2013 von der American Psychiatric Association veröffentlicht wurde.

Es gibt mehrere **Gründe die Zusammenfassung der verschiedenen** Störungen durch Substanzgebrauch in einer Gruppierung zusammenzufassen. Dazu gehören:

1) Die **wesentlichen Merkmale** dieser Störungen sind in der Regel bei allen erfassten

Substanzen gleich (Saunders & Latt, 2020). Mit wenigen Ausnahmen haben sie psychotrope Eigenschaften, die zumindest anfänglich angenehm sind. Bei Störungen wie Intoxikation und Entzug gibt es Variationen, die auf die unterschiedlichen pharmakologischen Eigenschaften der einzelnen Substanzen zurückzuführen sind (WHO, 2021b). Die „wenigen Ausnahmen" beruhen auf der Tatsache, dass die Gruppierung auch Störungen aufgrund nicht-psychotroper Substanzen wie Abführmittel und Wachstumshormone enthält, wenn diese wiederholt und nicht zu therapeutischen Zwecken eingenommen werden.

2) Diese Störungen weisen **Gemeinsamkeiten** auf, z.B. gemeinsame genetische Grundlagen, Verhaltensmechanismen und neurobiologische Mechanismen auf (WHO, 2004; Koob & Volkow, 2016).
3) Diese Störungen haben ähnliche **psychologische Vorgeschichten**, einschließlich der Auswirkungen negativer Erfahrungen wie Missbrauch und Trauma, sowie Komorbiditäten (Saunders et al., 2016).
4) Es bestehen ähnliche **soziokulturelle Einflüsse**, die sich auf die Entwicklung und Ausprägung dieser Störungen auswirken. Dementsprechend können soziokulturelle Faktoren die Unterschiede (Room, 2006) in der Wirkung bestimmter Substanzen auf Personen und Populationen aufgrund unterschiedlicher Kulturen erklären, etwa Kokain und Kava.
5) Für die **Ermittlung des Konsumumfangs** (I), des Vorhandenseins einer Abhängigkeit (Sucht) (II) und physischer oder psychischer Schäden (III) kommen ähnliche Untersuchungsmethoden zur Anwendung (Saunders et al., 2016).
6) Für die **Behandlung** dieser Störungen (Saunders et al., 2016), einschließlich Psychotherapien (I), psychosozialer Unterstützung (II) und Selbsthilfe, bzw. gegenseitige Unterstützung (III), der Akzeptanz der persönlichen Verantwortung (IV) und der förderlichen Veränderungen des Umfelds (V) werden ähnliche Verfahren angewandt, die Arbeit, Unterkunft, Wohnsitz und kulturelles Verständnis umfassen können. Die medikamentöse Behandlung unterscheidet sich häufig je nach Substanzgruppe und entspricht deren unterschiedlicher pharmakologischer und neurobiologischer Wirkung, es gibt jedoch auch Medikamente, die für unterschiedliche Störungen eingesetzt werden.

6.2 Hintergrund und Einflüsse auf ICD-11

Die Vorgängerin der ICD-11, die **ICD-10**, wurde **1992** in zweierlei Gestalt herausgegeben. Die erste Veröffentlichung umfasste Kurzbeschreibungen nicht nur von psychischen und Verhaltensstörungen, sondern von allen Erkrankungen des Menschen (WHO, 1992b). Danach wurden 1992 von der WHO die *Klinischen Beschreibungen und klinisch-diagnostischen Leitlinien* herausgebracht (*Clinical Descriptions and Diagnostic Guidelines* (**CDDG**) oder „Blaues Buch"), das psychische und Verhaltensstörungen abdeckte (einschließlich Störungen durch Substanzgebrauch) und inhaltlich deutlich erweitert worden war. Ziel war es, ein gleichwertiges Pendant zum DSM zu schaffen. Im Jahr darauf wurde ein dritter Band veröffentlicht *Diagnostische Kriterien für die Wissenschaft* (*Diagnostic Criteria for Research* (**ICD-10 DCR**) (WHO, 1993). Es sollte die CDDG insbesondere für die Bestimmung von Teilnehmenden an wissenschaftlichen Studien, inklusive klinischen Studien, durch detailliertere und spezifischere Kriterien ergänzen. In den Jahren nach der Veröffentlichung der ICD-10 wurden zahlreiche Studien durchgeführt, die die diagnostische Nützlichkeit im Vergleich zu den vorherigen ICD-Revisionen und zur vierten Auflage des DSM (DSM-IV) (Hasin et al., 1997) sowie den Einfluss unterschiedlicher diagnostischer Instrumente untersuchten (Pull et al., 1997).

Mitte des Jahres **2000** wurde die **Erarbeitung der ICD-11** mit einigen Beratungsteams und der Erstellung von Diskussionspapieren (*green papers*) eingeleitet. 2010 wurde die Arbeitsgruppe „Substanzgebrauchsstörungen" eingerichtet. Bei ihren Treffen wurden Zusammenfassungen der relevanten Forschungsliteratur vorgestellt und diskutiert. Entwürfe für die Beschreibungen und diagnostischen Leitlinien der wichtigsten Diagnosen, die voraussichtlich Eingang in die ICD-11 finden würden, wurden in Auftrag gegeben. Auf wissenschaftlichen Tagungen wurden die vorläufigen diagnostischen Leitlinien vorgestellt (Poznyak, 2014; Saunders, 2014) und auf der ICD-11-Entwicklungsplattform der WHO-Website öffentlich für Stellungnahmen zugänglich gemacht. Dadurch sollte ein möglichst umfassendes und transparentes Beratungsverfahren sichergestellt werden. Im Global Clinical Practice Network (GCPN) mit über 16 000 klinisch Tätigen weltweit wurden die vorgeschlagenen Beschreibungen kommentiert (Reed et al., 2015). Die Beiträge wurden von der *Alcohol, Drugs and Addictive Behaviour Unit* der Abteilung *Mental Health and Substance Use* (MSD) sowie von der *Classification and Terminologies Unit* der WHO geprüft.

In einer frühen Phase wurden, ähnlich wie beim DSM-5-Verfahren, die Daten ausgewählt, die für eine Sekundärdatenanalyse von Interesse sein könnten (Cottler & Grant, 2006; Saunders & Cottler, 2007). Anschließend führte die World Mental Health Survey Initiative (WMHS Initivative) in zehn Ländern Sekundäranalysen durch (Degenhardt et al., 2019). Zusätzlich wurden die Daten aus Einzelstudien analysiert, deren Items die wichtigen Substanzgebrauch-Diagnosen nach ICD und DSM erfassen konnten (Lago et al., 2016). Es wurden Konkordanzberechnungen für Vermutungsdiagnosen nach ICD-11 im Vergleich mit ihren ähnlichsten Entsprechungen in der ICD-10, DSM-IV und DSM-5 vorgenommen. Diese Daten beinhalteten sowohl klinische wie allgemeine Bevölkerungserhebungen (Degenhardt et al., 2015).

Bis Anfang 2019 lagen die letzten Entwürfe für die Kurzdefinitionen (ICD-11 für Mortalitäts- und Morbiditätsstatistiken (**ICD-11 MMS**) und die ICD-11 Clinical Descriptions and Diagnostic Requirements (**CDDR**) für Störungen durch Substanzgebrauch zur weiteren Beurteilung vor.

Darauf folgte eine 18-monatige Phase mit Feldversuchen, die weitgehend vom weltweiten Netzwerk der mit der WHO kooperierenden Zentren durchgeführt wurde. Das Feedback erfolgte mit Hilfe eines strukturierten Fragebogens mit Freitextfeldern, die von den kooperierenden Zentren zusammengetragen, auf einer Konsensuskonferenz vorgestellt und schließlich im WHO-Hauptsitz vorgelegt wurden.

Das **Ergebnis** all diesen Inputs war die Änderung einiger Beschreibungsdetails und vor allem der Subkategorien und Spezifizierungen. So waren beispielsweise im CDDR-Entwurf vom März 2019 zwei Zeiträume für die Diagnose Substanzabhängigkeit angegeben, nämlich allgemein mindestens 12 Monate, allerdings kann die Diagnose auch gestellt werden, wenn „der Gebrauch kontinuierlich (täglich oder fast täglich) für mindestens einen Monat" erfolgt. Nach den Rückläufen aus den Zentren, die die Feldversuche vornahmen, wurde der zweite Zeitraum auf drei Monate erhöht.

6.3 Das Spektrum an Substanzen

In der ICD-11 (WHO, 2019, 2021b) werden **14 Substanzen bzw. Substanzgruppen** aufgeführt und mit eigenen Kodierungen versehen. Das ist eine Erweiterung gegenüber den 9 in der ICD-10 gelisteten Substanzen (WHO, 1992b, 1992a). **Tabelle 6-1** zeigt die Substanzklassen der ICD-11 nach ihrer primären pharmakologischen Wirkung.

Die erste Aufgabe bei der **Erstellung einer Diagnose** nach ICD-11 besteht darin, die vorherrschende Substanz bzw. Substanzgruppe zu identifizieren; die zweite ist die Bestimmung

Tabelle 6-1: Substanzklassen nach ihrer pharmakologischen Wirkung

ZNS dämpfend	ZNS stimulierend	Sonstige oder gemischte ZNS-Wirkungen
• Alkohol • Sedativa, Hypnotika und Anxiolytika • Opioide • Inhalative Suchtmittel	• Nikotin • Kokain • Stimulanzien (einschließlich Amphetamine und Methamphetamine) • Synthetische Cathinone • Koffein	• Cannabis • Synthetische Cannabinoide • MDMA und verwandte Drogen • Halluzinogene • Dissoziative Drogen (z. B. Ketamin und Phencyclidin (PCP))

ZNS, Zentrales Nervensystem

des vorliegenden klinischen Syndroms (oder der Syndrome). Der Grund für diese Reihenfolge und die Konzentration auf die Substanz im ICD-System hat sowohl klinische wie gesundheitspolitische Gründe. Eine zentrale Aufgabe der weltweiten Gesundheitssysteme und der WHO ist die Überwachung des Auftretens und der Prävalenz bestimmter Formen des Substanzgebrauchs und ihrer gesundheitlichen Auswirkungen. Hier gibt es über die Jahre erhebliche Veränderungen und große Unterschiede zwischen den Ländern. Für die nationalen Gesundheitssysteme und global gesehen ist es wichtig, die Konsumverhaltensmuster zu kennen.

Zusätzlich zu diesen näher bezeichneten Substanzen sieht die ICD-11 die Diagnose von Störungen durch „andere näher bezeichnete psychotrope Substanzen“ und, gesondert, von Störungen durch „nicht-psychotrope Substanzen“ vor.

6.4 Die Hierarchie des Substanzgebrauchs und seiner Störungen

Innerhalb von Gesellschaften gibt es eine große **Bandbreite beim Gebrauch** psychotroper Substanzen (Edwards et al., 1981; Paton et al., 1981). Sie reicht für jede einzelne Person und jede Substanz von 1) Nullkonsum, (2) Konsum mit geringem Risiko (z. B. geringer und unregelmäßiger Alkoholkonsum), (3) gefährlichem („riskantem“) Konsum (Edwards et al., 1981), bei dem Ausmaß, Häufigkeit oder Konsummuster nachgewiesenermaßen – aufgrund von epidemiologischen oder klinischen Studien – das Risiko von Folgeschäden bergen, selbst wenn noch keine akuten Nachweise einer Schädigung vorliegen, (4) ein einmaliger Konsum, der zu einem tatsächlichen Schaden geführt hat (Cherpitel et al., 2018), (5) regelmäßiger Konsum, der Schäden verursacht hat (Cherpitel et al., 2018) und (6) Abhängigkeit, wenn neurobiologische Veränderungen ein anhaltendes Verlangen nach der Substanz (Edwards & Gross, 1976) bzw. „Sucht“ bewirken. **Abbildung 6-1** zeigt diese Hierarchie sowie die vier wichtigsten Substanzgebrauch-Diagnosen in der ICD-11. Es ist davon auszugehen, dass eine dieser vier Diagnosen bei allen gestellt wird, die Gesundheitsprobleme aufgrund ihres Substanzkonsums haben.

Die Bedeutung dieses **Spektrums des Substanzkonsums** mit den **vier Hauptdiagnosen** in der ICD-11 dient dazu, die klinisch bedeutsamen Diagnosen zu identifizieren. Die hierarchische Gliederung orientiert sich an den Bedürfnissen und Maßnahmen im öffentlichen Gesundheitswesen, wie sie von der WHO formuliert wurden, und unterstützt ihren Kernauftrag, Schaden zu minimieren und die allgemeine Gesundheit zu fördern.

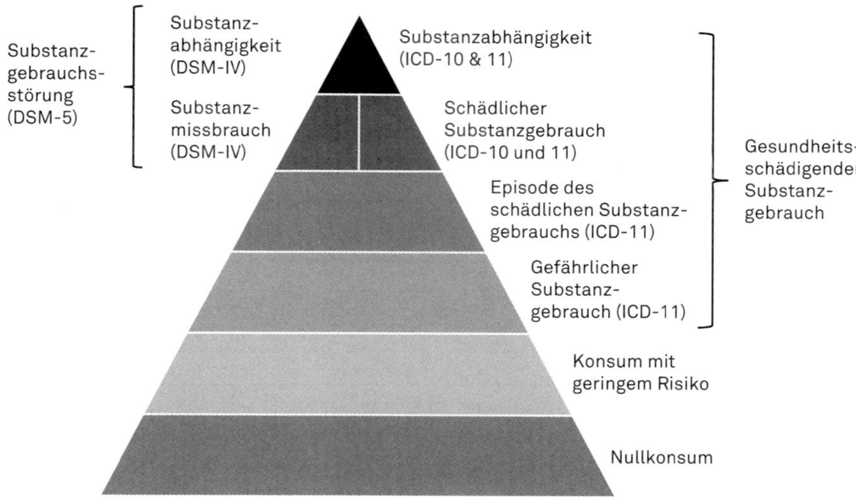

Abbildung 6-1: Das Spektrum von Substanzgebrauch und Störungen durch Substanzgebrauch mit den vier zugehörigen Hauptdiagnosen.

1. Es gibt ein gesellschaftliches Spektrum beim Substanzgebrauch und den Störungen durch Substanzgebrauch.
2. Es reicht für die einzelnen Substanzen vom Nullkonsum und Konsum mit geringem Risiko über gefährlichen Substanzgebrauch bis hin zu schädlichem Gebrauch und Substanzabhängigkeit.
3. Das Spektrum wird hier als „Pyramide" dargestellt.
4. Dies ist die Basis des Ansatzes der WHO.
5. Die oberen vier Ebenen stellen die Hauptdiagnosen zum Substanzkonsum dar, die sich gegenseitig ausschließen.

Für jede der Hauptdiagnosen gelten **andere Richtlinien, Strategien, Programme** und **Modelle der Leistungsbereitstellung** (Poznyak et al., 2018; Gastfriend & Mee-Lee, 2004). Die Primärprävention richtet sich speziell an alle jene, die aktuelle Nullkonsumenten sind oder nur mit geringem Risiko konsumieren. Ziel ist es, den Konsum oder dessen Eskalation zu verhindern und zu reduzieren, um kurz- und langfristig schädliche Folgen zu vermeiden (Poznyak et al., 2018). Screening und Kurzinterventionen richten sich vor allem an Personen, bei denen ein gefährlicher oder schädlicher Substanzgebrauch festgestellt wurde (bei leichten Schäden), mit dem Ziel, den Gebrauch auf ein niedrigeres Risikolevel zu drücken. Wurde eine Substanzabhängigkeit diagnostiziert, ist normalerweise eine umfassendere Untersuchung und ein detaillierter Behandlungsplan nötig, der in der Regel ein Programm aus Therapie, Rückfallprävention, (je nach Substanz) Agonisten-Medikation sowie die Beteiligung an Selbsthilfegruppen umfasst (Gastfriend & Mee-Lee, 2004). All diese Ansätze dienen dem Ziel der Schadenminimierung, dazu gehört auch die Strategie der Schadensreduktion

(MacMaster, 2004; Stockings et al., 2016), die darauf abzielt substanzbedingte Schäden zu reduzieren, obwohl die Person das bestehende Konsummuster aufrechterhält.

6.5 Die vier Hauptdiagnosen

Die vier Hauptdiagnosen werden im Folgenden besprochen. Sie sind nicht nur hierarchisch aufgebaut, sondern schließen sich auch gegenseitig aus. Es kann also jeweils nur eine dieser Diagnosen pro Substanz (oder Substanzgruppe) gestellt werden. Allerdings können bei derselben Person verschiedene Diagnosen für unterschiedliche Substanzen (oder Substanzgruppen) erhoben werden.

6.5.1 Gefährlicher Substanzgebrauch

„Gefährlicher Substanzgebrauch“, engl. *hazardous substance use*, ist eine neue Diagnose in der ICD-11. Sie hat kein Pendant in der ICD-10, obwohl erwogen wurde, sie aufzunehmen und sie seit den 1980er-Jahren ein fester Begriff in der WHO ist (Edwards et al., 1981). Sie ist ein Gesundheitsrisiko, keine Störung. Sie gehört zu den Hauptdiagnosen in der ICD-11, die am untersten Ende des Spektrums angesiedelt sind, doch, und das ist wichtig, sie beschreibt ein **Konsummuster mit dem Risiko von Folgeschäden.** Diese Diagnose ist in der ICD-11 nicht der Gruppierung mit der Überschrift „Störungen durch Substanzgebrauch oder Verhaltenssüchte“ zugeordnet. Sie gehört zu den in Kapitel 24 beschriebenen **„Faktoren, die den Gesundheitszustand beeinflussen oder zur Inanspruchnahme des Gesundheitswesens führen“**. „Gefährlicher Substanzgebrauch“ ist wie folgt definiert (World Health Organization, 2021b):

„Ein Konsummuster, dessen Frequenz und Quantität das Risiko schädlicher Folgen für die körperliche oder psychische Gesundheit der konsumierenden Person oder anderer Personen in einem Ausmaß erhöht, welches die Aufmerksamkeit und Beratung durch Fachpersonal aus dem Gesundheitsbereich rechtfertigt.“

Das erhöhte Risiko kann der Frequenz des Substanzgebrauchs geschuldet sein, der bei entsprechenden Gelegenheiten konsumierten Menge, der kumulativen Gesamtmenge der Substanz oder riskantem Verhalten bei Substanzgebrauch oder dem Gebrauchskontext (z. B. Konsum trotz der Bedienung von Maschinen oder elektrischen Geräten) oder einer Kombination dieser Verhaltensweisen. Das Risiko kann entweder im Hinblick auf kurzfristige Folgen des Substanzgebrauchs bestehen oder auf längerfristige kumulative Folgen auf die physische oder psychische Gesundheit und Funktionsfähigkeit.

Die Diagnose sollte vor allem dann gestellt werden, wenn epidemiologische Nachweise vorliegen, die ein Konsummuster oder ein bestimmtes Maß an Konsum mit künftigen Schäden assoziieren, z. B. bei einem Alkoholkonsum von mehr als 100 Gramm Alkohol pro Woche (Wood et al., 2018), da ein höherer Konsum mit einem progressiven Anstieg vielfältiger physischer und psychischer Konsequenzen und einer erhöhten Gesamtmortalität verknüpft ist. Die Diagnose kann gestellt werden, wenn klinisch Tätige feststellen, dass die Art des Substanzkonsums für den oder die Betroffene riskant ist.

6.5.2 Schädlicher oder episodenhafter schädlicher Substanzgebrauch

„Schädlicher Substanzgebrauch“, engl. *harmful substance use*, ist eine ICD-10-Diagnose, die im 6. Kapitel der ICD-11 durch zwei separate Diagnosen ersetzt wurde: „schädliches Verhaltensmuster bei Substanzgebrauch“, engl. *harmful pattern of use of alcohol*, und „Episode des schädlichen Substanzgebrauchs“, engl. *episode of harmful use of alcohol*.

6.5.2.1 Schädliches Verhaltensmuster bei Substanzgebrauch

Diese ICD-11-Diagnose soll ein **Verhaltensmuster bei Substanzgebrauch erfassen, das zu körperlichen oder psychischen Schäden geführt hat**, ohne dass die Person die diagnostischen Anforderungen für „Substanzabhängigkeit“ erfüllt. Sie entspricht somit der zweiten Dimension des ursprünglich zweidimensionalen Modells von Edwards et al. (1981; Edwards & Gross, 1976), das einen nachhaltigen Einfluss auf das nosologische Verständnis hatte. Sie kann auch als Sub-Abhängigkeitsdiagnose beschrieben werden.

In der ICD-11 ist sie wie folgt definiert:

- Ein Verhaltensmuster eines kontinuierlichen, wiederholten oder episodischen Gebrauchs einer psychotropen Substanz, das zu Folge hatte:
  - eine klinisch signifikante körperliche oder psychische Schädigung einer Person ... oder ein Verhalten, das die Gesundheit anderer schädigt.

Im Allgemeinen zeigt sich das Verhaltensmuster über 12 oder mehr Monate. Der zweite Teil der Definition stellt eine Erweiterung gegenüber seinem Pendant in der ICD-10 dar, indem auch eine andere Person geschädigt worden sein kann, wenn der Schaden unmittelbar aus dem Verhalten der in Frage stehenden Person erfolgt. Häufig löst eine wiederholte Intoxikation Verhaltensweisen aus, die zur Schädigung weiterer Personen führen, aber sie kann auch auf Verhaltensweisen zurückgehen, die vom Zustand der Intoxikation unabhängig sind.

Die ICD-10-Diagnose „schädlicher Gebrauch" hatte keine direkte Entsprechung im DSM-IV, da der Substanzmissbrauch dort vor allem soziale Beeinträchtigungen umfasst. Entsprechend steht die ICD-11-Diagnose in keinem direkten Zusammenhang mit den „Störungen im Zusammenhang mit psychotropen Substanzen" des DSM-5.

Personen können geschädigt werden 1) durch ein mit der Intoxikation in Verbindung stehendes Verhalten (z. B. aggressives Verhalten, psychomotorische Beeinträchtigungen, die zu Verletzungen führen), 2) direkte oder sekundäre toxische Effekte auf Organe und Körpersysteme (z. B. akute Gastritis, chronische Lebererkrankung, Verschlechterung von Vorerkrankungen) oder 3) eine schädliche Verabreichungsform, zum Beispiel bei injizierendem Drogenkonsum. Die Schädigung der Gesundheit anderer Personen kann in jeder Form körperlichen Schadens (z. B. Verletzungen durch Fahren unter Drogeneinfluss) oder einer psychischen Störung (z. B. posttraumatische Belastungsstörung infolge eines Angriffs durch die Person) erfolgen.

Es ist anzumerken, dass viele Bewertungsfragebögen körperliche und psychische Gesundheitsprobleme aufgrund von Substanzgebrauch nicht erfassen, was sicherlich zu einer Unterdiagnostik des schädlichen Substanzgebrauchs (ICD-10) in den in der Forschungsliteratur veröffentlichten Studien geführt hat.

6.5.2.2 Episode des schädlichen Substanzgebrauchs

Die „Episode des schädlichen Substanzgebrauchs" ist eine neue Diagnose in der ICD-11. Sie wurde aufgenommen, um eine Lücke in der Klassifikation zu schließen, sofern keine Diagnose zur Verfügung steht, um **Schäden durch Substanzgebrauch** (an der eigenen oder einer anderen Person) zu erfassen, **wenn es keine bekannten Verhaltensmuster gibt**, die den Leitlinien für „schädlicher Substanzgebrauch" oder „Abhängigkeitssyndrom" entsprechen. Die Diagnose findet vorwiegend in der Notfallversorgung Anwendung oder wenn keine detaillierten Informationen über die Vorgeschichte des Substanzgebrauchs vorliegen, weil der Patient zu krank (z. B. bewusstlos) ist oder es aus anderen Gründen nicht möglich ist, eine detaillierte Anamnese zu erheben und keine zusätzlichen Informationen verfügbar sind. Studien von Patienten aus Notaufnahmen in 21 Ländern zeigten eine Prävalenz der „Episode schädlichen Alkoholgebrauchs" von 16,3 % der Patienten (Cherpitel & Poznyak, 2018).

Sobald mehr Informationen über vorhergehende Konsummuster verfügbar sind, kann die Diagnose entsprechend durch die Diagnose „schädlicher Substanzgebrauch" oder „Substanzabhängigkeit" ersetzt werden.

6.5.3 Substanzabhängigkeit

An oberster Stelle der Hierarchie steht die „Substanzabhängigkeit", engl. *substance dependence*. Diese Diagnose gab es bereits in der

ICD-10 (WHO, 1992b, 1992a) und dem DSM-IV (APA, 1994), und war zuvor schon Teil der Überarbeitung der dritten Auflage (DSM-III-R) (APA, 1987). Sie entspricht im ICD-System am ehesten den alten Begriffen „Sucht“ oder „Alkoholismus“, doch der Begriff ist deutlich spezifischer als seine Vorgänger. In der ICD-11 (WHO, 2019) wird der Begriff zum ersten Mal definiert als:

„Eine Störung der Steuerung des Substanzgebrauch als Folge von wiederholtem oder kontinuierlichen Konsum, die aus einem starken inneren Verlangen besteht, die Substanz zu konsumieren.“

Das **„innere Verlangen“** (*internal drive*) ist eine Folge neurobiologischer Veränderungen (WHO, 2004; Koob & Volkow, 2016), die sich zunächst adaptiv entwickeln, dann aber maladaptiv werden und sich zunehmend verfestigen.

Die Diagnose erfordert ein **Konsummuster**, das sich in zwei oder mehr der folgenden wesentlichen Merkmale manifestiert:

- eingeschränkte Fähigkeit zur Kontrolle des Substanzgebrauchs;
- zunehmende Priorisierung (oder Vorrang) des Substanzkonsums vor anderen Aktivitäten, so dass der Substanzgebrauch trotz Schäden oder negativer Folgen fortgesetzt wird; und
- physiologische Merkmale, die auf eine neuronale Adaption an die Substanz hinweisen, inklusive (i) Toleranz, (ii) Entzugserscheinungen oder (iii) Gebrauch, um die Entzugserscheinungen abzuwenden oder zu lindern.

Es wird häufig ein subjektives Gefühl des starken Verlangens („Craving“), die Substanz zu konsumieren, erlebt, dies ist jedoch kein zwingendes Merkmal. In der Beschreibung wird ein Zeitraum von mindestens 12 Monaten angegeben, doch kann die Diagnose bei kontinuierlichem Gebrauch auch bereits nach 3 Monaten gestellt werden.

Die Beschreibung und die diagnostischen Anforderungen der ICD-11 für die Substanzabhängigkeit stellen eine Rationalisierung und Vereinfachung der entsprechenden diagnostischen Merkmale der ICD-10 dar (WHO, 1992a). Während letztere drei oder mehr der sechs wesentlichen Merkmale für die Diagnose erforderte, nennt die ICD-11 lediglich drei Hauptmerkmale, von denen mindestens zwei für die Diagnose vorliegen müssen. Diese Vereinfachung soll dazu dienen, das Verständnis und die Verwendung dieser Diagnosen zu fördern und vor allem auch die Kommunikation zwischen klinisch Tätigen und Patienten zu erleichtern.

Eine solche Vereinfachung musste empirisch untermauert werden. Deshalb wurden während der Entwicklungsphase der ICD-11 Sekundärdatenanalysen durchgeführt, um die Übereinstimmung der Vorschläge für die neuen diagnostischen Anforderungen mit der ICD-10 sowie der Substanzabhängigkeit im DSM-IV zu messen. Die Konkordanzraten waren, gemessen am Kappa-Koeffizienten, mit durchschnittlich 0,95 für die Diagnosen Alkohol- und Cannabisabhängigkeit zwischen den ICD-11-Versionen und denen in der ICD-10 und im DSM-IV extrem hoch (Degenhardt et al., 2019; Lago et al., 2016).

6.5.3.1 Die Komponenten der Substanzabhängigkeit

Substanzabhängigkeit ist eine häufige Diagnose. Die meisten Patienten, die in spezialisierten Einrichtungen wegen einer Substanzgebrauchsstörung behandelt werden, haben wahrscheinlich diese Diagnose. Bei der Beurteilung, ob ein Patient die Anforderungen für die Diagnose erfüllt, sollten klinisch Tätige den Kontext mit einbeziehen, in dem die **drei diagnostischen Anforderungen** angewendet werden können.

Die **„eingeschränkte Fähigkeit zur Kontrolle“** bezieht sich in der Regel auf eine typische Episode des Substanzgebrauchs. Bei der Diagnosestellung sollte man zu klären versuchen, ob (i) die zu erwartende Menge überschritten wurde und zu Intoxikation oder Handlungsunfähigkeit geführt hat, (ii) die beabsichtigte Zeitspanne überschritten wurde, (iii) Schwierigkeiten, den Konsum einzustellen, dazu führten, (iv) die Episode unter unangemessenen Umständen stattfand oder (v) es eine von mehreren wiederkehrenden Episoden war.

Im Gegensatz dazu ist für die „**zunehmende Priorisierung**" eine Langzeitperspektive erforderlich. Der entscheidende Begriff ist „zunehmende". Das ist nicht dasselbe wie eine „stärkere" Priorisierung als für andere Dinge zu einem bestimmten Zeitpunkt. Es ist ein längerfristiger Nachweis nötig, dass die Priorisierung des Substanzgebrauchs zunimmt und dies in einem Maße, dass er Vorrang vor anderen Lebensbereichen, anderen Aktivitäten und bisherigen Belohnungen und Pflichten gewinnt. Im Grunde heißt es, dass der Gebrauch der Substanz zum „Mittelpunkt" des Lebens der Person wird und sie ihre Aktivitäten und Pflichten an den Rand drängt. Zunehmende Priorisierung liegt auch vor, wenn die Person den Substanzgebrauch fortsetzt oder erhöht, obwohl es ihrer Gesundheit schadet und trotz schädlicher Folgen.

Zusätzliche „physiologische Merkmale" als drittes Hauptmerkmal treten je nach Substanz in unterschiedlichem Maß auf. Sie tragen zur Diagnose bei, sind aber keine notwendige diagnostische Anforderung. Das liegt daran, dass es bei bestimmten Substanzen keine Toleranz und vor allem keine Entzugserscheinungen zu geben scheint, z. B. gibt es keine bekannten Entzugssymptome bei Halluzinogenen. Physiologische Merkmale allein sind für die Diagnose Substanzabhängigkeit auch nicht ausreichend. Wenn etwa bei der Verschreibung von Opioiden bei anhaltenden Schmerzen im Zusammenhang mit einer Tumorerkrankung eine erhöhte Toleranz und Entzugserscheinungen zu erwarten sind, sollte die Diagnose einer Substanzabhängigkeit nur gestellt werden, wenn zugleich ein wesentliches Verhaltensmerkmal vorliegt, insbesondere „eingeschränkte Fähigkeit zur Kontrolle" oder „zunehmende Priorisierung vor anderen Aktivitäten". In diesem Zusammenhang wäre das „Ärztehopping", um an verschreibungspflichtige Medikamente zu gelangen, ein Indiz für die zunehmende Priorisierung. Ein solches Vorgehen ist bei Tumor-Patienten ungewöhnlich, selbst wenn die Opioid-Dosis extrem hoch ist, sehr viel häufiger ist es dagegen bei Patientinnen und Patienten, die Opioide gegen chronische, nicht-maligne Schmerzen verordnet bekommen.

Eine diagnostische Leitlinie zur Substanzabhängigkeit in der ICD-10 war das starke Verlangen („Craving"), das auch in das DSM-5 aufgenommen wurde. Dies ist eine typische Erfahrung vieler Patientinnen und Patienten mit Substanzabhängigkeit, sein Auftreten ist jedoch von Substanz zu Substanz sehr unterschiedlich und wird von sozialer Erwünschtheit beeinflusst. Zudem scheint die Bedeutung der kognitiven Erfahrung in einige Sprachen schwer zu übersetzen zu sein. Daher wurde es aus der ICD-11-Definition der Substanzabhängigkeit gestrichen. Datenanalysen zeigten, dass die Weglassung die diagnostische Konkordanz und Prävalenz nicht beeinflusste. Vorangegangene Analysen im Verhältnis zum DSM-5 zeigten, dass es die DSM-5-Diagnose „Störungen im Zusammenhang mit psychotropen Substanzen" weder erhöhte noch verringerte (Hasin et al., 2013).

6.5.3.2 Substanzabhängigkeit und Schäden

Die Diagnose der Substanzabhängigkeit in der ICD-11 erfordert keine physischen oder psychischen Schäden bei der betroffenen Person. In diesem Punkt wurde das ursprüngliche, zweidimensionale Modell (Edwards & Gross, 1976) beibehalten. Natürlich treten physische und psychische Schäden bei Patienten, die die Kriterien für Substanzabhängigkeit erfüllen, sehr häufig auf: in mehr als 90 % der Fälle. Mit der Diagnose der Substanzabhängigkeit nach ICD-11 können spezifische Schäden wie **substanzinduzierte psychische Störungen** und **substanzbedingte physische Störungen** und Verletzungen gesondert diagnostiziert werden, was für die vollständige diagnostische Beurteilung empfohlen wird.

6.6 Vergleiche mit ICD-10 und DSM-5

Wie bereits erwähnt ist die Konkordanz der Diagnose „Substanzabhängigkeit" in der ICD-11 mit ihrem Pendant in der ICD-10 sehr hoch. Im World Mental Health Survey (WMHS), für den 8841 Personen aus 10 Ländern befragt wurden, lag die Konkordanz der ICD-11-Alkoholabhängigkeit (drei diagnostische Anforderungen) mit dem Pendant in der ICD-10 (sechs diagnostische Leitlinien) bei 0,95 (Kappa-Koeffizient) (Lago et al., 2016). Die Konkordanz der ICD-11-Cannabis-Abhängigkeit mit ihrem Pendant in der ICD-10 lag bei 0,99 (Lago et al., 2016). Auch die Konkordanzraten bei den verschriebenen Opioiden waren hoch (Degenhardt et al., 2015).

Die Konkordanzkoeffizienten für die Vergleiche mit DSM-IV-Diagnosen sind ähnlich hoch. Für die Alkoholabhängigkeit lag der Kappa-Koeffizient bei 0,99, für die Cannabis-Abhängigkeit bei 0,96 (Lago et al., 2016). (Im Gegensatz dazu gab es nur eine mäßige Übereinstimmung mit der Substanzgebrauchsstörung des DSM-5, was angesichts der Erweiterungen der Diagnose gegenüber dem DSM-IV nicht weiter verwunderlich ist.) Selbst wenn die Analysen auf Personen mit mittlerer bzw. schwerer Alkoholkonsumstörung nach DSM-5 beschränkt wurden, die als die der ICD-Alkoholabhängigkeit ähnlichste DSM-Diagnose gilt, betrug der Kappa-Wert nur 0,63 (Degenhardt et al., 2019). Für den Vergleich mit mittlerer bzw. schwerer Cannabisabhängigkeit nach DSM-5 betrug der Kappa-Wert 0,70 (Lago et al., 2016).

Auch Prävalenzvergleiche zeigen eine breite Übereinstimmung zwischen den beiden ICD-Diagnosekategorien. Die Prävalenz der ICD-11-Alkoholabhängigkeit in den WMHS-Daten lag bei 6,8 %, verglichen mit 6,1 % nach der ICD-10 (Degenhardt et al., 2019). Die Ergebnisse waren beim Vergleich mit der DSM-5-Alkoholkonsumstörung (Prävalenz von 31,0 %) und mit der mittelschweren bzw. schweren Untergruppierung (Prävalenz von 13,1 %) sehr unterschiedlich. Die Prävalenz der ICD-11-Cannabisabhängigkeit lag bei 10,4 %, verglichen mit 10,2 % nach ICD-10, aber bei 28,1 % bei der DSM-5-Cannabisgebrauchsstörung und bei 15,9 % für die mittelschweren bzw. schweren Untergruppierungen (Degenhardt et al., 2019).

Im Einklang mit den meisten früheren Analysen für verschiedene Substanzen zeigten die konfirmatorischen Faktorenanalysen, dass die Alkohol- und Cannabis-ICD-11-Diagnosen am besten für ein einfaktorielles Modell der Substanzabhängigkeit geeignet waren.

6.7 Zusätzliche Diagnosen zum Substanzgebrauch in der ICD-11

Zur Erfassung spezieller klinischer Syndrome sind einige zusätzliche Diagnosen verfügbar. Dazu gehören die „**Substanzintoxikation**" (eine Umbenennung der „akuten Intoxikation" in der ICD-10), „**Substanzentzug**" sowie verschiedene substanzinduzierte psychische Störungen (WHO, 2019, 2021b).

„Substanzintoxikation" ist auf alle vierzehn Substanzen (Gruppen) anwendbar. Die ICD-11 listet für jede Substanz die spezifischen Merkmale für die Substanzintoxikation auf. Genauso wurden auch die für die jeweilige Substanz (Gruppe) spezifischen Entzugssyndrome beschrieben, mit Ausnahme einiger, wie zum Beispiel die Halluzinogene, für die es keine bekannten Entzugssyndrome gibt.

Vier **substanzinduzierte psychische Störungen** können bei allen vierzehn Substanzen (Gruppen) diagnostiziert werden, und zwei zusätzliche sind speziell für verschiedene Psychostimulanzien verfügbar. Diese Zusatzdiagnosen können nach Bedarf zusätzlich zu einer der Hauptdiagnosen gestellt werden.

In Ergänzung zu diesen Hauptdiagnosen und den zusätzlichen Diagnosen können **weitere Diagnosen** über neurokognitive und psychomotorische Störungen gestellt werden, ebenso wie „Schlaf-Wach-Störungen" und „sexuelle Dysfunktion". Diese „sonstigen" Diagnosen sind primär anderen Kapiteln der ICD-11 zugeordnet, es gibt jedoch Querverweise im Hauptkapitel über Substanzstörungen. Außerdem kann eine ganze Reihe physischer Störungen sowie Verletzungen diagnostiziert werden. Dementsprechend finden sich diese Diagnosen in den Kapiteln der ICD-11 zum jeweiligen Organ, Körpersystem oder der Verletzung.

6.7.1 Substanzintoxikation

Alle spezifischen Substanzen (**Tabelle 6-1**) können zu einer Intoxikation führen. Diese reicht von leichtgradigen, aber klinisch relevanten Formen bis hin zu schwergradigen Intoxikationen, bei denen das Leben der betroffenen Person ernsthaft gefährdet sein kann. Die Merkmale einer Substanzintoxikation, engl. *substance intoxication,* entsprechen in der Regel den primären pharmakologischen Wirkungen der Substanz, das sind (i) zentralnervöse Beruhigungsmittel, (ii) zentralnervöse Stimulanzien und (iii) Substanzen mit anderer oder gemischter Wirkung. Dazu gehören Empathogene, Halluzinogene und dissoziative Drogen und solche mit beispielsweise gemischt stimulierenden und halluzinogenen Eigenschaften (Tabelle 6-1).

Substanzintoxikation wird in der ICD-11 definiert als **zeitlich begrenzte Wirkungen von hohen Dosen psychotroper Substanze**n. In der Regel handelt es sich dabei um einzelne Episoden des Substanzkonsums. Bei wiederholtem und fortgesetztem Konsum können Betroffene jedoch auch über längere Zeiträume hinweg Intoxikationssymptome zeigen, bis der Gebrauch eingestellt wird.

Die allgemeine Definition der Substanzintoxikation in der ICD-11 lautet:

- Vorübergehende und klinisch signifikante Bewusstseins-, Kognitions-, Wahrnehmungs-, Affekt-, Verhaltens- oder Koordinationsstörungen, die während oder kurz nach der Einnahme einer Substanz auftreten.

In der allgemeinen Definition werden darüber hinaus keine spezifischen Merkmale genannt. Stattdessen gibt es in den klinischen Beschreibungen und diagnostischen Anforderungen (CDDR) Tabellen mit den für jede der vierzehn Substanzen (bzw. Substanzgruppen) typischen Intoxikationsmerkmalen.

Substanzintoxikation ist eine klinische Diagnose. Sie kann durch Nachweis der Substanz oder von Metaboliten im Urin, im Blut oder einer anderen Körperflüssigkeit gestützt werden, doch sollte die Diagnose nicht allein auf dem Vorhandensein oder dem Spiegel einer Substanz beruhen. Die in der Definition spezifizierten Merkmale und detaillierten Beschreibungen müssen vorliegen.

6.7.2 Substanzentzug

Auch für den Substanzentzug, engl. *substance withdrawl*, gibt es in der ICD-11 eine allgemeine Definition, dass er nämlich **bei manchen Personen mit Substanzabhängigkeit** auftritt (oder bei Personen mit längerem und/oder starkem Substanzkonsum, die diese Diagnose nicht erhalten haben), **wenn sie den Gebrauch einstellen oder reduzieren.** Die spezifischen Merkmale des Substanzentzugs hängen von den pharmakologischen Eigenschaften der jeweiligen Substanz ab. Häufig bewirken sie das Gegenteil der akuten Wirkungen, z. B. sind Lethargie und Trägheit typische Merkmale eines Stimulanzienentzugs. Die Merkmale sollten mit den bekannterweise auftretenden Merkmalen beim Absetzen oder Reduzieren der jeweiligen Substanz übereinstimmen. Die Merkmale variieren in Art, Schwere und Dauer, doch es liegen detaillierte Beschreibungen der einzelnen Entzugssyndrome vor. Die Diagnose „Substanzentzug" kann auch gestellt werden, wenn diese Merkmale bei der Einnahme von verschriebenen psychotropen Medikamenten (z. B. Opioide, Anxiolytika, Stimulanzien) auftreten, selbst wenn diese in therapeutischen Standarddosen eingenommen wurden.

Wie bereits erwähnt, ist der Substanzentzug eines der physiologischen Merkmale, die zur Diagnose „Substanzabhängigkeit" beitragen können, führt jedoch nicht automatisch zu dieser Diagnose.

6.7.3 Substanzinduzierte psychische Störungen

Die ICD-11 stellt Diagnosen verschiedener psychischer Störungen bereit, bei denen man davon ausgeht, dass sie durch **psychotrope Substanzen** ausgelöst werden. Dazu gehören:
- substanzinduziertes Delir,
- substanzinduzierte psychotische Störungen,
- substanzinduzierte Verhaltensstörungen und
- substanzinduzierte Angststörungen.

Diese gelten für alle Substanzen bzw. Substanzgruppen. Zwei Störungen betreffen nur **Psychostimulanzien**:
- substanzinduzierte Zwangsstörung und
- substanzinduzierte Impulskontrollstörung.

Darüber hinaus sieht die ICD-11 an anderer Stelle „Schlaf-Wach-Störungen" und die „sexuelle Dysfunktion" vor, die als substanzinduziert diagnostiziert werden können.

Substanzinduzierte psychische Störungen bewegen sich in der **Dauer** zwischen kurzfristigen Syndromen der Substanzintoxikation und dem Substanzentzug und den typischerweise längerfristigen psychischen Störungen, die in keinem direkten ätiologischen Zusammenhang mit dem Substanzgebrauch stehen und zeitlich nicht eindeutig zugeordnet werden können. Substanzinduzierte psychische Störungen werden diagnostiziert, wenn es einen zeitlichen Zusammenhang zum Substanzgebrauch bei oder kurz nach Auftreten der Symptome gibt (und häufig während des Intoxikationssyndroms oder des Entzugs) und wenn sich die Merkmale über mehrere Tage, Wochen oder manchmal auch Monate über den Zeitpunkt hinaus erstrecken, an dem die Intoxikation oder der Entzug eigentlich abgeklungen sein sollte. Anders als das DSM-5, in dessen Kriterien es heißt, dass substanzinduzierte psychische Störungen normalerweise innerhalb oder nach einem Monat abgeklungen sein sollten, legt die ICD-11 keine exakte Dauer fest. Die meisten substanzinduzierten psychischen Störungen lassen innerhalb weniger Wochen nach, manche aber, z. B. alkohol- oder stimulanzieninduzierte psychotische Störungen können 4 bis 6 Monate bestehen bleiben. Tatsächlich dauern manche dieser Störungen langfristig an, selbst wenn kein weiterer Substanzgebrauch mehr erfolgt. Bei langanhaltenden Symptomen kann dann eine revidierte Diagnose (etwa Schizophrenie) gestellt werden.

Die Merkmale der einzelnen substanzinduzierten psychischen Störungen sind weitgehend dieselben wie die einer unabhängigen psychischen Störung (eine affektive oder psychotische Störung zum Beispiel). Es gibt keine nur für substanzinduzierte psychische Störungen geltenden Merkmale. Genauso können alle Merkmale, die in Zusammenhang mit unabhängigen psychischen Störungen auftreten, auch bei einer substanzinduzierten psychischen Störung vorliegen, selbst wenn einige seltener sind. Beispielsweise sind Wahrnehmungsstörungen oder Wahnvorstellungen mit religiösem Inhalt bei substanzinduzierten psychotischen Störungen eher ungewöhnlich, werden aber dennoch berücksichtigt.

6.7.4 Substanzinduzierte neurokognitive Störungen

Diese Störungen sind in der ICD-11 primär den neurokognitiven Störungen zugeordnet, in der Gruppierung „Störungen durch Substanzgebrauch" werden sie jedoch genannt und als Querverweis angegeben.

Die „**substanzinduzierte amnestische Störung**", engl. *amnestic disorder due to psychoactive substances including medications,* ist als

Gedächtnisstörung definiert, die durch Defizite beim Erlernen neuer Informationen und/oder der Unfähigkeit, sich an bereits gelernte Informationen zu erinnern, gekennzeichnet ist. Das Kurzzeitgedächtnis ist üblicherweise stärker betroffen als das Langzeitgedächtnis. Die Gedächtnisstörung ist im Verhältnis zu den sonstigen kognitiven Beeinträchtigungen überproportional. Ist dies auf Alkoholkonsum zurückzuführen, wird die Diagnose „Wernicke-Korsakoff-Syndrom" verwendet.

Die „**Demenz durch psychotrope Substanzen, einschließlich Medikamente**", engl. *dementia due to psychoactive substances including medications*, ist als allgemeiner Verlust von kognitiven Funktionen definiert, die durch eine dauerhafte Beeinträchtigung des Gedächtnisses, der Sprache und der Fähigkeit, komplexe motorische Aufgaben auszuführen, gekennzeichnet ist. Diese Merkmale sollten den Anforderungen für Demenz entsprechen und als direkte Folge des Substanzgebrauchs betrachtet werden, die über die übliche Dauer einer Intoxikation oder des Entzugssyndroms hinaus andauern.

In der ICD-11 fehlt eine Diagnose, die häufig als „substanzbedingtes Frontalhirnsyndrom" oder „dysexekutives Syndrom" bezeichnet wird. Es äußert sich in der Beeinträchtigung zu planen, Entscheidungen zu treffen, abstrakt zu denken sowie der Einsichtsfähigkeit und geht häufig mit Persönlichkeits- und Verhaltensveränderungen einher, die den Umständen nicht angemessen sind. In der ICD-10 wurde diese Diagnose etwas unpassend der Diagnose „**Restzustand und verzögert auftretende psychotische Störung**" zugeordnet. In der ICD-11 sind diese Syndrome unter der Diagnose Demenz aufgeführt, allerdings unter der Voraussetzung, dass die Anforderungen für Demenz erfüllt sind, was normalerweise bei diesem Syndrom nicht der Fall ist. Es sind weitere Forschungen erforderlich, um das in der klinischen Praxis häufig auftretende Syndrom zu definieren und den natürlichen Krankheitsverlauf zu beschreiben.

6.8 Störungen durch den Konsum anderer Substanzen

Die ICD-11 sieht die Diagnose von **Störungen durch andere spezifizierte psychotrope Substanzen** vor (inklusive Medikamente), die über die vierzehn genannten Substanzen (bzw. Substanzgruppen) hinausgehen. Beispiele anderer Substanzen sind anabole Steroide, Kortikosteroide, Antidepressiva, Anticholinergika und Antihistaminika. Alle Diagnosen, die auf die vierzehn genannten Substanzen (Gruppen) anwendbar sind, können auch für die weiteren psychotropen Substanzen verwendet werden. Für in der ICD-11 nicht genannte Substanzen kann eine Diagnose gestellt werden, wenn das Krankheitsbild übereinstimmt und wenn es Nachweise dafür gibt, dass eine bestimmte Substanz, das diagnostizierte Syndrom hervorrufen kann.

Die ICD-11 bietet auch eine Diagnose für **Störungen durch nicht-psychotrope Substanzen** an. Diese umfasst Laxativa, Wachstumshormone, Erythropoetine, bestimmte Präparate aus eigener Herstellung und frei verkäufliche Präparate sowie Hausmittel. Für Substanzen der letzteren Kategorie können nur zwei Diagnosen gestellt werden: „schädliches Verhaltensmuster bei Substanzgebrauch" und „Episode des schädlichen Gebrauchs". „Substanzabhängigkeit" ist hier als Diagnose nicht möglich. Es ist zu erwarten, dass auch eine Diagnose aus einem der Kapitel der Körperorgane bzw. -systeme vorliegt, z. B. Magengeschwüre aufgrund der Einnahme eines nicht-steroidalen Antirheumatikums oder Darmmotilitätsstörungen aufgrund der Einnahme von Abführmitteln.

6.9 Subkategorien und Spezifizierungen in der ICD-11

Für einige Diagnosen gibt es Subkategorien und Spezifizierungen, die **je nach Schwere, Verlauf oder anderen Erscheinungsformen** eine höhere Präzision der Diagnose erlauben. Zum Beispiel kann die **Substanzintoxikation** spezifiziert werden als (i) leicht-, (ii) mittel- oder (iii) schwergradig. Sehr schwere Intoxikationen, die beispielsweise zum Koma führen, werden in der Regel im ICD-11-Kapitel „schädliche Wirkungen" klassifiziert. Auf die Einführung einer vierten Subkategorie „sehr schwergradig" wurde zugunsten der Zuordnung zum Kapitel „schädliche Wirkungen" verzichtet.

Der **Substanzentzug** wurde spezifiziert als (i) mit Wahrnehmungsstörungen, (ii) mit epileptischen Anfällen oder (iii) mit Wahrnehmungsstörungen und epileptischen Anfällen. Es gibt angesichts der Beschränkung der Zahl an Subkategorien aufgrund der linearen Struktur der ICD-11 keine Möglichkeit den Entzug durch Substanzen als leichtgradig, mittelgradig oder schwergradig zu klassifizieren.

Für die Diagnose „**Substanzabhängigkeit**" gibt es Verlaufsspezifizierungen. Sie unterscheiden sich je nachdem, ob es sich bei der Substanz um Alkohol handelt oder um eine andere Substanz, in der Regel jedoch umfassen sie (i) den anhaltenden (aktuellen) Konsum der Substanz, (ii) eine beginnende vollständige Remission von 1 bis 12 Monaten Dauer, (iii) eine anhaltende partielle Remission, die sich durch eine Verringerung des Substanzkonsums über mehr als 12 Monate zeigt und (iv) eine anhaltende vollständige Remission, die als Abstinenz von der Substanz über mehr als 12 Monate definiert ist.

6.10 Reaktionen auf die Substanzgebrauchs-Diagnosen und die Stellungnahme von Allen Frances

Die Reaktionen auf den Entwurf der Beschreibungen und diagnostischen Anforderungen, die Anfang 2019 veröffentlicht und in Feldversuchen durch das Netzwerk der mit der WHO kollaborierenden Zentren getestet wurden, waren außerordentlich positiv. Die wichtigsten Änderungen gegenüber der ICD-10 wurden befürwortet. Es wurde die Änderung einiger Details bei den diagnostischen Anforderungen vorgeschlagen – und weitgehend akzeptiert –, sodass die endgültigen diagnostischen Anforderungen Ende 2021 veröffentlicht werden konnten.

Da die endgültigen Beschreibungen und diagnostischen Anforderungen bis Ende 2021 noch nicht veröffentlicht waren, waren die Möglichkeiten empirischer Untersuchungen zum Zeitpunkt des Verfassens dieses Artikels beschränkt. Chung und ihre Kollegen (2017) berichteten, dass die Prävalenz aller Substanzgebrauchsstörungen durch Alkohol oder Cannabis bei Erwachsenen nach den ICD-11-Entwürfen der Anforderungen im Vergleich zum DSM-5 niedriger war. Kontraintuitiv ist jedoch, dass die Alkohol- und Cannabisabhängigkeit nach ICD-11 häufiger auftritt als die ähnlichsten entsprechenden DSM-5-Diagnosen, nämlich die mittel- bzw. schwergradige Konsumstörung. Eine noch ungelöste Frage ist, inwieweit die Bewertungsfragebögen, die nicht für die ICD-11-Diagnosen entwickelt wurden, als Methode, diese Diagnosen zu erfassen, taugen.

Im Anschluss an die Publikation des Entwurfs der diagnostischen Anforderungen 2019 und eines Artikels, der die Entwicklung dieser Diagnosen beschreibt (mit besonderem Schwerpunkt auf Alkohol) (Saunders et al., 2019), unterzogen Rehm und Kollegen (2019) die ICD-11-Diagnosen einer kritischen Untersuchung in Hinblick auf mehrere Kritikpunkte, die gegen die Diagnostik und Klassifikation sowohl des DSM wie der ICD erhoben wurden. Sie stellten mehrere Fragen, die im Folgenden zusammen mit den Antworten des Autors des vorliegenden Artikels aufgelistet werden:

Wurden bei den neuen Kriterien auch die zugrundeliegenden Hirnprozesse einbezogen?
Hirnprozesse wurden, wie das Projekt „Research-Domain-Criteria" (RDoC) (Insel et al., 2010) betont, während des 15-jährigen Entwicklungsverfahrens der ICD-11-Substanzgebrauchsdiagnosen umfassend berücksichtigt.

Die WHO veröffentlichte 2004 dazu eine Monografie. Die zugrundeliegenden neurobiologischen Prozesse werden in den Beschreibungen und diagnostischen Anforderungen erwähnt. Sie gelten als grundlegend für die Merkmale der Substanzabhängigkeit, des Substanzentzugs sowie der substanzinduzierten psychischen oder neurokognitiven Störungen.

Wurde die Kritik an den nichtspezifischen Folgen in der Revision behoben?
Wie Rehm und Kollegen schreiben (2019), richtete sich diese Kritik hauptsächlich gegen die diagnostischen Kriterien des DSM-5. Die ICD-11 erkennt nichtspezifische Folgen nicht als Grund für die Diagnose „Störungen durch Substanzgebrauch“ an. Für schädlichen Substanzgebrauch müssen (den klinisch Tätigen) eindeutige Hinweise für physische und/oder psychische Schäden vorliegen. Die Substanzabhängigkeit ist nicht durch Schäden definiert, sondern unter anderem durch Hinweise darauf, dass im Lauf der Zeit trotz Schäden eine zunehmende Priorisierung des Substanzgebrauchs auftritt.

Wurden die Kriterien für kulturelle Besonderheiten geändert?
Die ICD-11 verzichtet auf die Diagnose „Störung durch Substanzgebrauch“, wenn sie sich allein auf soziale Folgen stützt. In dieser Frage hat die ICD-11 ihre langjährige Haltung nicht geändert.

Wurde der Umfang des Alkoholkonsums in der Überarbeitung angemessen berücksichtigt?
Häufigkeit und Menge des Alkoholkonsums (oder des Gebrauchs anderer Substanzen) sind die wichtigste Grundlage für die Diagnose „gefährlicher Substanzgebrauch“. „Schädlicher Gebrauch“ ist durch Auftreten offenkundiger Schäden definiert. „Substanzabhängigkeit“ ist durch den Nachweis einer Störung der Regulation des Substanzgebrauchs und der drei zentralen Merkmale definiert, die von den klinisch Tätigen leicht identifiziert werden können.

Wurden Versuche unternommen, die Lücke zwischen den beiden Hauptklassifikationssystemen zu schließen?
Tatsächlich weicht das DSM-5 von DSM-IV ab, das sich mit der ICD-10 bei den vereinbarten Merkmalen der Substanzabhängigkeit weitgehend deckte. Die WHO hat sowohl eine gesundheitspolitische wie eine klinische Ausrichtung. Dies ist ein wesentlicher Aspekt für die Diagnosen der ICD.

Ist es wahrscheinlich, dass in der klinischen Praxis der Primärversorgung tatsächlich die ICD-11 mit ihren Kriterien verwendet wird, dort, wo die meisten Patienten mit Verhaltensmustern von gefährlichen oder schädlichen Alkoholkonsumstörungen erstmalig im Behandlungssystem in Erscheinung treten?
Für die ICD-10 wurden Versionen für die Primärversorgung erstellt, Entsprechendes ist auch für die ICD-11 vorgesehen. Die Vereinfachung der diagnostischen Anforderungen und die Aufnahme des gefährlichen Substanzgebrauchs sollten ihren Wert in der Primärversorgung erhöhen und die Verwendung der Anforderungen erleichtern.

Der ICD-11 wurden tatsächlich zwei neue „Verhaltenssüchte“ hinzugefügt, doch dies sind die „Glücksspielstörung“ und die „Computerspielstörung“ (also eine Störung durch On- und Offlinespiele).

Die „Störung mit zwanghaftem Sexualverhalten“ ist nicht als Verhaltenssucht definiert oder gelistet.

Stattdessen erhielt sie in der ICD-11 einen eigenen Eintrag unter den Impulskontroll-Störungen. Möglicherweise geben die ersten Sätze in der ICD-11-Beschreibung zu Falschinterpretationen Anlass und bedürfen einer Klärung.

Bei der ICD-Beschreibung der Verhaltenssüchte darf „Sucht“ nicht mit „Leidenschaft“ gleichgesetzt werden. Es bedarf einer eindeutigen, nachweisbaren Beeinträchtigung oder eines Schadens, der als direkte Folge des Spielverhaltens eingetreten sein muss. Ohne Nachweis eines Schadens trifft die Diagnose nicht zu, selbst wenn andere Merkmale (eingeschränkte Kontrolle, zunehmende Priorisierung und fortgesetztes Spielverhalten trotz Schadens) erfüllt sind. Ich stimme Frances' Aussage: „Verhaltensweisen sollten nicht als psychische Störungen betrachtet werden, nur weil Menschen großes Vergnügen daraus ziehen und ihnen viel Zeit widmen" voll und ganz zu.

Seiner Einschätzung der zunehmend negativen Auswirkungen der Computerspielstörung schließe ich mich an. Die Computerspielstörung in der ICD-11 schließt Menschen, die gerne spielen, das Spiel aber unter Kontrolle haben, nicht im Entferntesten mit ein.

Bei der Diagnose „Computerspielstörung", engl. *gaming disorder*, hat die ICD-11 die Kriterien „Toleranz" und „Entzug" nicht als notwendige Kriterien aufgenommen. Grund dafür ist, dass es zum Zeitpunkt der Erstellung der Kriterien noch keine ausreichenden wissenschaftlichen Belege dafür gab, dass sie bei Personen, die als spielsüchtig gelten, konsequent auftreten. Natürlich kannten wir die vielen Medienberichte über Selbstmordgedanken und Gewaltakte, wenn das Spielen plötzlich unterbrochen wurde, insbesondere wenn die Unterbrechung erzwungen war, aber die Nachweise für ein kohärentes Entzugssyndroms (oder für toleranz-ähnliche Erscheinungen) waren damals noch nicht ausreichend. Toleranz und Entzug wurden jedoch in die Beschreibung der „zusätzlichen klinischen Merkmale" aufgenommen, sodass sie zwar erwähnt sind, aber nicht als zwingende diagnostische Anforderung.

Der generelle Hinweis darauf, wie wichtig Präzision bei den diagnostischen Kriterien ist und dass wir eine diagnostische Hyperinflation vermeiden müssen, ist durchaus berechtigt, doch steht die Erstellung der ICD-Diagnosen damit völlig in Einklang.

Literatur

American Psychiatric Association (APA). (1987). *Diagnostic and statistical manual of mental disorders* (DSM-III-R) (3rd ed., rev.).

American Psychiatric Association (APA). (1994). *Diagnostic and statistical manual of mental disorders* (DSM-IV) (4th ed.).

American Psychiatric Association (APA). (2013). *Diagnostic and statistical manual of mental disorders* (DSM-5) (5th ed.). https://doi.org/10.1176/appi.books.9780890425596

Cherpitel, C. J., Ye, Y. & Poznyak, V. (2018). Single episode of alcohol use resulting in injury: A cross-sectional study in 21 countries. *Bulletin of the World Health Organization, 96*(5), 335–342. https://doi.org/10.2471/BLT.17.202093

Chung, T., Cornelius, J., Clark, D. & Martin, C. (2017). Greater prevalence of proposed ICD-11 alcohol and cannabis dependence compared to ICD-10, DSM-IV, and DSM-5 in treated adolescents. *Alcoholism Clinical and Experimental Research, 41*(9), 1584–1592. https://doi.org/10.1111/acer.13441

Cottler, L. B. & Grant, B. F. (2006). Characteristics of nosologically informative data sets that address key diagnostic issues facing the Diagnostic and Statistical Manual of Mental Disorders, fifth edition (DSM-V) and International Classification of Diseases, eleventh edition (ICD-11) substance use disorders workgroups. *Addiction, 101*(s1), 161–169. https://doi.org/10.1111/j.1360-0443.2006.01590.x

Degenhardt, L., Bharat, C., Bruno, R., Glantz, M. D., Sampson, N. A., Lago, L., Aguilar-Gaxiola, S., Alonso, J., Andrade, L. H., Bunting, B., Caldas-de-Almeida, J. M., Cia, A. H., Gureje, O., Karam, E. G., Khalaf, M., McGrath, J. J., Moskalewicz, J., Lee, S., Mneimneh, Z.,... Kessler, R. C. (2019). Concordance between the diagnostic guidelines for alcohol and cannabis use disorders in the draft ICD-11 and other classification systems: Analysis of data from the WHO's World Mental Health Surveys. *Addiction, 114*(3), 534–552. https://doi.org/10.1111/add.14482

Degenhardt, L., Bruno, R., Lintzeris, N., Hall, W., Nielsen, S., Larance, B., Cohen, M. & Campbell, G. (2015). Agreement between definitions of pharmaceutical opioid use disorders and dependence in people taking opioids for chronic non-cancer pain (POINT): A cohort study. *The Lancet Psychiatry, 2*(4), 314–322. https://doi.org/10.1016/s2215-0366(15)00005-x

Edwards, G., Arif, A. & Hodgson, R. (1981). Nomenclature and classification of drug and alcohol-related problems: A WHO memorandum. *Bulletin of the World Health Organization, 59*(2), 255–242.

Edwards, G. & Gross, M. M. (1976). Alcohol dependence: Provisional description of a clinical syndrome. *BMJ, 1*(6017), 1058–1061. https://doi.org/10.1136/bmj.1.6017.1058

Gastfriend, D. R. & Mee-Lee, D. (2004). The ASAM Patient Placement Criteria: Context, concepts, and continuing development. *Journal of Addictive Diseases, 22*, 1–8. https://doi.org/10.1300/J069v22S01_01

Hasin, D., Grant, B. F., Cottler, L., Blaine, J., Towle, L., Ustün, B. & Sartorius, N. (1997). Nosological comparisons of alcohol and drug diagnoses: A multisite, multi-instrument international study. *Drug and Alcohol Dependence, 47*(3), 217–226. https://doi.org/10.1016/s0376-8716(97)00092-6

Hasin, D. S., O'Brien, C. P., Auriacombe, M., Borges, G., Bucholz, K., Budney, A., Compton, W. M., Crowley, T., Ling, W., Petry, N. M., Schuckit, M. & Grant, B. F. (2013). DSM-5 criteria for substance use disorders: Recommendations and rationale. *American Journal of Psychiatry, 170*(8), 834–851. https://doi.org/10.1176/appi.ajp.2013.12060782

Insel, T., Cuthbert, B., Garvey, M., Heinssen, R., Pine, D. S., Quinn, K., Sanislow, C. & Wang, P. (2010). Research Domain Criteria (RDoC): Toward a new classification framework for research on mental disorders. *American Journal of Psychiatry, 167*(7), 748–751. https://doi.org/10.1176/appi.ajp.2010.09091379

Koob, G. F. & Volkow, N. D. (2016). Neurobiology of addiction: A neurocircuitry analysis. *The Lancet Psychiatry, 3*(8), 760–773. https://doi.org/10.1016/s2215-0366(16)00104-8

Lago, L., Bruno, R. & Degenhardt, L. (2016). Concordance of ICD-11 and DSM-5 definitions of alcohol and cannabis use disorders: a population survey. *The Lancet Psychiatry, 3*(7), 673–684. https://doi.org/10.1016/s2215-0366(16)00088-2

MacMaster, S. A. (2004). Harm reduction: A new perspective on substance abuse services. *Social Work, 49*(3), 356–363. https://doi.org/10.1093/sw/49.3.353

Murray, C. J. L., Aravkin, A. Y., Zheng, P., Abbafati, C., Abbas, K. M., Abbasi-Kangevari, M., Abd-Allah, F., Abdelalim, A., Abdollahi, M., Abdollahpour, I., Abegaz, K. H., Abolhassani, H., Aboyans, V., Abreu, L. G., Abrigo, M. R. M., Abualhasan, A., Abu-Raddad, L. J., Abushouk, A. I., Adabi, M.,... Lim, S. S. (2020). Global burden of 87 risk factors in 204 countries and territories, 1990–2019: A systematic analysis for the Global Burden of Disease Study 2019. *The Lancet, 396*(10258), 1223–1249. https://doi.org/10.1016/s0140-6736(20)30752-2

Paton, A., Potter, J. F. & Saunders, J. B. (1981). ABC of alcohol. Nature of the problem. *BMJ, 283*(6302), 1318–1319. https://doi.org/10.1136/bmj.283.6302.1318

Poznyak, V. (2014, September). *Background to the development of the section on disorders due to substance use and related conditions in the draft ICD 11* [Konferenzbeitrag]. World Congress of the World Psychiatric Association, Madrid, Spain. Erhältlich beim Department of Mental Health and Substance Abuse, World Health Organization.

Poznyak, V., Reed, G. M. & Medina-Mora, M. E. (2018). Aligning the ICD-11 classification of disorders due to substance use with global service needs. *Epidemiology and Psychiatric Sciences, 27*(3), 212–218. https://doi.org/10.1017/s2045796017000622

Pull, C. B., Saunders, J. B., Mavreas, V., Cottler, L. B., Grant, B. F., Hasin, D. S., Blaine, J., Mager, D. & Üstün, B. T. (1997). Concordance between ICD-10 alcohol and drug use disorder criteria and diagnoses as measured by the AUDADIS-ADR, CIDI and SCAN: Results of a cross-national study. *Drug and Alcohol Dependence, 47*(3), 207–216. https://doi.org/10.1016/s0376-8716(97)00091-4

Reed, G. M., Rebello, T. J., Pike, K. M., Medina-Mora, M. E., Gureje, O., Zhao, M., Dai, Y., Roberts, M. C., Maruta, T., Matsumoto, C., Krasnov, V. N., Kulygina, M., Lovell, A. M., Stona, A., Sharan, P., Robles, R., Gaebel, W., Zielasek, J., Khoury, B.,... Saxena, S. (2015). WHO's Global Clinical Practice Network for mental health. *The Lancet Psychiatry, 2*(5), 379–380. https://doi.org/10.1016/s2215-0366(15)00183-2

Rehm, J., Heilig, M. & Gual, A. (2019). ICD-11 for alcohol use disorders: Not a convincing answer to the challenges. *Alcoholism Clinical and Experimental Research, 43*(11), 2296–2300. https://doi.org/10.1111/acer.14182

Room, R. (2006). Multicultural contexts and alcohol and drug use as symbolic behaviour. *Addiction Research and Theory, 13*(4), 321–331. https://doi.org/10.1080/16066350500136326

Saunders, J. B. (2014, September). Rationale for changes in the clinical descriptions and diagnostic guidelines of disorders due to substance use and related conditions in the draft ICD 11 [Konferenzbeitrag]. World Congress of the World Psychiatric Association, Madrid, Spain.

Saunders, J.B., Conigrave, K.M., Latt, N.C., Nutt, D.J., Marshall, E.J., Ling, W. & Higuchi, S. (2016). *Addiction Medicine* (2nd ed.). Oxford University Press.

Saunders, J.B. & Cottler, L.B. (2007). The development of the diagnostic and statistical manual of mental disorders version V substance use disorders section: Establishing the research framework. *Current Opinion in Psychiatry, 20*(3), 208–212. https://doi.org/10.1097/yco.0b013e3280fb2720

Saunders, J.B., Degenhardt, L., Reed, G.M. & Poznyak, V. (2019). Alcohol Use Disorders in ICD-11: Past, present, and future. *Alcoholism Clinical and Experimental Research, 43*(8), 1617–1631. https://doi.org/10.1111/acer.14128

Saunders, J.B. & Latt, N.C. (2020). Diagnostic definitions and classification of substance use disorders. In N. El-Guebaly (Ed.), *Textbook of Addiction Treatment* (Ch. 8). Springer.

Stockings, E., Hall, W.D., Lynskey, M., Morley, K.I., Reavley, N., Strang, J., Patton, G. & Degenhardt, L. (2016). Prevention, early intervention, harm reduction, and treatment of substance use in young people. *The Lancet Psychiatry, 3*(3), 280–296. https://doi.org/10.1016/s2215-0366(16)00002-x

United Nations Office on Drugs and Crime. (2021). *World drug report 2021*. United Nations Office on Drugs and Crime.

Wood, A.M., Kaptoge, S., Butterworth, A.S., Willeit, P., Warnakula, S., Bolton, T., Paige, E., Paul, D.S., Sweeting, M., Burgess, S., Bell, S., Astle, W., Stevens, D., Koulman, A., Selmer, R.M., Verschuren, W.M.M., Sato, S., Njølstad, I., Woodward, M.,... Danesh, J. (2018). Risk thresholds for alcohol consumption: Combined analysis of individual-participant data for 599 912 current drinkers in 83 prospective studies. *The Lancet, 391*(10129), 1513–1523. https://doi.org/10.1016/s0140-6736(18)30134-x

World Health Organization (WHO). (1992a). *The ICD-10 classification of mental and behavioural disorders: Clinical descriptions and diagnostic guidelines.*

World Health Organization (WHO). (1992b). *International statistical classification of diseases and related health problems* (10th ed.).

World Health Organization (WHO). (1993). *The ICD-10 classification of mental and behavioural disorders: Diagnostic criteria for research.*

World Health Organization (WHO). (2004). *Neuroscience of psychoactive substance use and dependence.*

World Health Organization (WHO). (2018). *Global status report on alcohol and health 2018*. https://www.who.int/publications/i/item/9789241565639

World Health Organization (WHO). (2019). *International classification of diseases 11th revision for mortality and morbidity statistics (ICD-11 MMS).* https://icd.who.int/browse11/l-m/en

World Health Organization (WHO). (2021a). *WHO report on the global tobacco epidemic,* 2021.

World Health Organization (WHO). (2021b). *International classification of diseases, 11th revision (ICD-11). Diagnostic guidelines for disorders due to substance use.* who.int/browse11/l-m/en

7 Psychische Störungen der Kindheit und des Jugendalters

M. Elena Garralda

7.1 Einführung

Für die Kinder- und Jugendpsychiatrie besteht die wichtigste Änderung der ICD-11 im Wegfall der Gruppe für Verhaltens- und emotionale Störungen mit Beginn in der Kindheit und Jugend. Stattdessen werden – in Anerkenntnis der lebenslangen Natur vieler psychiatrischer Störungen – die bei Kindern und Jugendlichen auftretenden mit allen anderen Störungen zusammengefasst, und letztere gelten für *alle Altersgruppen*. Um die Interpretation zu erleichtern, weist die ICD-11 zusätzliche Bestimmungen auf, die für Krankheitsbilder im Kindesalter relevant sind.

Zwei typischerweise in der Kindheit beginnende Gruppen von Störungen werden in den Gruppen „neuromentale Entwicklungsstörungen" und „disruptives Verhalten oder dissoziale Störungen" beschrieben. Die ICD-11-Vorgaben für beide sind an die entsprechenden DSM-5-Kategorien angeglichen worden, weisen jedoch einige Unterschiede auf. Die wichtigsten Neuerungen bei den neuromentalen Entwicklungsstörungen sind die Aufnahme und Umbenennung der Intelligenzminderung (jetzt als „Störungen der Intelligenzentwicklung" bezeichnet) und der hyperkinetischen Störungen (jetzt als „Aufmerksamkeitsdefizit- und Hyperaktivitätsstörung" [ADHS] bezeichnet).

Es gibt auch Anpassungen, die auf Veränderungen in Praxis und Forschung zurückzuführen sind. So wird die ICD-10-Diagnose „tiefgreifende Entwicklungsstörung, nicht näher bezeichnet" (F84) nun in Autismus-Spektrum-Störung (ASS), engl. *autism spectrum disorder* (ASD), umbenannt. Veränderungen erfuhr auch die Gruppe „disruptives Verhalten oder dissoziale Störungen": Sie schließt jetzt die „Störung des Sozialverhaltens mit oppositionellem, aufsässigem Verhalten", engl. *oppositional defiant disorder* (ODD), ein sowie die „Störung des Sozialverhaltens mit dissozialem Verhalten", engl. *conduct-dissocial disorder* (CDD).

Wie Geoffrey Reed im ersten Kapitel dieses Bandes dargelegt hat, wurden viele Störungskategorien durch einen Satz von Bewertungen mittels Spezifizierungen (*qualifiers*) der Symptome ersetzt, welche die Funktionsfähigkeit des Patienten über verschiedene Dimensionen viel besser beschreiben. Für die ODD wurde die Reizbarkeit eingeführt, für die CDD das Alter des ersten Auftretens (Kindheit gegenüber Jugend) und für beide das geringe prosoziale Verhalten.

7.2 Neuromentale Entwicklungsstörungen, Disruptives Verhalten und dissoziale Störungen

Bei allen in diesem Abschnitt aufgeführten Störungen wird davon ausgegangen, dass sie ausreichende Widrigkeiten verursachen, um zu einer „erheblichen Beeinträchtigung in persönlichen, familiären, sozialen, schulischen oder anderen wichtigen Funktionsbereichen" zu führen.

7.3 Neuromentale Entwicklungsstörungen

Zu den neuromentalen Entwicklungsstörungen nach ICD-11 gehört das **auffällige Vorhandensein von Verhaltens- oder kognitiven Problemen während der Entwicklungsphase** (also vor dem Ende des 18. Lebensjahrs). Sie umfassen **Schwierigkeiten mit intellektuellen, motorischen, sprachlichen und sozialen Funktionsbereichen.** Von anderen Störungen (wie z.B. Schizophrenie), die ebenfalls neuroentwicklungsbezogene Merkmale aufweisen, lassen sie sich unterscheiden, weil diese Merkmale bei Entwicklungsstörungen im Mittelpunkt der Störung stehen. Obwohl seit langem vermutet wird, dass die neuromentale Entwicklungsstörungen auf Veränderungen im Gehirn beruhen, ist die Ätiologie wahrscheinlich komplex und bisher weitgehend unbekannt. Unserem derzeitigen Kenntnisstand nach lassen sich Entwicklungsstörungen weder durch Krankheiten des Nervensystems noch durch sensorische oder rein umweltbedingte (soziale, kulturelle/ethnische) Risiken, noch durch intellektuelle Defizite oder andere neuromentale Entwicklungsstörungen erklären: Dies gilt auch unter Berücksichtigung der beträchtlichen Ko-Morbidität, die zwischen diesen Störungen besteht.

Bei den Hauptkategorien dieser Gruppe handelt es sich um Störungen der **Intelligenzentwicklung, spezifische Entwicklungsstörungen** (vor allem in den Bereichen Sprache, Lernen oder Motorik/Bewegung) sowie die **Autismus-Spektrum-Störung** und die **Aufmerksamkeitsdefizit- und Hyperaktivitätsstörung.**

Die wesentlichen Merkmale der Hauptkategorien (mit Ausnahme der Störungen der Intelligenzentwicklung, die Cooper und Kogan in Kapitel 10 behandeln) werden in den folgenden Abschnitten beschrieben.

7.3.1 Spezifische Entwicklungsstörungen

Störungen der Sprech- oder Sprachentwicklung: Schwierigkeiten beim Verstehen und/oder Produzieren verbaler Sprache sowie Probleme bei der Verwendung von Sprache zur Kommunikation mit anderen. Die Störungen werden in verschiedene Kategorien eingeteilt, zwischen den unterschiedlichen Sprech- und Sprachstörungen gibt es jedoch ein beträchtliches Maß an Überschneidungen.

a) **Entwicklungsstörung der Lautbildung** (Aussprache-, Artikulations- oder phonetische Fehler). Diese können mit Funktionsstörungen des Mundes und Schluckstörungen sowie mit frühen Fütterungsproblemen in Zusammenhang stehen.
b) **Entwicklungsstörung des Sprechflusses** (Störung des normalen rhythmischen Flusses und der Geschwindigkeit des Sprechens). Die Störung umfasst Stottern und Stammeln, beginnt oft in Kindheit und Jugend und geht häufig mit Soziophobie einher.
c) **Entwicklungsstörung der Sprache** mit anhaltenden Defiziten bei Erwerb, Verstehen, Produzieren oder Verwenden von gesprochener oder gebärdeter Sprache. Dies kann die phonologische Bewusstheit (die Fähigkeit, gesprochene Teile von Sätzen und Wörtern zu erkennen und zu verarbeiten), die Syntax, Morphologie, Grammatik, Semantik, den narrativen Diskurs und die Pragmatik betreffen. Die Störung kann sich als ausgeprägte Diskrepanz zwischen verbalen und nonverbalen Fähigkeiten manifestieren, tritt häufig in Familien auf und ist manchmal ein Merkmal bei Personen mit bestimmten Chromosomenanomalien.

   Bei den drei **Spezifizierungen** (*qualifier*) handelt es sich um Beeinträchtigungen 1) der rezeptiven und expressiven Sprache, 2) der expressiven Sprache und 3) der pragmatischen Sprache (d.h. Schwierigkeiten beim Verstehen und Verwenden von Sprache in sozialen Kontexten, z.B. beim Ziehen von

Schlussfolgerungen und Verstehen von verbalem Humor).

Liegt eine neurologische Ursache zugrunde, sind Störungen der Sprech- oder Sprachentwicklung als Sekundäres Syndrom des Sprechens oder der Sprache zu diagnostizieren.

Lernentwicklungsstörung: Einschränkungen beim Erwerb schulischer Fertigkeiten wie Lesen, Schreiben oder Rechnen. Die Störung umfasst eine Gruppe von Krankheiten, bei denen möglicherweise psychologische Prozesse wie phonologische Verarbeitung, Gedächtnis, Exekutivfunktionen und perzeptorische/motorische Integration gestört sind. Für primäre Probleme beim Lesen, Rechnen oder schriftlichem Ausdruck sind einzelne **Spezifizierungen** (*qualifier*) vorgesehen.

Entwicklungsstörung der motorischen Koordination: erhebliche Verzögerungen beim Erwerb grob- oder feinmotorischer Fähigkeiten und Beeinträchtigungen der Ausführung koordinierter motorischer Fähigkeiten (d.h. Ungeschicklichkeit, Langsamkeit oder Ungenauigkeit der motorischen Leistung). Es handelt sich um eine Verzögerung beim Erreichen der motorischen Meilensteine Krabbeln, Stehen, Gehen und Laufen (Grobmotorik) bzw. Schreiben, Manipulation und anderer präziser Hand- oder Fingerbewegungen (Feinmotorik).

Stereotype Bewegungsstörung: willkürliche, sich wiederholende, stereotype Bewegungen, nicht verursacht durch die Einnahme (oder den Entzug) von Substanzen oder Medikamenten; **Spezifizierungen** (*qualifier*): mit und ohne Selbstverletzungen.

Primäre Tics oder Ticstörungen: umfassen mehrere Kategorien, das Tourette-Syndrom, die chronisch-motorische Ticstörung sowie die chronisch-vokale (phonische) Ticstörung. Sie werden im Kapitel „Krankheiten des Nervensystems" (ICD-11, Kapitel 8) eingeordnet, sind aber aufgrund des häufigen gemeinsamen Auftretens und der familiären Assoziation unter den neuromentalen Entwicklungsstörungen doppelgelistet. Allen gemeinsam ist ein Beginn während der Entwicklungsphase, und die Symptome müssen mindestens ein Jahr lang vorliegen. Dazu gehören 1) das Tourette-Syndrom: Kombination motorischer und vokaler (phonischer) Tics, nicht sekundär zu einer anderen Krankheit, 2) die chronisch-motorische Ticstörung: anhaltende motorische Tics und 3) die chronisch-phonische Ticstörung: anhaltende phonische (vokale) Tics.

Abgrenzungen zur Normalität sowie zu anderen Störungen

Die Reihenfolge und das Alter, in dem Kinder entwicklungsbezogene Fähigkeiten wie Sprechen und Sprache erwerben oder Symptome wie Tics zeigen, variieren beträchtlich; nicht selten treten in der Kindheit vorübergehend sich wiederholende stereotype Bewegungen wie Daumenlutschen auf. Bei Entwicklungsstörungen sind die Verzögerungen oder Symptome ausgeprägt und anhaltend, und bei den Fähigkeiten der Kinder führen sie zu Problemen und erheblichen Einschränkungen.

Die **Differenzialdiagnosen** umfassen Störungen der Intelligenzentwicklung und andere neuromentale Entwicklungsstörungen, selektiven Mutismus, Zwangs- oder verwandte Störungen, sensorische Beeinträchtigungen, neurodegenerative oder andere Krankheiten des Nervensystems sowie andere Krankheiten.

7.3.2 Autismus-Spektrum-Störungen (ASS)

Die beiden entscheidenden Kriterien für die Diagnose dieser Krankheit sind:

a) **Anhaltende Defizite bei der Initiierung und Aufrechterhaltung sozialer Kommunikation und wechselseitiger sozialer Interaktionen**, die unter Berücksichtigung des Alters und des intellektuellen Entwicklungsstandes der Person außerhalb des erwarteten Bereichs typischer Funktionsfähigkeit liegen.
b) **Anhaltend eingeschränkte, repetitive, unflexible Verhaltensmuster; Interessen**

oder Aktivitäten, die für das Alter, das Geschlecht und den soziokulturellen Kontext der Person eindeutig atypisch oder exzessiv sind; lebenslange, exzessive und anhaltende Über- oder Unterempfindlichkeit gegenüber Sinnesreizen.

Die drei **Spezifizierungen** (*qualifier*) der Autismus-Spektrum-Störungen sind: 1) gleichzeitig vorliegende Störungen der Intelligenzentwicklung, 2) das Ausmaß der Beeinträchtigung der funktionellen Sprache (leichtgradige oder keine Beeinträchtigung; deutliche Beeinträchtigung; fehlende funktionelle Sprache) sowie 3) Verlust früher erworbener Fähigkeiten vorliegend oder nicht vorliegend.

Der Begriff „Spektrum" in Autismus-Spektrum-Störung (ASS), engl. *autism spectrum disorder* (ASD), bezieht sich auf das **breite Spektrum von Symptomen und Schweregraden**, deren Erscheinungsbild je nach Alter und intellektuellen Fähigkeiten variiert. In der frühen Kindheit werden üblicherweise Eltern und Schulen zuerst auf intellektuelle oder andere Entwicklungsverzögerungen aufmerksam. In einem späteren Kindheitsstadium geben möglicherweise Verhaltensauffälligkeiten oder soziale Probleme Anlass zur Sorge und wecken die Aufmerksamkeit der Dienste, insbesondere der Schule. In der Adoleszenz können Angstzustände und Depressionen ein häufiges Merkmal sein. Manche Personen, die sich nicht am extremen Ende des Spektrums befinden, können adäquat funktionieren und sich gelegentlich sogar auszeichnen, indem sie außergewöhnliche Anstrengungen unternehmen, um die Symptome zu kompensieren, oder weil es ihnen gelingt, ihre Umgebung so zu gestalten, dass die soziale Interaktion auf ein Minimum beschränkt ist. Die kognitiven Fähigkeiten sind oft uneinheitlich, und manche Personen zeigen in einigen Bereichen besondere Fähigkeiten, während sie in anderen Bereichen starke Beeinträchtigungen aufweisen. Die Autismus-Spektrum-Störung geht manchmal mit Epilepsie und katatonischen Zuständen einher. Für einige genetische Störungen, insbesondere das Fragile-X-Syndrom (FXS), das Cornelia-de-Lange-Syndrom (CdLS) und die tuberöse Sklerose, wurde festgestellt, dass sie mit Autismus in Verbindung stehen.

Abgrenzungen zur Normalität sowie zu anderen Störungen

In der Entwicklung befindliche Menschen unterscheiden sich typischerweise in ihren sozialen Interaktions- und Kommunikationsfähigkeiten sowie in der Ausübung sich wiederholender und stereotyper Verhaltensweisen. Bei vorliegendem Autismus besteht jedoch eine ausgeprägte und anhaltende Abweichung von den Fähigkeiten und Verhaltensweisen, die gemäß Alter, Geschlecht, intellektuellen Fähigkeiten und soziokulturellen Kontext der Person erwartet werden. In ihr Spektrum aufgenommen hat die ICD-11-Diagnose „Autismus-Spektrum-Störung" die frühere ICD-10-Diagnose (F84.5) Asperger-Syndrom für Autismus bei Personen ohne geistige Behinderung.

Die **Differenzialdiagnose** umfasst nicht nur andere neuromentale Entwicklungsstörungen, sondern auch verschiedene andere Störungen wie die Störung des Sozialverhaltens mit oppositionellem, aufsässigem Verhalten, Fütter- oder Essstörungen, Angst- oder furchtbezogene Störungen, Zwangsstörung oder verwandte Störungen, Schizophrenie, bindungs- und persönlichkeitsbezogene Störungen wie auch Krankheiten, einschließlich der Krankheiten des Nervensystems.

7.3.3 Aufmerksamkeitsdefizit-Hyperaktivitätsstörung (ADHS)

Gekennzeichnet ist die Aufmerksamkeitsdefizit-/Hyperaktivitätsstörung (ADHS), engl. *attention deficit hyperactivity disorder* (ADHD), durch ein anhaltendes Muster (mit einer Dauer von mindestens 6 Monaten) von Unaufmerksamkeit und/oder einer Kombination von Hyperaktivitäts- und Impulsivitätssymptomen, die außerhalb der normalen Schwankungsbreite liegen, wie sie für das Alter und den intellektuellen Entwicklungsstand erwartet wird. Die Symptome variieren je nach chronologischem Alter und Schweregrad der Störung. Bei den drei **Spezifizierungen** (*qualifier*) handelt es sich um: 1) vorwiegend unkonzentriert, 2) vorwiegend hyperaktiv-impulsiv und 3) kombiniertes Vorliegen beider. Je nach den Anforderungen der verschiedenen Umgebungen, insbesondere in der Schule und zu Hause, variieren die Erscheinungsbilder und der Schweregrad der ADHS oft. Die Störung schränkt häufig die schulischen Leistungen ein. Damit die Diagnose im Erwachsenenalter gestellt werden kann, müssen die Symptome bereits vor Ende des 12. Lebensjahrs aufgetreten sein, und es wird erwartet, dass sie durch Schulakten oder Informanten bestätigt werden. Das akute Auftreten hyperaktiven Verhaltens bei einem Kind oder Jugendlichen im Schulalter muss an die Möglichkeit einer anderen psychischen Störung oder eines medizinischen Problems denken lassen.

Abgrenzungen zur Normalität sowie zu anderen Störungen

Die Diagnose darf nur gestellt werden, wenn eindeutige Nachweise für den Schweregrad, die Allgegenwart und den Fortbestand der Symptome vorliegen sowie für die daraus resultierende Beeinträchtigung.

Die **Differenzialdiagnose** umfasst andere neuromentale Entwicklungsstörungen und/oder potenzielle komorbide Störungen, einschließlich Angst- und Persönlichkeitsstörungen, Verhaltensstörungen, dissoziale Störungen und Störungen durch Substanzgebrauch, Auswirkungen bestimmter verschriebener Medikamente (oftmals ein versteckter Zusammenhang) sowie aufmerksamkeitsbezogene Symptome aufgrund anderer Krankheiten.

7.4 Disruptives Verhalten und dissoziale Störungen

Das wesentliche Merkmal dieser Störungen sind anhaltende Verhaltensprobleme, die sich über verschiedene Settings erstrecken und zumeist in der Kindheit beginnen. Die Verhaltensweisen reichen von störend-herausforderndem Verhalten wie ausgeprägtem Trotz, Ungehorsam und Gehässigkeit bis hin zu schwerwiegenderen antisozialen Verstößen gegen die grundlegenden Rechte anderer oder gegen gesellschaftliche Normen und Gesetze. Häufig stehen sie in Zusammenhang mit einem nachteiligen psychosozialen Umfeld, wie einer dysfunktionalen Familie oder Peergroup, sowie mit schlechten schulischen oder beruflichen Leistungen.

7.4.1 Störung des Sozialverhaltens mit oppositionellem, aufsässigem Verhalten (ODD)

Die „Störung des Sozialverhaltens mit oppositionellem, aufsässigem Verhalten“, engl. *oppositional defiant disorder* (ODD), beschreibt ein anhaltendes Muster von **mindestens 6 Monaten Dauer**, in denen **ungewöhnlich ausgeprägtes trotziges, ungehorsames und provozierendes Verhalten** gezeigt wird. Häufig geht dies mit einer anhaltend wütenden oder gereizten Stimmung einher. Die Störung zeigt sich in der Regel erstmals in der frühen Kindheit, wenn eigenwilliges, streitsüchtiges und provozierendes Verhalten ohne große Stimuli auftritt. Sie führt zu erheblichen Beeinträchtigungen in mehreren Funktionsbereichen und ist ihrem Erscheinungsbild nach vor allem diffus und liegt nicht in einer speziellen Beziehung zwischen der Person und einer bestimmten Autoritätsperson begründet.

Die Merkmale Reizbarkeit und Wut können ein gewisses Maß an Stimmungsdysregulation widerspiegeln und in manchen Fällen überwiegen, für sich genommen reichen sie jedoch nicht für eine Diagnosestellung aus. Bei manchen Personen können die prosozialen Emotionen eingeschränkt sein. Oft bestehen Konflikte in den Beziehungen zu Familienmitgliedern, und dies kann zu einer schlechten sozialen Unterstützung führen. Als Komorbidität können neuromentale Entwicklungsstörungen und andere psychiatrischen Störungen vorliegen.

Bei den **Spezifizierungen** (*qualifier*) der Störung des Sozialverhaltens mit oppositionellem, aufsässigem Verhalten (ODD) handelt es sich um: 1) mit oder ohne chronische Reizbarkeit und Wut und 2) mit oder ohne eingeschränkte prosoziale Emotionen (gefühllose, emotionslose Züge wie eingeschränktes Einfühlungsvermögen oder Sensibilität, Reue, Scham oder Schuld).

Abgrenzungen zur Normalität sowie zu anderen Störungen

Die Störung des Sozialverhaltens mit oppositionellem, aufsässigem Verhalten (ODD) ist innerhalb der Grenzen des erwarteten Verhaltens von trotzigem, ungehorsamem und reizbarem Verhalten zu unterscheiden.

Zu den **Differenzialdiagnosen** gehören Verhaltensstörungen/dissoziale Störungen und Persönlichkeitsstörungen, Aufmerksamkeitsdefizit-/Hyperaktivitätsstörungen und Autismus-Spektrum-Störungen, affekt-, angst- oder furchtbezogene Störungen sowie die intermittierende explosive Störung.

7.4.2 Störung des Sozialverhaltens mit dissozialem Verhalten (CDD)

Die „Störung des Sozialverhaltens mit dissozialem Verhalten“, engl. *conduct-dissocial disorder* (CDD), ist gekennzeichnet durch ein sich wiederholendes und anhaltendes Muster zutiefst unsozialen Verhaltens, bei dem die grundlegenden Rechte anderer verletzt werden, die verursachte Störung außerhalb des Bereichs sozialer oder kultureller Normen liegt und die Regeln und Gesetze der Gesellschaft gebrochen werden. Das Verhalten umfasst Aggression gegenüber anderen, Mobbing, Grausamkeit, Stehlen, Zerstörung von Eigentum, Betrug und Diebstahl sowie bei Jugendlichen wiederholtes Fortbleiben, Weglaufen, Drogenmissbrauch und Schulschwänzen (Schulverweigerung). Die Störung kann gemeinsam mit neuromentalen Entwicklungsstörungen sowie verschiedenen anderen psychiatrischen Störungen auftreten.

Zu den **Spezifizierungen** (*qualifier*) gehören 1) Beginn in der Kindheit (Merkmale vor Ende des 10. Lebensjahrs) im Unterschied zum Beginn in der Adoleszenz (keine Merkmale vor Ende des 10. Lebensjahrs) und 2) mit oder ohne eingeschränkte prosoziale Emotionen. Insbesondere in der Adoleszenz kann das Verhalten in einer delinquenten Peergroup auftreten. Es tritt häufig zusammen mit einer Störung des Sozialverhaltens mit oppositionellem, aufsässigem Verhalten (ODD) auf und nicht selten gemeinsam mit verschiedenen neuromentalen Entwicklungsstörungen und anderen psychiatrischen Störungen. Für Personen mit eingeschränkten prosozialen Emotionen und Menschen, bei denen die Störung bereits in der Kindheit auftritt, besteht ein höheres Risiko für länger anhaltendes und schweres antisoziales Verhalten auf sowie für die Entwicklung einer Persönlichkeitsstörung im späteren Leben. Es ist jedoch wichtig, darauf hinzuweisen, dass der Subtyp des Beginnalters und die Spezifizierung bezüglich prosozialer Emotionen eigenständig und getrennt zu betrachtet sind.

Abgrenzungen zur Normalität sowie zu anderen Störungen

Die Störung des Sozialverhaltens mit dissozialem Verhalten (CDD) ist von Aktivitäten wie politischem Protest und Straftaten zu unterscheiden.

Differenzialdiagnose*:* Abzugrenzen ist die Störung ebenfalls gegenüber oppositionellem Trotzverhalten, Aufmerksamkeitsdefizit-/Hyperaktivitätsstörungen, affektiven Störungen, intermittierender explosiver Störung, engl. *intermittent explosive disorder* (IED), sowie Störungen durch Substanzgebrauch.

7.5 Änderungen gegenüber ähnlichen oder gleichwertigen Störungen in ICD-10

Eine wesentliche Änderung der ICD-11 gegenüber der ICD-10 besteht im Wegfall der **Verhaltens- und emotionalen Störungen mit Beginn in der Kindheit und Jugend (F90-F98)**, welche durch die affektive und verhaltensmäßige Unreife in der Kindheit beeinflusst sind: Diese wurden **auf altersübergreifende Störungen verteilt**, mit denen sie die Symptome teilen, und die nun alle spezifischen Variationen kindlicher Erscheinungsbilder aufführen.

Es erfolgten zudem verschiedene **Änderungen bezüglich der Terminologie** von Störungsgruppen als auch von einzelnen Störungen.

Der „Multiaxiale Klassifikationsschema" früherer ICD- und DSM-Versionen wurde aufgegeben. Dieser war in der kinderpsychiatrischen Praxis beliebt, weil er die Klassifizierung gemeinsamer Komorbiditäten psychiatrischer und neuroentwicklungsbedingter und anderer medizinischer Störungen wie auch psychosozialer Einflussgrößen ermöglichte. Die ICD-11 erlaubt jedoch stattdessen die **Diagnose von Komorbiditäten aller Art**, wodurch auch die Diagnose von „Scharnierstörungen" (*interface disorders*) wie der „kombinierten Störung des Sozialverhaltens und der Emotionen" nach ICD-10 überflüssig wird.

Neuverteilung kindheitsspezifischer ICD-10-Kategorien

Der Wegfall der emotionalen Störungen mit Beginn in der Kindheit (F93) bedeutet, dass Störungen im Kindesalter wie Trennungsangststörung und selektiver Mutismus nun im Rahmen der altersübergreifenden Gruppe „**Angst- oder furchtbezogenen Störungen**" diagnostiziert werden.

Die Fütterstörung im frühen Kindesalter (F98.2) wurden in die neue Gruppe „**Fütter- und Essstörungen**" aufgenommen, **Essstörungen** welche auch die neue und kindheitsrelevante vermeidend-restriktive Ernährungsstörung, engl. *avoidant-restrictive food intake disorder* (ARFID), umfasst. Enuresis und Enkopresis bilden in der ICD-11 die neue Gruppe der „**Ausscheidungsstörungen**".

Zu den Störungen sozialer Funktionen mit Beginn in der Kindheit und Jugend nach ICD-10 (F94) gehörten die reaktive Bindungsstörung des Kindesalters und die Bindungsstörung des Kindesalters mit Enthemmung. Diese sind nun als „reaktive Bindungsstörung", engl. *reactive attachment disorder* (RAD), und „Störung der sozialen Bindung mit enthemmtem Verhalten", engl. *disinhibited social engagement disorder* (DSED), bei den „**Störungen, die spezifisch Stress-assoziiert sind**" angesiedelt.

Aus den Störungen des Sozialverhaltens der ICD-10 (F91) wurden in der ICD-11 die Gruppe „**Disruptives Verhalten oder dissoziale Störungen**", und die kombinierte Störung des Sozialverhaltens und der Emotionen (F92) wurde nicht beibehalten.

Neuromentale Entwicklungsstörungen

Die Entwicklungsstörungen der ICD-10 sind zu einem gewissen Teil in der ICD-11 in der Gruppe „**neuromentale Entwicklungsstörungen**" enthalten. Eine wichtige Änderung ist die Ersetzung der tiefgreifenden Entwicklungsstörungen (F84) nach ICD-10 durch die – unter den neuromentalen Entwicklungsstörungen enthaltene – „**Autismus-Spektrum-Störung**": Diese umfasst die früheren Kategorien tiefgreifende Entwicklungsstörungen, Asperger-Syndrom und atypischer Autismus sowie die desintegrative Störung. Das Rett-Syndrom wurde in das Kapitel 20 „Entwicklungsanomalien", engl. *developmental anomalies*, und darin in „Zustände mit Störungen der Intelligenzentwicklung als relevantes klinisches Merkmal", engl. *conditions with disorders of intellectual development as a relevant clinical feature*, verschoben. Die wichtigsten Änderungen für die Gruppe der neuromentalen Entwicklungsstörungen sind in **Tabelle 7-1** aufgeführt.

Tabelle 7-1: Entwicklungsstörungen (ICD-10) und neuromentale Entwicklungsstörungen (ICD-11)

ICD-10	ICD-11
Entwicklungsstörungen	***Neuromentale Entwicklungsstörungen***
a) Spezifische Entwicklungsstörungen	
• des Sprechens und der Sprache	• der Sprechoder Sprachentwicklung
• schulischer Fertigkeiten	• Lernentwicklungsstörung
• der motorischen Funktionen	• der motorischen Koordination
	• Stereotype Bewegungsstörung
	• Ticstörungen (Krankheiten des Nervensystems) (hier doppel-gelistet)
b) Störungen der sozialen Entwicklung, der Kommunikation und des Verhaltens	
Tiefgreifende Entwicklungsstörungen	Autismus-Spektrum-Störung
c) Weitere Störungen	
Intelligenzstörung	Störungen der Intelligenzentwicklung
Hyperkinetische Störungen	Aufmerksamkeitsdefizit-Hyperaktivitätsstörung
	Sekundäres neuromentales Entwicklungssyndrom
Neuromentales Entwicklungssyndrom	

7.6 Vergleich mit äquivalenten DSM-5-Diagnosen

Die in diesem Kapitel behandelten Störungen sind zwar im Allgemeinen im DSM-5 und der ICD-11 aufeinander abgestimmt, es bestehen indes einige beachtenswerte Unterschiede. Beide Systeme haben diagnostische Unterkategorien eingeführt (*Specifier* im DSM-5 gegenüber *Spezifizierungen* (*qualifiers*) in der ICD-11), die jedoch nicht immer deckungsgleich sind oder miteinander übereinstimmen. Die Unterschiede zwischen beiden Diagnosesystemen werden im Folgenden erörtert.

7.6.1 Neuromentale Entwicklungsstörungen

7.6.1.1 Entwicklungsstörung der Sprache

Sowohl die Sprachentwicklungsstörung, engl., *developmental language disorder* (DLD), der ICD-11 als auch die Sprachstörung im DSM-5 haben Defizite beim Erwerb und bei der Verwendung intrinsischer Sprachfähigkeiten wie Satzstruktur und Wortschatz zum Inhalt. Die Definition der ICD-11 umfasst jedoch auch ein pragmatisches Defizit oder eine Beeinträchtigung der „Fähigkeit, Sprache in sozialen Kontexten zu verstehen und zu verwenden, z. B. Rückschlüsse zu ziehen, verbalen Humor zu verstehen und mehrdeutige Bedeutungen aufzulösen".

Ein pragmatisches Defizit bei der Entwicklungsstörung der Sprache löst gemäß der

ICD-11 die Spezifizierung (*qualifier*) einer Entwicklungsstörung der Sprache *bezüglich der pragmatischen Sprache* aus. Im Unterschied hierzu wird nach DSM-5 bei Personen mit pragmatischen Sprachdefiziten, *die keine weiteren autistischen Merkmale aufweisen*, die eigenständige soziale (pragmatische) Kommunikationsstörung diagnostiziert. Die ICD-11-Arbeitsgruppe war der Ansicht, dass es keine ausreichenden Beweise für diese neue Störung gibt, da die meisten Kinder mit pragmatischen Sprachdefiziten als Kinder mit einer anderen Sprache oder einer autistischen Störung diagnostiziert werden können.

7.6.1.2 Autismus-Spektrum-Störung

Die Diagnosekriterien in ICD-11 und DSM-5 entsprechen einander, und für beide stellt Autismus ein Spektrum dar. Das DSM-5 beschreibt jedoch die erforderlichen Defizite besser, und die in der ICD-11 aufgeführten Beispiele von „eingeschränkten, sich wiederholenden und unflexiblen Verhaltensmustern" sind charakteristischer für Personen mit Autismus *ohne* Störungen der Intelligenzentwicklung als jene im DSM-5.

7.6.1.3 Aufmerksamkeitsdefizit-Hyperaktivitätsstörung (ADHS)

Die diagnostischen Anforderungen von ICD-11 und DSM-5 sind zwar weitgehend vergleichbar, doch ist das DSM-5 präskriptiver, indem es eine genaue Symptomanzahl für die Diagnose vorgibt. Darüber hinaus hat die ICD-11 „die Tendenz, auf unmittelbare Reize hin zu handeln, ohne zu überlegen oder die Risiken und Folgen zu bedenken" als wahrscheinliche Manifestation der Störung bei Erwachsenen hinzugefügt. Und während beide Systeme für die Diagnose im Erwachsenenalter die Vorgabe machen, dass die ADHS-Manifestationen bis zum Alter von 12 Jahren vorhanden waren, verlangt die ICD-11 auch den Nachweis signifikanter Symptome von Unaufmerksamkeit und/oder Hyperaktivität-Impulsivität vor diesem Alter, während nach DSM-5 lediglich erforderlich ist, dass sich „mehrere Symptome" in der Kindheit zeigten.

7.6.2 Disruptive oder dissoziale Störungen

In beiden Klassifikationen werden oppositionelles Trotzverhalten und Sozialverhaltensstörungen als disruptive/dissoziale Störungen erfasst. Die DSM-5-Kategorisierung ist jedoch insofern breiter angelegt, als sie auch Impulskontrollstörungen unter der Rubrik „Disruptive, Impulskontroll- und Verhaltensstörungen" einschließt, und es bestehen Unterschiede hinsichtlich der Störungsterminologie. Zu den Störungen der Impulskontrolle, engl. *impulse control disorders* (ICD), nach ICD-11 gehören die Störung mit zwanghaftem Sexualverhalten, engl. *compulsive sexual behaviour disorder* (CSBD), und das sekundäre Impulskontrollsyndrom, engl. *secondary impulse control syndrome*, demgegenüber bezieht das DSM-5 auch die Diagnosen „andere näher bezeichnete disruptive, Impulskontroll- und Sozialverhaltensstörungen" sowie „Persönlichkeitsveränderung aufgrund eines anderen medizinischen Krankheitsfaktors" ein.

Ein weiterer Unterschied betrifft die **Spezifizierungen** *(qualifier)*: Die neue Unterkategorie **mit eingeschränkten prosozialen Emotionen** wird in der ICD-11 sowohl auf die ODD als auch auf CDD in der Gruppe der Störungen des Sozialverhaltens angewandt, gilt im DSM-5 jedoch nur für die Diagnose „Störungen des Sozialverhaltens".

7.6.2.1 Störung des Sozialverhaltens mit oppositionellem, aufsässigem Verhalten (ODD)

Ein wichtiger Unterschied zwischen den beiden Systemen ist die Einführung einer **Spezifizierung** (*qualifier*) für Reizbarkeit in der

ICD-11. In beiden Klassifikationssystemen sind neben streitlustigem/trotzigem Verhalten und Rachsucht auch wütende/reizbare Stimmungen und Verhaltensweisen (Jähzorn, leicht reizbar, oft wütend und nachtragend) Symptome der ODD. Allerdings wurde nur in der ICD-11 eine Spezifizierung **für chronische Reizbarkeit/Wut** eingeführt. Dies beruht auf Forschungsnachweisen für ein solches separates Konstrukt sowie auf den spezifischen Assoziationen der Reizbarkeitsdimension von ODD bei in Kliniken eingewiesenen Jungen mit einem kontinuierlichen Muster affekt- und angstbezogener Symptome in der Adoleszenz und dem frühen Erwachsenalter.

Um diese Gruppe klinisch beeinträchtigter wütender/reizbarer Kinder zu konzeptualisieren, wurde im DSM-5 eine neue Störung mit der Bezeichnung „disruptive Affektregulationsstörung“, engl. *disruptive mood dysregulation disorder* (DMDD), geschaffen, die in dem Kapitel „Depressive Störungen“ aufgeführt ist. Die ICD-11-Arbeitsgruppe war der Ansicht, dass aufgrund der begrenzten Zuverlässigkeit, des fehlenden psychiatrischen Konsenses und des hohen Anteils an Überschneidungen mit anderen Störungen, insbesondere der Störung des Sozialverhaltens mit oppositionellem, aufsässigem Verhalten (ODD), keine ausreichenden Belege für eine separate DMDD vorliegen.

7.7 Vorteile der ICD-11-Klassifikation

Die Klassifizierung kinderpsychiatrischer Störungen ist nach wie vor von entscheidender Bedeutung für die Kommunikation zwischen allen an den Dienstleistungen Beteiligten, ein **Instrument für die Kommunikation** zwischen klinisch Tätigen, Familien, Forschenden und politischen Entscheidungsträgern. In zunehmendem Maße stellt die Klassifikation eine Notwendigkeit für eine länderübergreifende Funktion und Entwicklung von Dienstleistungen dar.

Während sich frühere Hoffnungen auf einen klinisch-pathologischen ätiologischen Ansatz bei der Diagnose nicht erfüllt haben, werden die in der ICD-11 vorgenommenen Änderungen einschließlich der detaillierten Störungsbeschreibungen – welche so weit als möglich auf bestehenden Praxis- und Forschungsergebnissen beruhen – sowie die Harmonisierung mit dem DSM-5 dazu beitragen, die Kommunikation zwischen den verschiedenen Interessengruppen zu verbessern.

Zentral für die Entwicklung der ICD-11 und des DSM-5 war die übergeordnete **Idee, die Zahl der psychiatrischen Störungen zu reduzieren** und die am besten validierten und erwiesenermaßen klinisch nützlichen beizubehalten. Ein Beispiel für die neuromentalen Entwicklungsstörungen ist die Zusammenlegung verschiedener tiefgreifender Entwicklungsstörungen nach ICD-10 zu einer einzelnen Gruppe der Autismus-Spektrum-Störung mit separaten Spezifizierungen (*qualifier*).

Der **Lebensspannenansatz** hat zu einer Umverteilung der Störungen in der Kindheit geführt, die zuvor speziell für Kinder bestanden. Die gemeinsame Eingruppierung der Fütterungsstörungen im Kindesalter mit den Essstörungen im Erwachsenenalter wurde mit dem vorliegenden Nachweis von Zusammenhängen zwischen Fütterungsproblemen im Säuglingsalter und Anorexia und Bulimia nervosa begründet. Insgesamt trägt die Lebensspannenansatz der Tatsache Rechnung, dass ein beträchtlicher Prozentsatz der psychiatrischen Störungen des Erwachsenenalters bereits im Kindes- und Jugendalter auftritt. Bei Problemen wie depressiven Störungen hilft die Anwendung derselben diagnostischen Kriterien über die gesamte Altersspanne hinweg dabei, die Beurteilung und das Management betroffener Kinder und junger Menschen zu leiten und zu fokussieren, bei denen früheren ICD-Versionen zufolge womöglich eine nicht näher bezeichnete emotionale Störung des Kindesalters diagnostiziert wurde. Ein weiterer Vorteil des lebensspannenbezogenen Ansatzes besteht darin, dass er bei Erwachsenen mit verschiedensten psychiatrischen Störungen die Erkennung und das Management zugrundeliegender neuromentaler Entwicklungsstörungen erleichtern könnte.

Die **Funktionsbeeinträchtigung** ist mittlerweile ein diagnostisches Schlüsselmerkmal. Dies wurde mit der Begründung in Frage gestellt, dass asymptomatische, aber behandelbare medizinische Anomalien wie Bluthochdruck behandelbare medizinische Probleme darstellen. Bluthochdruck lässt sich jedoch eher als Risikofaktor denn als Störung begreifen. Die Abwesenheit einer Beeinträchtigung zieht nicht die Abwesenheit psychischer Probleme nach sich. Sie schließt auch nicht die Einleitung geeigneter Präventionsmaßnahmen aus, trägt jedoch dazu bei, eine nützliche Schwelle für die Abklärung und Suche nach dem erforderlichen Maß an fachlicher Intervention zu schaffen.

Die Einführung von Komorbiditäten sowie von **Spezifizierungen (*qualifier*)** für Störungen ist für die kinder- und jugendpsychiatrische Praxis wichtig, insbesondere nach Abschaffung der früheren multiaxialen Klassifikationen. Sie erlaubt es, der Komplexität Rechnung zu tragen, und ist hochgradig relevant für die Managementplanung.

Die ICD-11-Spezifizierungen liefern nützliche Zusatzinformationen, die für die Prognose und das Management relevant sind. Dies ist eindeutig der Fall bei den Spezifizierungen für die Störung der Intelligenzentwicklung und Beeinträchtigung der funktionellen Sprache bei Autismus sowie für geringe prosoziale Emotionen bei Kindern mit Störungen des Sozialverhaltens. Ebenso werden Zusammenhänge zwischen Reizbarkeit im Kindesalter und späteren affektiven Störungen bei einigen Kindern mit oppositionellem Trotzverhalten durch eine Spezifizierung bestätigt. Dies mag als Hinweis auf die Notwendigkeit einer sorgfältigen Differenzialdiagnose von Angst- oder anderen psychiatrischen Störungen bei Kindern mit Reizbarkeit dienen, welche ein allgegenwärtiges Symptom bei Klinikeinweisungen darstellt. Einige Spezifizierungen ermöglichen zudem die Angabe des Schweregrads der Störung, was wiederum für die Behandlung und die Inanspruchnahme von Dienstleistungen bedeutsam ist.

In der klinischen Praxis können die detaillierten **CDDR** (*Clinical Descriptions and Diagnostic Requirements*) der ICD-11 sowohl als hilfreiche Gedächtnisstütze wie auch als Minilehrbuch dienen. Erstellt wurden die CDDR nach dem Prinzip der klinischen Nützlichkeit, um klinische Begegnungen zu erleichtern sowie um weltweit anwendbar und wissenschaftlich gültig zu sein.

7.8 Fazit und Ausblick

Die **Anerkennung von Komorbiditäten** in der ICD-11 belegt die **Komplexität verschiedener Probleme**, die von den britischen Child and Adolescent Mental Health Services (CAMHS) behandelt werden. Zudem verweist sie auf die Notwendigkeit, die Erforschung gemeinsamer Risikofaktoren zu fördern. Dies wiederum kann zu einer Neudefinition von Störungen führen, was insbesondere für neuromentale Entwicklungsstörungen von Bedeutung ist.

Zukünftige Arbeiten könnten dazu beitragen, die Natur anderer Komorbiditäten in der ICD-11 aufzuklären und sie zu entflechten. So ist es etwa wahrscheinlich, dass die Persönlichkeitsstörung bei manchen Personen eine im Erwachsenenalter vorliegende Manifestation und Folge neuromentaler Entwicklungsprobleme darstellt. Ein Kind mit einer Autismus-Spektrum-Störung könnte im Erwachsenenalter eine Persönlichkeitsstörung aufweisen, bei der die Merkmale Anankasmus und Distanziertheit im Vordergrund stehen. Kinder mit frühem disruptivem Verhalten oder dissozialen Störungen können im Erwachsenenalter Merkmale einer Persönlichkeitsstörung mit Dissozialität aufweisen. Künftige Forschungsarbeiten können dazu beitragen, das Ausmaß der jeweiligen Entwicklungskongruenz und der gemeinsamen Basisrisiken abzuklären.

Gegenwärtig wird diskutiert, ob bestimmte Störungen des Kindesalters – etwa die in der ICD-11 aufgeführte reaktive Bindungsstörung (RAD) und die Störung der sozialen Bindung mit enthemmtem Verhalten (DSED) – am besten als Folge eines Entwicklungstraumas konzeptualisiert werden sollten (was der Tatsache Rechnung trüge, dass die ICD-11 diese Störungen unter in die Gruppe „Störungen, die spezifisch Stress assoziiert sind" einordnet), oder ob sie aus einer neuronal- bzw. neuromental-entwicklungsbezogenen Perspektive zu verstehen wären. Auch dies wird vermutlich Forschungstätigkeit zwecks Klärung der Zusammenhänge anregen.

Davon auszugehen, dass der ICD-11-Klassifikation allseits Begeisterung entgegenschlagen wird, wäre falsch. Eine gute Klassifikation zielt darauf ab, eine bessere Kommunikation zu fördern, das Management zu beeinflussen und Dienstleistungsdaten zu dokumentieren sowie eine bessere Versorgung zu erreichen. Allerdings ist einzuräumen, dass die Verwendung psychiatrischer Kategorien zur Definition der Probleme von Kindern nicht bei allen CAMHS-Praktizierenden willkommen ist. An den CAMHS sind in der Regel multidisziplinäre Teams beteiligt, in denen klinisch Tätige komplementäre, aber auch alternative Sichtweisen auf die Probleme von Kindern vertreten. Manche der klinisch Tätigen stehen der **Anwendung von Klassifizierungen kritisch** gegenüber oder haben keine Erfahrung damit, oder sie lehnen sie aktiv ab, da sie Kinder nicht mit dem „Etikett" irgendeiner Diagnose versehen wollen. Diese – vielfach engagierten und fürsorglichen – Praktizierenden sind besorgt darüber, dass Diagnosen mögliche Quellen von Stigmatisierung sein können. Sie befürworten einen Ansatz, der – unabhängig von der Diagnose – das Augenmerk auf das Verständnis und die Veränderung der Innenwelten problembehafteter Kinder richtet oder der Belastungen innerhalb der Familie oder im weiteren Umfeld, und sie können soziokulturelle Argumente zur Unterstützung ihrer Politik anführen.

Zu Recht schlussfolgern sie, dass Umweltfaktoren bei der Entstehung kinderpsychiatrischer Störungen eine große Bedeutung zukommt. Fairerweise ist auch zu erwähnen, dass viele CAMHS-Interventionen unspezifisch und transdiagnostisch erfolgen. Sofern jedoch die multidisziplinären CAMHS-Teams nicht besser mit der ICD-11 vertraut sind, besteht trotzdem die Gefahr von Verwirrung und einer verlangsamten Entwicklung hin zu einem gemeinsamen Ansatz bezüglich der Nomenklatur und für die Bereitstellung von hilfreichen Feedbacks an die Familien wie auch von Daten zu den Dienstleistungen.

In der **Kinderpsychiatrie** wird die Diagnose in der Regel durch eine **Problemformulierung** ergänzt, die angibt, wie eine bestimmte Störung entstanden ist und wie sie sich auf das einzelne Kind auswirkt, wobei biologische, entwicklungs- und umweltbedingte Risiko- und Schutzfaktoren berücksichtigt werden. Diese werden weiter als prädisponierende, auslösende und aufrechterhaltende Faktoren der Störung konzeptualisiert. Indes stellt eine Formulierung für gewöhnlich keinen Ersatz für eine Diagnose dar, und bei manchen Störungen kann sich die mit der ICD-11 erfolgende Einführung des Schweregrads anderer Spezifizierungen als hilfreiche Stütze für Formulierungen erweisen.

Die in der ICD-11 beschriebenen psychiatrischen Störungen sind ein erster Versuch, die Klassifizierung von Krankheiten des Kindes-, Jugend- und Erwachsenenalters in einem einzigen System zusammenzufassen. Als erster Versuch ist dieser zwangsläufig unvollkommen und wird daher im Lichte neuer Erkenntnisse und Erfahrungen der Anpassungen und Veränderungen bedürfen. Das **Ziel** besteht nach wie vor darin, Wissen zu verknüpfen, eine bessere Kommunikation zwischen allen an der Versorgung Beteiligten zu fördern und einem neuen und besseren Verständnis und Management psychischer Probleme den Weg zu ebnen. In dieser Hinsicht steht die ICD-11 noch ganz am Anfang, doch das Wissen und die Erfahrung, die ihre psychiatrischen Kategorien stützen, lassen sich als willkommener Schritt nach vorn betrachten.

Weiterführende Literatur

Evans, S.C., Burke, J.D., Roberts, M.C., Fite, P.J., Lochman, J.E., De La Peña, F.R. & Reed, G.M. (2017). Irritability in child and adolescent psychopathology: An integrative review for ICD-11. *Clinical Psychology Review, 53*, 29–45. https://doi.org/10.1016/j.cpr.2017.01.004

Evans, S.C., Roberts, M.C., Keeley, J.W., Rebello, T.J., De La Peña, F., Lochman, J.E., Burke, J.D., Fite, P.J., Ezpeleta, L., Matthys, W., Youngstrom, E.A., Matsumoto, C., Andrews, H.F., Medina-Mora, M.E., Ayuso-Mateos, J.L., Khoury, B., Kulygina, M., Robles, R., Sharan, P.,... Reed, G.M. (2020). Diagnostic classification of irritability and oppositionality in youth: A global field study comparing ICD-11 with ICD-10 and DSM-5. *Journal of Child Psychology and Psychiatry, 62*(3), 303–312. https://doi.org/10.1111/jcpp. 13244

First, M.B., Gaebel, W., Maj, M., Stein, D.J., Kogan, C.S., Saunders, J.B., Poznyak, V.B., Gureje, O., Lewis-Fernández, R., Maercker, A., Brewin, C.R., Cloitre, M., Claudino, A., Pike, K.M., Baird, G., Skuse, D., Krueger, R.B., Briken, P., Burke, J.D.,... Reed, G.M. (2021). An organization- and category-level comparison of diagnostic requirements for mental disorders in ICD-11 and DSM-5. *World Psychiatry, 20*(1), 34–51. https://doi.org/10.1002/wps.20825

Fristad, M.A. (2020). Commentary: What to do with irritability? Do not give it a new diagnostic home – a commentary on Evans et al. (2020). *Journal of Child Psychology and Psychiatry, 62*(3), 313–315. https://doi.org/10.1111/jcpp. 13354

Garralda, M.E. (2016). ICD-11 – Comparison with DSM-5 and implications for child & adolescent psychiatric disorders. In M. Hodes & S. Gau (Eds.), *Positive mental health, fighting stigma and promoting resiliency for children and adolescents* (pp. 15–35). Elsevier Academic Press. https://doi.org/10.1016/B978-0-12-804394-3.00002-4

Lochman, J.E., Evans, S.C., Burke, J.D., Roberts, M.C., Fite, P.J., Reed, G.M., De La Peña, F.R., Matthys, W., Ezpeleta, L., Siddiqui, S. & Garralda, M.E. (2015). An empirically based alternative to DSM-5's disruptive mood dysregulation disorder for ICD-11. *World Psychiatry, 14*(1), 30–33. https://doi.org/10.1002/wps.20176

Reed, G.M., First, M.B., Kogan, C.S., Hyman, S.E., Gureje, O., Gaebel, W., Maj, M., Stein, D.J., Maercker, A., Tyrer, P., Claudino, A., Garralda, E., Salvador-Carulla, L., Ray, R., Saunders, J.B., Dua, T., Poznyak, V., Medina-Mora, M.E., Pike, K.M.,... Saxena, S. (2019). Innovations and changes in the ICD-11 classification of mental, behavioural and neurodevelopmental disorders. *World Psychiatry, 18*(1), 3–19. https://doi.org/10.1002/wps.20611

Reed, G.M., Keeley, J.W., Rebello, T.J., First, M.B., Gureje, O., Ayuso-Mateos, J.L., Kanba, S., Khoury, B., Kogan, C.S., Krasnov, V.N., Maj, M., De Jesus Mari, J., Sharan, P., Stein, D.J., Zhao, M., Akiyama, T., Andrews, H.F., Asevedo, E., Cheour, M.,... Medina-Mora, M.E. (2018). Clinical utility of ICD-11 diagnostic guidelines for high-burden mental disorders: Results from mental health settings in 13 countries. *World Psychiatry, 17*(3), 306–315. https://doi.org/10.1002/wps.20581

Robles, R., De La Peña, F.R., Medina-Mora, M.E., De Los Dolores Márquez-Caraveo, M.E., Domínguez, T., Juárez, F., Rojas, A.G., Sarmiento-Hernández, E.I., Feria, M., Sosa, L., Aguerre, R.E., Ortiz, S., Real, T., Rebello, T., Sharan, P. & Reed, G.M. (2022). ICD-11 guidelines for mental and behavioral disorders of children and adolescents: Reliability and clinical utility. *Psychiatric Services, 73*(4), 396–402. https://doi.org/10.1176/appi.ps.202000830

Rutter, M. (2011). Research review: Child psychiatric diagnosis and classification: Concepts, findings, challenges and potential. *Journal of Child Psychology and Psychiatry, 52*(6), 647–660. https://doi.org/10.1111/j.1469-7610.2011.02367.x

Tyrer, P., Reed, G.M. & Crawford, M.J. (2015). Classification, assessment, prevalence, and effect of personality disorder. *The Lancet, 385*(9969), 717–726. https://doi.org/10.1016/s0140-6736(14)61995-4

Uher, R. & Rutter, M. (2012). Classification of feeding and eating disorders: review of evidence and proposals for ICD-11. *World Psychiatry, 11*(2), 80–92. https://doi.org/10.1016/j.wpsyc.2012.05.005

8 Angst- oder furchtbezogene Störungen und Zwangsstörung oder verwandte Störungen

Dan J. Stein, Cary S. Kogan und Christine Lochner

Die beiden neuen Gruppen „Angst- oder furchtbezogene Störungen" und „Zwangsstörung oder verwandte Störungen" befinden sich im Kapitel „Psychische Störungen, Verhaltensstörungen oder neuromentale Entwicklungsstörungen" der ICD-11.

Die Gruppe der **„Angst- oder furchtbezogene Störungen"** umfasst folgende Störungen: generalisierte Angststörung (GAS), engl. *generalised anxiety disorder* (GAD); Panikstörung, engl. *panic disorder*; Agoraphobie, engl. *agoraphobia*; spezifische Phobie, engl. *specific phobia*; Sozialphobie, engl. *social anxiety disorder* (SAD) oder *social phobia*; Trennungsangststörung, engl. *separation anxiety disorder*; und selektiver Mutismus, engl. *selective mutism.*

Auf substanzinduzierte Angststörungen, engl. *substance-induced anxiety disorders*, Hypochondrie, engl. *hypochondrias* und sekundäres Angstsyndrom, engl. *secondary anxiety syndrome* finden sich Querverweise.

Zur Gruppe **„Zwangsstörung oder verwandte Störungen"** gehören folgende Störungen: Zwangsstörung, engl. *obsessive-compulsive disorder* (OCD); körperdysmorphe Störung (KDS), engl. *body dysmorphic disorder* (BDD); Eigengeruchswahn, engl. *olfactory reference disorder* (ORS); Hypochondrie, engl. *hypochondriasis*; pathologisches Horten, engl. *hoarding disorder* (HD) und körperbezogene repetitive Verhaltensstörungen, engl. *body-focused repetitive behaviour disorders* (BFRB).

Auf substanzinduzierte Zwangs- oder verwandte Störungen, engl. *substance-induced obsessive-compulsive or related disorders* und sekundäres Zwangssyndrom oder verwandte Syndrome, engl. *secondary obsessive-compulsive or related syndrome*, sowie das Tourette-Syndrom, engl. *tourette syndrome* finden sich ebenfalls Querverweise.

In diesem Kapitel werden die zentralen Aspekte der beiden neuen Gruppen und der dort gelisteten Störungen erläutert. Wir beginnen mit einer kurzen Beschreibung der Metastruktur der ICD-11, bevor wir uns mit den einzelnen Gruppen auseinandersetzen.

8.1 Metastruktur der Angst- und Zwangsstörungen

In Vorbereitung der Arbeit am DSM-5 wurden zahlreiche Workshops abgehalten, darunter einzelne Meetings zum Thema „Störungen des Angstkreislaufs" (Andrews et al., 2009) und „Zwangsstörung oder verwandten Störungen" (Hollander et al., 2011). In dieser frühen Phase galt das Hauptinteresse der Entwicklung einer neurowissenschaftlich fundierten Nosologie mit Schwerpunkt auf laborgestützte Verhaltensdimensionen (Hyman, 2007; Regier et al., 2009; Kupfer & Regier, 2011). Die Forschung im Bereich der **Angststörungen** betonte die potenzielle Rolle der **Angstkonditionierung in der Ätiologie dieser Erkrankungen**, untersuchte den Angstkreislauf einschließlich der mit der Amygdala verbundenen Furchtreaktion von Mensch und Tier und legte nahe, dass die Extinktion der konditionierten Furchtreaktion bei der Behandlung von Störungen des Angstkreislaufs eine Rolle spielen kann (Andrews et al., 2009). Dies spricht für die diagnostische

Validität der Klassifizierung von Angst- oder furchtbezogenen Störungen in einer Gruppe (Kogan et al., 2016).

Auf der anderen Seite legte die Forschung zur **Zwangsstörung** nahe, dass diese Erkrankung durch **Defizite der kognitiven Kontrolle** gekennzeichnet ist, mit einer **Verschiebung von einem zielgerichteten zu einem habituellen Verhalten.** Dies wird durch Veränderungen im frontalen kortiko-striato-thalamo-kortikalen (CSTC) Regelkreis untermauert (Phillips, Stein et al., 2010; Stein et al., 2016). Diese Arbeiten lieferten die Grundlage für eine Abgrenzung der Zwangsstörung von anderen Angststörungen und dafür, die Zwangsstörung mit anderen durch Veränderung des habituellen Verhaltens gekennzeichneten Erkrankungen (z .B. körperbezogene repetitive Verhaltensstörungen wie Trichotillomanie) zu verbinden, sowie für die Annahme, dass spezifische Interventionen zur Normalisierung des CSTC-Regelkreises (z. B. Expositionstherapie mit Reaktionsverhinderung und hochdosierte Serotonin-Wiederaufnahmehemmer) bei verschiedenen Zwangsstörungen oder verwandten Störungen nützlich sein können. Diese Forschung stützt die diagnostische Validität dieser Einteilung im Klassifikationssystem (Phillips, Stein et al., 2010; Stein et al., 2016).

Eine frühe Analyse durch die Arbeitsgruppe für **Angst- oder Zwangsstörungen**, posttraumatischen und dissoziativen Störungen ergab, dass es zwischen den Validatoren bei den Zwangs- und Angststörungen **beachtliche Übereinstimmungen** gibt. Die Arbeitsgruppe empfahl daher eine Gruppierung unter der Bezeichnung „Angst- oder Zwangsstörungen“ (Stein et al., 2010). Dieser Schritt wurde in Anerkennung der Tatsache unternommen, dass Angst- oder Zwangsstörungen wichtige Überschneidungen und Unterschiede aufweisen. Diese Überlegungen waren freilich nicht unumstritten, und es gab unterschiedliche Auffassungen, ob die generalisierte Angststörung und die posttraumatische Belastungsstörung zu den Angststörungen gehören (Phillips, Friedman et al., 2010). Das DSM-5 entschied schließlich, die generalisierte Angststörung bei den Angststörungen zu belassen, für die Zwangsstörung oder verwandte Störungen sowie die trauma- und belastungsbezogenen Störungen neue Kategorien einzuführen und diese Kategorien angesichts ihrer Ähnlichkeit nebeneinander zu stellen (Stein et al., 2014).

Die ICD-11-Autorinnen und -Autoren haben sich vor allem auf die **klinische Nützlichkeit** der Klassifikation konzentriert (Keeley et al., 2016). Aus der Perspektive der ICD-11 war die Einteilung in „Angst- oder furchtbezogene Störungen“ und „Zwangsstörung oder verwandte Störungen“ sinnvoll. Denn sie erinnert die klinisch Tätigen an die große Bedeutung dieser Erkrankungen (da sie häufig unterdiagnostiziert sind und zu wenig behandelt werden) und daran, Patientinnen und Patienten mit einer dieser Erkrankungen auch nach den anderen zu fragen (Zwangsstörung oder verwandte Störungen zum Beispiel zeigen häufiger **komorbide Erkrankungen** als andere). Sie ziehen dann auch eher ähnliche **Beurteilungsmaßstäbe** in den jeweiligen Gruppen in Betracht (etwa die *Yale-Brown-Obsessive-Compulsive Rating Scale* (Y-BOCS) für eine Reihe verschiedener Zwangsstörungen oder verwandter Störungen) sowie ähnliche **Interventionsmethoden** (etwa die Extinktion einer konditionierten Furchtreaktion oder Exposition mit Reaktionsverhinderung bei Zwangsstörung oder verwandten Störungen) (Kogan et al., 2016; Stein et al., 2016).

Die diagnostische Validität untermauert die klinische Nützlichkeit, und das DSM-5 hatte Fragen der klinischen Nützlichkeit sicherlich im Blick, so wie die ICD-11 Fragen der diagnostischen Validität berücksichtigt hat. Doch trug die unterschiedliche Gewichtung dieser Überlegungen und das Bemühen der ICD-11 um globale Anwendbarkeit zu einigen ihrer Unterschiede bei (Stein et al., 2020). Hinzu kommt, dass die ICD-11 Querverweise erlaubt und dass einige Störungen in der Gruppe „Zwangsstörung oder verwandte Störungen“ auch an anderer Stelle aufgeführt sind. Damit verfolgt die

ICD-11 einen **umfassenderen Ansatz für die Zwangsstörung oder verwandte Störungen** als das DSM-5, da es auch den Eigengeruchswahn mit aufnimmt (der besonders im Osten verbreitet ist) (Veale & Matsunaga, 2014), die Hypochondrie (die auch bei den angst- oder furchtbezogenen Störungen gelistet ist) sowie einen Verweis auf das Tourette-Syndrom (welches in Kapitel 8 gelistet ist und auf das auch bei den Bewegungsstörungen in der Gruppe der neuromentalen Entwicklungsstörungen querverwiesen wird).

Alle Angst- oder furchtbezogenen Störungen in der ICD-11 sind durch **übermäßige Angst oder Furcht** gekennzeichnet, die **jeweils auf Unterschiedliches gerichtet** ist (Kogan et al., 2016). Die meisten dieser Erkrankungen wurden in der ICD-10 der Kategorie „Neurotische, Belastungs- und somatoforme Störungen" zugeordnet. Worauf sich die Furcht oder Angst richtet, kann sehr spezifisch sein (z.B. spezifische Phobien), sie können eine große Bandbreite an Situationen betreffen (z.B. Sozialphobie) oder sind durch generelle Ängste gekennzeichnet (z.B. generalisierte Angststörung). Die Angst- oder furchtbezogenen Störungen sind zudem durch **unterschiedliche Grade der physiologischen Erregung und des Vermeidungsverhaltens** charakterisiert. Die ICD-11 vertritt in der Psychopathologie einen lebensumspannenden Ansatz; entsprechend werden die Störungen bei Kindern und Erwachsenen nicht in unterschiedliche Kategorien gefasst, stattdessen stellt die ICD-11 Informationen über die **entwicklungsbedingt unterschiedlichen Erscheinungsformen** der erfassten Störungen bereit.

Der erste Schritt der ICD-11-Arbeitsgruppe zur Klassifikation der affektiven Störungen und Angststörungen bestand in der Analyse der wissenschaftlichen Literatur über Angst- oder furchtbezogene Störungen, wobei ein besonderer Schwerpunkt auf die klinische Nützlichkeit und die globale Anwendbarkeit gelegt wurde (Kogan et al., 2016). Im nächsten Schritt wurde das Global Practice Network (GPN) der WHO beauftragt, die **diagnostische Genauigkeit und klinische Nützlichkeit** der für die ICD-11 vorgeschlagenen diagnostischen Anforderungen zu prüfen. Die diagnostische Genauigkeit und klinische Nützlichkeit der diagnostischen Anforderungen der ICD-11 für Angst- oder furchtbezogene Störungen erwiesen sich als gleichwertig oder besser als die Leitlinien der ICD-10 (Rebello et al., 2019). Die klinisch Tätigen hatten jedoch bei unterschwelligen Angstzuständen Schwierigkeiten mit der Abgrenzung zwischen Störung und Normalität, was vielleicht gut widerspiegelt, wie schwierig es in der Praxis sein kann, diese Grenze zu ziehen. Die Verwendung der ICD-11-Anforderungen für Zwangsstörungen oder verwandte Störungen führte verglichen mit den ICD-10-Leitlinien auch zu einer genaueren Diagnose der Fallvignetten, insbesondere bei der Abgrenzung von Zwangs- oder verwandten Störungen untereinander (Kogan et al., 2020).

Darüber hinaus ergab eine Feldstudie mit 28 teilnehmenden Zentren in 13 Ländern, dass die Urteilerübereinstimmung mit den diagnostischen Anforderungen der ICD-11 bei den Angst- oder furchtbezogenen Störungen mäßig bis hoch war, mit einem Kappa-Koeffizienten, der von 0,57 bei den Panikstörungen bis 0,88 bei den Sozialphobien reichte (Reed, Sharan et al., 2018). Zudem fielen die Bewertungen der klinisch Tätigen für die klinische Nützlichkeit der diagnostischen Anforderungen der ICD-11 sehr positiv aus, was darauf hindeutet, dass sie leicht anzuwenden sind und mit den Krankheitsbildern der Patientinnen und Patienten präzise übereinstimmen (Reed, Keeley et al., 2018).

8.1.1 Generalisierte Angststörung

Die **wesentlichen Merkmale** für die generalisierte Angststörung (GAS), engl. *generalised anxiety disorder* (GAD), werden in der ICD-11 detaillierter ausgeführt als in der ICD-10 (Shear, 2012). Die „allgemeine Besorgnis" (*general ap-*

prehensiveness) wurde als Alternative zu „Sorgen“ beibehalten, um die kulturübergreifende Anwendbarkeit zu gewährleisten, und wurde durch „übermäßige Sorge (*excessive worry, apprehensive expectation*) über negative Ereignisse in verschiedenen Lebensbereichen“ erweitert. Die klinische Beschreibung der erforderlichen Merkmale der GAS in der ICD-11 setzt voraus, dass die allgemeine Besorgnis oder Sorge von charakteristischen Symptomen begleitet wird wie Muskelverspannungen oder sympathische autonome Überaktivität. Unter den **zusätzlichen Merkmalen** erwähnt die ICD-11, dass manche Personen mit GAS möglicherweise nur über somatische Ängste und das Gefühl einer unspezifischen Bedrohung berichten, ohne eine spezifische Sorge formulieren zu können, und dass Verhaltensänderungen wie Vermeidung und das häufige Bedürfnis nach Rückversicherung auftreten können.

Die **diagnostischen Anforderungen** der ICD-11 für die GAS folgen den allgemeinen Grundsätzen klinischer Beschreibungen, wie sie für das Kapitel „Psychische Störungen, Verhaltensstörungen oder neuromentale Entwicklungsstörungen“ aufgestellt wurden (First et al., 2015). **Erstens** gibt es eine Orientierungshilfe zum hierarchischen Ausschluss und der klinischen Signifikanz. Auf diese Weise wird hervorgehoben, dass die GAS-Symptome nicht besser durch eine andere psychische Störung erklärt werden können (z.B. eine depressive Störung), dass die Symptome keine Kennzeichen einer anderen Erkrankung sind (z.B. Hyperthyreose) und nicht auf Wirkungen einer Substanz oder eines Medikaments auf das zentrale Nervensystem zurückzuführen sind (z.B. Koffein), inklusive Entzugserscheinungen (z.B. Alkohol), und dass die Symptome zu einem erheblichen Leidensdruck oder erheblichen Beeinträchtigungen im persönlichen, familiären, sozialen, schulischen, beruflichen oder anderen wichtigen Funktionsbereichen führen. Während die ICD-10 die gleichzeitige Diagnose von GAS und einer depressiven Episode nicht zuließ, ist dies in der ICD-11 möglich, sofern die GAS-Symptome nicht ausschließlich mit einer depressiven Episode zusammenhängen.

Zweitens werden pseudopräzise Merkmale wie eine exakte Angabe der Symptomdauer vermieden, stattdessen wird vermerkt, dass die Symptome mindestens einige Monate lang an mehr Tagen auftreten als nicht auftreten. Epidemiologische Daten können bei der Untersuchung der vorgeschlagenen Änderungen der Diagnosemerkmale nützlich sein (Stein et al., 2017). Die World Health Mental Surveys (WHMS) der WHO unterstützten den ICD-11-Ansatz bezüglich der Angabe der Dauer der GAS, denn es ergaben sich kaum Unterschiede zwischen GAS von 6 Monaten Dauer und GAS von kürzerer Dauer (1–2 Monate, 3–5 Monate) in Bezug auf das Alter beim Auftreten, die Schwere und Persistenz der Symptome, das gleichzeitige Auftreten anderer Störungen oder die Beeinträchtigung (Lee et al., 2008).

Drittens gibt es, wo erforderlich, Richtlinien bezüglich des Alters, Geschlechts oder kultureller Aspekte der klinischen Beschreibungen (Gureje et al., 2020). Diese Prinzipien gelten für das gesamte Kapitel „Psychische Störungen, Verhaltensstörungen oder neuromentale Entwicklungsstörungen“ und werden daher bei den anderen Störungen in diesem Kapitel nicht wiederholt.

8.1.2 Panikstörung

Als **wesentliche Merkmale** einer Panikstörung, engl. *panic disorder*, nennt die ICD-11 wiederkehrende unerwartete Panikattacken, das bedeutet zeitlich abgegrenzte Episoden mit intensiver Angst oder Befürchtungen, die mit dem raschen und gleichzeitigen Auftreten von mehreren charakteristischen Symptomen einhergehen (Stein, 2012). Zumindest einige Panikattacken sind unerwartet; sie sind nicht auf spezielle Stimuli oder Situationen beschränkt, sondern scheinen „aus heiterem Himmel“ zu kommen. Der Schwerpunkt der Befürchtungen bei einer Panikstörung liegt auf der Besorgnis über ein Wiederauftreten unerwarteter Panikattacken oder über ihre Bedeutung. Im Abschnitt über die **zusätzlichen Merkmale** vermerkt die ICD-11, dass Dauer, Häufigkeit und Schwere von Panikattacken sehr unterschiedlich sind, dass bei manchen Personen mit Panikstörungen nächtliche Panikattacken auftreten (im Zustand der Panik aus dem Schlaf erwachen) und dass manche Personen wiederholt Notaufnahmen aufsuchen und möglicherweise einer Reihe unnötiger medizinischer Spezialuntersuchungen unterzogen werden.

Panikattacken können im Zusammenhang mit anderen psychischen Störungen auftreten und durch das **Zusatzmerkmal** (*specifier*) **„mit Panikattacken"** (*panic attack*) erfasst werden.

Wenn also bei den meisten Erkrankungen aus der Reihe der Angst- oder furchtbezogenen Störungen (generalisierte Angststörung, Agoraphobie, Sozialphobie, spezifische Phobie und Trennungsangststörung) Panikattacken auftreten, kann das Zusatzmerkmal (*specifier*) „mit Panikattacken" hinzugefügt werden. Bei Personen mit Panikstörungen können die Panikattacken im Lauf der Zeit immer mehr „erwartet" werden, da sie mit bestimmten Stimuli oder Kontexten in Verbindung gebracht werden. Panikattacken mit geringer Symptomatik, bei denen nur wenige Paniksymptome auftreten und ohne das charakteristische intensive Maximum, das die Symptome erreichen, sind bei Personen mit Panikstörung häufig und können auch bei anderen Angststörungen auftreten.

8.1.3 Agoraphobie

Wesentliches Merkmal der Agoraphobie als ausgeprägte und übermäßige Angst oder Beklemmung, die in oder vor zahlreichen Situationen auftritt, in denen man nicht fliehen kann oder keine Hilfe verfügbar ist (Stein, 2012). Die Befürchtungen gelten vor allem der Angst vor bestimmten negativen Folgen in diesen Situationen, die unangemessen oder peinlich wären. Dies führt zu Vermeidung der Situationen, oder sie werden nur unter bestimmten Bedingungen aufgesucht oder mit intensiver Furcht oder Angst ertragen. Dies ist eine breitere Definition als in der ICD-10, die die Angst vor offenen Räumen in den Mittelpunkt stellte und verwandte Situationen, in denen die Flucht an einen sicheren Ort schwierig sein könnte. In **den zusätzlichen Merkmalen** heißt es in der ICD-11, dass Personen mit Agoraphobie eine Reihe unterschiedlicher Verhaltensstrategien anwenden können, wenn sie sich in eine gefürchtete Situation begeben.

Agoraphobie und Panikstörung können in der ICD-11 als eigene oder als parallele Diagnose erhoben werden (in der ICD-10 konnte die Diagnose „Agoraphobie" als „mit Panikstörung" oder „ohne Angabe einer Panikstörung" erhoben werden, die gleichzeitige Diagnose von Agoraphobie und Panikstörung war nicht zulässig). Haben Personen mit Agoraphobie eine Vorgeschichte mit Panikattacken, kann es sinnvoll sein zu untersuchen, ob sich die Befürchtungen in vielen Situationen schwerpunktmäßig auf die Symptome einer Panikattacke richten, da dies einen Einfluss darauf haben kann, ob Komponenten der Therapie bei Panikstörungen (z. B. interozeptive Exposition) eingesetzt werden, auch wenn die Diagnose „Panikstörung" nicht vorliegt.

8.1.4 Spezifische Phobie

Wesentliches Merkmal: Die zentralen Befürchtungen bei einer spezifischen Phobie sind direkt mit einer oder mehreren spezifischen Objekten oder Situationen verknüpft (z. B. Nähe zu bestimmten Tierarten, Höhe, geschlossene Räume, der Anblick von Blut oder einer Verletzung), die zur tatsächlichen Gefahr durch das spezifische Objekt oder die Situation in keinem Verhältnis stehen. Eine aktive Vermeidung ist nicht erforderlich; es reicht aus, dass die Objekte oder Situationen mit intensiver Angst ertragen werden. Bei den **zusätzlichen Merkmalen** führt die ICD-11 die gängigsten Stimuli für Phobien an, darunter bestimmte Tiere (Tierphobie), Höhe (Akrophobie), geschlossene Räume (Klaustrophobie), der Anblick von Blut oder Verletzungen (Blut- und Verletzungsphobie) und Fliegen. Die Reaktionen auf die Stimuli der Phobien reichen von Ekel und Abscheu, Erwartung einer Gefahr oder eines Schadens und Ohnmacht (insbesondere beim Anblick von Blut oder Verletzungen).

8.1.5 Soziale Angststörung

Wesentliches Merkmal: Die soziale Angststörung (Sozialphobie), engl. engl. *social anxiety disorder* (SAD) oder *social phobia*, ist durch ausgeprägte und übermäßige Furcht oder Angst gekennzeichnet, die in sozialen Situationen auftritt, bei Handlungen, bei denen man sich beobachtet fühlt, oder bei Auftritten vor anderen. Es besteht vor allem die Befürchtung, dass das eigene Verhalten negativ bewertet wird (z. B. dass das Verhalten demütigend, peinlich oder abstoßend sein wird und zu Ablehnung führt). Wichtige soziale Situationen werden gemieden oder mit intensiver Angst ertragen. Bei den **zusätzlichen Merkmalen** führt die ICD-11 an, dass Personen mit sozialer Angststörung oft eher die Sorge vor körperlichen Symptomen äußern, etwa Erröten, Schwitzen oder Zittern, als über die ursprüngliche Furcht vor negativer Bewertung zu sprechen, dass die Sozialphobie häufig mit anderen Angststörungen und affektiven Störungen auftritt und dass Personen mit Sozialphobie ein höheres Risiko für die Entwicklung von Substanzgebrauchsstörungen haben (aufgrund der Selbstmedikation von Angstsymptomen).

8.1.6 Trennungsangststörung

In der ICD-11 kann die Diagnose „Trennungsangststörung“, engl. *separation anxiety disorder*, bei Erwachsenen ebenso wie bei Kindern erhoben werden. Wesentliches Merkmal ist die Befürchtung einer bzw. Angst vor Trennung von Bezugspersonen, zu denen einen tiefe emotionale Bindung besteht. Bei Kindern und Erwachsenen gehören zu den wichtigen Bindungspersonen in der Regel die Eltern, Betreuungspersonen und andere Familienmitglieder, während bei Erwachsenen normalerweise der Ehepartner, Lebensgefährte oder die Kinder dazugehören. Die spezifischen Erscheinungsformen der Furcht oder Angst aufgrund der Trennung variieren entsprechend der Entwicklung der betroffenen Person, aber es können auch fortwährende Gedanken auftreten, dass die Trennung zu Schaden führen wird, wiederkehrende Albträume von der Trennung und körperliche Symptome (z. B. Übelkeit, Erbrechen, Bauchschmerzen) in Situationen, die mit der Trennung der Bezugsperson einhergehen.

8.1.7 Selektiver Mutismus

Selektiver Mutismus ist durch das **wesentliche Merkmal** des konsequentes Nicht-Sprechens in bestimmten Situationen (z. B. in der Schule) gekennzeichnet, obwohl in anderen Situationen (z. B. zu Hause) durchaus gesprochen wird. Die Dauer der Störung ist nicht vorübergehend (z. B. mindestens mehrere Monate). Die Störung beruht nicht auf der mangelnden Kenntnis oder Beherrschung der Sprache, die in der sozialen Situation gesprochen wird. Bei den **zusätzlichen Merkmalen** weist die ICD-11 darauf hin, dass die Symptome die direkte Beurteilung der Sprachkompetenz behindern können, dass die Kinder jedoch bei Sprachverständnistests kooperieren können, wenn diese sich auf die Ausführung von Befehlen oder das Zeigen auf Bilder beschränken. Selektiver Mutismus wurde aufgrund der Angstsymptomatik in sozialen Situationen, der Furcht einer negativen Bewertung des Sprechens und der Komorbidität mit Angststörungen als eine Variante der sozialen Angststörung betrachtet.

8.2 Zwangsstörung oder verwandte Störungen

Einige Zwangs- oder verwandte Störungen sind durch unerwünschte oder beherrschende Gedanken gekennzeichnet, die von ritualisierten und /oder anderen repetitiven Verhaltensweisen begleitet werden. Andere sind durch wiederkehrende motorische Verhaltensweisen (z.B. Tics) oder körperbezogene Verhaltensweisen (z.B. Haare ausreißen, die Haut zupfen) ohne eindeutige kognitive Komponente gekennzeichnet. Zunächst sichtete die ICD-11-Arbeitsgruppe „Zwangsstörung oder verwandte Störungen" die entsprechende Forschungsliteratur, wobei ein besonderer Schwerpunkt auf die klinische Nützlichkeit und die globale Anwendbarkeit gelegt wurde (Stein et al., 2016). Wie bereits erwähnt, wurde daraufhin *das Global Practice Network* (GPO) der WHO beauftragt, die diagnostische Genauigkeit und klinische Nützlichkeit der für die ICD-11 vorgeschlagenen diagnostischen Anforderungen zu den Zwangsstörungen oder verwandten Störungen zu prüfen. Diese wurden in der Folge auf der Basis der Ergebnisse dieser Prüfung überarbeitet (Kogan et al., 2020).

8.2.1 Zwangsstörung

Die Zwangsstörung, engl. *obsessive-compulsive disorder* (OCD), ist die Hauptstörung in der Gruppe „Zwangsstörung oder verwandten Störungen" und steht dort an erster Stelle (Simpson & Reddy, 2014). **Zwangsgedanken** sind wiederkehrende, andauernde Gedanken, Bilder oder Impulse, die sich aufdrängen und unerwünscht sind und in der Regel mit Angst einhergehen. Die betroffene Person versucht normalerweise die Zwangsgedanken zu ignorieren, zu unterdrücken oder durch Zwangshandlungen zu neutralisieren. **Zwangshandlungen** sind wiederkehrende Verhaltensweisen oder Rituale, einschließlich wiederkehrender nicht gewollter Gedanken, zu denen sich die betroffene Person unter Einhaltung starrer Regeln als Reaktion auf die Zwangsgedanken oder um ein Gefühl der „Vollständigkeit" zu erreichen, gezwungen fühlt. Die Zwangshandlungen stehen zu dem gefürchteten Ereignis entweder in gar keinem realistischen Zusammenhang oder sind deutlich überzogen.

Es ist klinisch nützlich, den **Grad der Krankheitseinsicht** der betroffenen Personen zu erheben; diese kann mäßig bis gut oder gering bis gar nicht vorhanden sein. Während Zwangsstörungen relativ selten wahnhaft sind (weniger als 4 % der Fälle), ist dies bei körperdysmorphen Störungen häufiger der Fall (über 30 %) und bei den verwandten Störungen besonders häufig (über 70 %) (Phillips et al., 2013). Bei diesen Patientinnen und Patienten ist die Motivation für eine Therapie wahrscheinlich geringer, doch es ist nachweisbar, dass sie dennoch auf Erstlinientherapien für Zwangsstörungen ansprechen können (d.h. Serotonin-Wiederaufnahmehemmer). Die ICD-10 ermöglichte die Differenzierung zwischen Zwangsstörung mit vorwiegend Zwangsgedanken oder vorwiegend Zwangshandlungen, doch es setzte sich zunehmend die Erkenntnis durch, dass die meisten Patienten (mit Ausnahme von Kindern) sowohl unter Zwangsgedanken wie unter Zwangshandlungen leiden, sodass diese Subkategorien nicht mehr aufgenommen wurden. Es besteht ein anhaltendes Forschungsinteresse für die Symptomdimensionen der Zwangsstörung, da sie jedoch nicht zwangsläufig Auswirkungen auf die klinische Intervention haben, werden sie auch nicht als Subkategorien aufgeführt.

Im Abschnitt mit den **zusätzlichen Merkmalen** führt die ICD an, dass Personen mit Zwangsstörung eine Reihe Reaktionen zeigen können, wenn sie mit den Stimuli konfrontiert werden, die die Symptome auslösen; dazu gehören Angst oder Panikattacken, Ekel oder das Gefühl der „Unvollständigkeit" bis die Dinge wieder „genau richtig" sind. Personen mit Zwangsstörung können Menschen, Orte oder Objekte vermeiden, die solche Reaktionen auslösen. Erwähnenswert ist zudem, dass Personen mit Zwangsstörung eine Reihe kognitiver Verzerrungen zeigen können, einschließlich eines übertriebenen Verantwortungsgefühls, einer Überbewertung von Bedrohungen, Intoleranz gegenüber Unsicherheit und die Überschätzung der Macht von Gedanken (z. B. das Betrachten von aggressiven Gedanken als aggressives Handeln).

8.2.2 Körperdysmorphe Störung

Die körperdysmorphe Störung (KDS), engl. *body dysmorphic disorder* (BDD), ist durch die anhaltende Beschäftigung mit einem oder mehreren wahrgenommenen Makeln oder Fehlern im Aussehen oder allgemeiner Hässlichkeit gekennzeichnet, die für andere entweder nicht oder kaum wahrnehmbar sind (Veale & Matsunaga, 2014). Die betroffene Person ist sich ihrer selbst mit dem wahrgenommenen Defekt oder Makel übermäßig bewusst, oft mit Beziehungsideen, und es besteht **mindestens eines der folgenden Symptome**: 1) wiederholte und übermäßige Verhaltensweisen wie das wiederholte Überprüfen des Aussehens oder der Schwere des/der wahrgenommenen Mangels/Mängel oder Vergleich des betreffenden Merkmals mit dem anderer Personen, 2) übertriebene Versuche, den wahrgenommenen Fehler zu kaschieren oder zu verändern oder 3) ausgeprägte Vermeidung sozialer oder anderer Situationen oder Stimuli, die die Verzweiflung über den/die wahrgenommenen Fehler oder Makel steigern. Wie bei der Zwangsstörung ist es klinisch nützlich, den **Grad der Krankheitseinsicht** der Betroffenen mit körperdysmorpher Störung zu erheben; sie kann mäßig bis gut oder gering bis gar nicht vorhanden sein.

Eine ganze Reihe von Erkenntnissen stützt die Aufnahme der körperdysmorphen Störung in die Gruppe „Zwangsstörung oder verwandte Störungen" (Veale & Matsunaga, 2014). Die beherrschenden Gedanken und wiederholten Verhaltensweisen erinnern an die Zwangsgedanken und Zwangshandlungen bei einer Zwangsstörung, und es besteht eine mehr als zufällige Koinzidenz der beiden Störungen. Sowohl die Zwangsstörung wie die körperdysmorphe Störung sprechen auf eine **Behandlung** mit dem serotonergen trizyklischen Clomipramin an, nicht jedoch auf das noradrenerge trizyklische Desipramin. Die kognitive Verhaltenstherapie bei körperdysmorpher Störung kann als Modifikation der klassischen Exposition mit Reaktionsverhinderung bei der Zwangsstörung betrachtet werden. Dennoch sollte man sich der bedeutenden Unterschiede zwischen der Zwangsstörung und der körperdysmorphen Störung bei ihrer Beurteilung und Handhabung bewusst sein; Suizidalität etwa ist bei der körperdysmorphen Störung ein besonders wichtiges Risiko.

In den **zusätzlichen Merkmalen** der ICD-11 heißt es, dass jeder Teil des Körpers zum Mittelpunkt der Befürchtungen werden kann, der häufigste Bereich jedoch das Gesicht ist und dass es häufig mehrere wahrgenommene Makel gibt. Es ist auch wichtig zu beachten, dass Scham und die empfundene Stigmatisierung die Betroffenen oft dazu veranlasst, ihre Schwierigkeiten zu verbergen, was die Diagnose erschwert. **Muskeldysmorphie** ist eine Subkategorie der körperdysmorphen Störung. Die Patienten fürchten insbesondere, nicht muskulös genug zu sein. Dieser Subtyp tritt häufiger bei männlichen Patienten auf und wird eher mit der Verwendung von Steroiden in Verbindung gebracht. Bei der auf andere gerichteten körperdysmorphen Störung sind die Betroffenen anhaltend mit einem oder mehreren wahrgenommenen Fehlern oder Makeln im Aussehen oder allgemeiner Hässlichkeit einer anderen Person beschäftigt, die für andere entweder nicht oder kaum wahrnehmbar sind.

8.2.3 Olfaktorische Referenzstörung

Der engl. *olfactory reference disorder* (ORS) ist durch eine andauernde Beschäftigung mit der Überzeugung gekennzeichnet, dass man einen unangenehmen oder abstoßenden Körper- oder Mundgeruch ausströmt, der für andere jedoch entweder gar nicht oder kaum wahrnehmbar ist, sodass die individuellen Befürchtungen in keinem Verhältnis zum Geruch stehen (Veale & Matsunaga, 2014). Die Betroffenen zeigen eine übermäßige Selbstwahrnehmung in Bezug auf den wahrgenommenen Geruch, die häufig mit Beziehungsideen einhergeht, und es tritt **mindestens eines der folgenden Symptome** auf: (1) wiederholte, überzogene Verhaltensweisen wie das wiederholte Überprüfen des Körpergeruchs oder der wahrgenommenen Geruchsquelle oder wiederholtes Suchen nach Rückversicherung und überzogenes Prüfen, (2) übermäßige Versuche, den wahrgenommenen Geruch zu überdecken, zu verändern oder zu vermeiden und (3) ausgeprägtes Vermeiden sozialer oder anderer Situationen oder Stimuli, die die Verzweiflung über den wahrgenommenen unangenehmen oder abstoßenden Geruch erhöhen. Wie bei der Zwangsstörung und der körperdysmorphen Störung ist es klinisch nützlich, bei von Eigengeruchswahn betroffenen Personen den **Grad der Einsicht** zu erheben, der als mäßig bis gut oder gering bis gar nicht vorhanden spezifiziert werden kann.

Obwohl der Eigengeruchswahn nicht so gut erforscht ist wie die körperdysmorphe Störung, sind die Symptome nahezu gleich, wobei die Befürchtungen nicht visuellen, sondern olfaktorischen Auslösern gelten. Zahlreiche Fallberichte legen zudem nahe, dass viele Betroffene auf eine **Behandlung** mit Serotonin-Wiederaufnahmehemmern ansprechen. Der Eigengeruchswahn kann zur Fehldiagnose Schizophrenie führen und mit hochdosierten Antipsychotika behandelt werden; die Aufnahme des Eigengeruchswahns als eine Zwangs- oder verwandte Störung ist klinisch nützlich, da es daran erinnert, den Einsatz einer Erstlinientherapie für Zwangsstörungen in Betracht zu ziehen. Gleichzeitig sind weitere Forschungen zum Eigengeruchswahn und dessen Psychobiologie erforderlich, um zu beurteilen, wie weit die Überschneidungen mit der Zwangsstörung und der körperdysmorphen Störung reichen, und um die optimale medikamentöse und psychotherapeutische Herangehensweise für diese Störung zu ermitteln. Die Aufnahme dieser Störung als separate Kategorie wird, so ist die Hoffnung, entsprechende Forschungsvorhaben voranbringen.

8.2.4 Krankheitsangststörung

Hypochondrie (Krankheitsangststörung), engl. *hypochondriasis,* ist durch eine anhaltende gedankliche Beschäftigung mit oder Furcht vor der Möglichkeit, von einer oder mehreren schweren, fortschreitenden oder lebensbedrohlichen Krankheiten betroffen zu sein, gekennzeichnet (Van den Heuvel et al., 2014). Sie ist begleitet von entweder wiederholten und **übermäßig gesundheitsbezogenen Verhaltensweisen** oder **maladaptivem Vermeidungsverhalten, wenn es um Gesundheit** geht. Die gesundheitsbezogenen Verhaltensweisen konzentrieren sich auf die Bestätigung oder den Ausschluss einer medizinischen Diagnose und können wiederholte Untersuchungen des Körpers auf Krankheitsanzeichen, übertriebenen Aufwand bei der Suche nach Informationen über die befürchtete Krankheit und wiederholte Versuche, Gewissheit zu erlangen, umfassen. In der ICD-11 sind für die Diagnose keine somatischen Symptome erforderlich, und die Hypochondrie ist nicht mehr als somatoforme Störung klassifiziert. Wie bei den anderen Zwangsstörungen oder verwandten Störungen ist es klinisch nützlich, bei von Hypochondrie betroffenen Personen den **Grad der Einsicht** zu erheben, der als mäßig bis gut oder gering bis gar nicht vorhanden spezifiziert werden kann.

Zahlreiche Forschungsergebnisse stützen die Zuordnung der Hypochondrie zur Gruppe „Zwangsstörung oder verwandte Störungen“ (Van den Heuvel et al., 2014). Die beherrschende Beschäftigung mit einer Sache und die wiederholten Verhaltensweisen erinnern an die Zwangsgedanken und Zwangshandlungen bei der Zwangsstörung, und es besteht eine mehr als zufällige Komorbidität zwischen den beiden Störungen. Sowohl die Zwangsstörung wie die Hypochondrie sprechen auf die **Behandlung** mit Serotonin-Wiederaufnahmehemmern an, und die kognitive Verhaltenstherapie bei Hypochondrie kann als Modifikation der entsprechenden Therapie bei einer Zwangsstörung betrachtet werden. Es gibt jedoch auch Argumente dafür, die **Hypochondrie nicht nur als Zwangs-, sondern auch als Angststörung** zu begreifen (Van den Heuvel et al., 2014), weshalb sie als Querverweis auch unter „Angst- oder furchtbezogene Störungen" aufgeführt wird. Die Betroffenen können sehr starke Ängste bezüglich ihrer Gesundheit entwickeln, Körperempfindungen und Symptome mit übertriebener Wachsamkeit beobachten, lassen sich oft leicht über ihren Gesundheitszustand beunruhigen und können sich auch mit Angstzuständen oder Panikattacken vorstellen; daher wurde „Krankheitsangststörung" als alternative Bezeichnung aufgenommen.

Bei den **zusätzlichen Merkmalen** erwähnt die ICD-11, dass von Hypochondrie Betroffene körperliche Signale oder Symptome, einschließlich normaler und alltäglicher Empfindungen, häufig katastrophal falsch interpretieren. Sie können sich wiederholten, unnötigen medizinischen Untersuchungen und diagnostischen Tests unterziehen, was die Arzt-Patienten-Beziehung belastet und zu häufigem „Ärztehopping" führt. Aufgrund der gewachsenen Verfügbarkeit digitaler Technologie können von Hypochondrie Betroffene übermäßig viel Zeit mit der Suche auf Gesundheits- und Medizinwebsites verbringen (Cyberchondrie). Alternativ können von Hypochondrie Betroffene auf ihre Angst hinsichtlich ihrer Gesundheit auch reagieren, indem sie den Kontakt mit allem, was sie an ihren Gesundheitszustand erinnert, meiden, einschließlich medizinscher Vorsorgeuntersuchungen, Gesundheitseinrichtungen und Gesundheitsinformationen. Zudem können von Hypochondrie Betroffene auch vermehrt Symptome entwickeln, wenn jemand krank ist, den sie kennen, wenn sie etwas über eine Krankheit lesen oder hören oder als Reaktion auf allgemeine Stressfaktoren.

Auch wenn sich dieses Kapitel nicht vorrangig mit den Unterschieden zwischen der ICD-11 und dem DSM-5 befasst, sollen doch einige **Unterschiede zwischen der Hypochondrie in der ICD-11 (Krankheitsangststörung) und der Krankheitsangststörung des DSM-5** erwähnt werden (Phillips et al., 2022). Erstens schließt die ICD-11-Hypochondrie Betroffene mit ausgeprägten körperlichen Symptomen nicht aus, während nach DSM-5 Personen, die sich sowohl überzogen mit Krankheit beschäftigen als auch somatische Symptome aufweisen, die Diagnose „Somatische Belastungsstörung" erhalten. Zweitens konzentriert sich die ICD-11 auf die Furcht, eine schwere Krankheit zu haben, während das DSM-5 die Diagnose auf die überzogene Sorge, eine schwere Krankheit zu haben oder zu bekommen, ausdehnt. Drittens fokussiert sich die ICD-11 bei der Spezifizierung auf den Grad der Krankheitseinsicht, das DSM-5 auf die Unterscheidung zwischen hilfesuchendem und hilfemeidendem Typ. Viertens, die ICD-11 hat ein klinisches Kriterium aufgenommen (das den Leidensdruck und die Beeinträchtigungen betont), das im DSM-5 nicht existiert. Fünftens, die ICD-11 führt die Hypochondrie unter „Zwangsstörung oder verwandte Störungen" an, während im DSM die Krankheitsangststörung unter „somatische Belastungsstörung und verwandte Störungen" klassifiziert wird. Aus unserer Sicht ist die klinische Nützlichkeit des ICD-11-Ansatzes angesichts der Überschneidungen im Erscheinungsbild und den Behandlungsstrategien zwischen Hypochondrie und Angst- sowie Zwangsstörung oder verwandte Störungen größer. Skeptischere Leser werden mit ihrem endgültigen Urteil warten, bis weitere Forschungsergebnisse vorliegen.

8.2.5 Pathologisches Horten

Pathologisches Horten, engl. *hoarding disorder* (HD), ist durch eine so große Anhäufung von Besitz gekennzeichnet, dass die Nutzung der Wohnräume beeinträchtigt oder die Sicherheit gefährdet ist (Fontenelle & Grant, 2014). Die Anhäufung ist sowohl auf wiederholten Drang oder Sammelverhalten zurückzuführen wie auf die Schwierigkeit, Dinge wegzuwerfen. Die Gegenstände werden aufgrund ihrer emotionalen Bedeutung, ihres Eigenwerts oder ihrer potenziellen Nützlichkeit angehäuft. Ähnlich wie bei anderen Zwangsstörungen oder verwandten Störungen mit kognitiver Komponente ist es klinisch nützlich, den **Grad der Einsicht** der von pathologischem Horten Betroffenen zu erheben, der als mäßig bis groß oder gering bis gar nicht vorhanden spezifiziert werden kann. Der Grad an Krankheitseinsicht variiert bei Personen, die von pathologischem Horten betroffen sind.

Zahlreiche Forschungsergebnisse stützen die Aufnahme des pathologischen Hortens in die Gruppe „Zwangsstörung oder verwandte Störungen" (Fontenelle & Grant, 2014). Das Erscheinungsbild des pathologischen Hortens erinnert teilweise an die Zwangsstörung, trotz des Fehlens klassischer Zwangshandlungen, und das Auftreten beider Störungen zusammen ist mehr als zufällig. Die kognitive Verhaltenstherapie bei pathologischem Horten kann als Modifikation der Therapie bei Zwangsstörung betrachtet werden. Andererseits gibt es auch wichtige Unterschiede zwischen beiden Störungen; bemerkenswert ist beispielsweise, dass das pathologische Horten offenbar nicht so stark auf die **Behandlung** mit Serotonin-Wiederaufnahmehemmern anspricht.

Im Abschnitt über die **zusätzlichen Merkmale** vermerkt die ICD-11, dass von pathologischem Horten Betroffene Probleme haben können, wichtige Gegenstände wiederzufinden, sich in der Wohnung frei zu bewegen, oder dass sie die Wohnung im Notfall nicht einmal mehr verlassen können. Auch die Möglichkeiten, Essen zuzubereiten, das Spülbecken, Haushaltsgeräte oder Möbel zu nutzen, kann beeinträchtigt sein. Personen, die unter pathologischem Horten leiden, können eine Reihe chronischer medizinischer Probleme haben, etwa Adipositas, und sind verschiedenen Umweltrisiken ausgesetzt, die häufig auf das Horten zurückgehen. Forschungen zur diagnostischen Validität des pathologischen Hortens und seiner Bedeutung für die öffentliche Gesundheit trugen zu der Entscheidung bei, diese Störung als neuen Eintrag sowohl in das DSM-5 wie in die ICD-11 aufzunehmen (Fontenelle & Grant, 2014; Mataix-Cols et al., 2010).

8.2.6 Körperbezogene repetitive Verhaltensstörungen

In der ICD-11 gehören zu den körperbezogenen repetitiven Verhaltensstörungen, engl. *body-focused repetitive behaviour disorders* (BFRB), Trichotillomanie und die Exkoriationsstörung (Skin-Picking-Störung) (Grant & Stein, 2014; Stein & Woods, 2014). Sie sind durch wiederkehrende habituelle Handlungen am Integument gekennzeichnet (z. B. Haare ausreißen, die Haut zupfen oder quetschen), in der Regel begleitet von erfolglosen Versuchen, das Verhalten einzudämmen oder einzustellen und von dermatologischen Schäden (z. B. Haarverlust, Hautverletzungen) (Lochner, et al., 2012a; Lochner et al. et al., 2012b). Als **zusätzliche Merkmale** nennt die ICD-11, dass diese Verhaltensweisen als über den Tag verteilte kurze Episoden auftreten können oder in selteneren, aber länger andauernden Phasen, und dass die Verhaltensweisen mit Affekt- und Erregungsregulierung und Spannungsabbau verbunden sein können.

Auch wenn diese Erkrankungen einige Merkmale im Krankheitsbild mit anderen Zwangsstörungen oder verwandten Störungen teilen, einschließlich ritualisierter und sich wiederholender Verhaltensweisen, haben sie keine eindeutig kognitive Komponente. Auch psychobiologisch gibt es nur teilweise Überschneidungen mit anderen Zwangsstörungen oder verwandten Störungen; es gibt zwar Hinweise auf die Beteiligung des Striatums, diese scheinen jedoch weniger spezifisch zu sein als bei der Zwangsstörung. Obwohl Clomipramin bei Trichotillomanie wirksamer zu sein scheint als Desipramin, spricht diese Störung nicht so deutlich auf eine **Behandlung** mit Serotonin-Wiederaufnahmehemmern an wie die Zwangsstörung. Ein besonders wichtiger Grund für die Zuordnung dieser Störungen zu der Zwangsstörung oder verwandten Störungen ist vermutlich, dass sie mehr klinisch Tätigen vertraut sind und dass dem potenziellen Wert von Screening-Fragen für angemessene Diagnosen und Behandlungen mehr Aufmerksamkeit geschenkt wird (Stein, Grant et al., 2012; Grant et al., 2012).

8.2.7 Tourette-Syndrom

Das Tourette-Syndrom ist in erster Linie als **Bewegungsstörung** bzw. **Ticstörung** (in Kapitel 8 „Krankheiten des Nervensystems") klassifiziert und ist sowohl durch **chronische motorische wie vokale Tics** gekennzeichnet (Woods & Thomsen, 2014). Die motorischen und vokalen Tics sind abrupte, schnelle, unrhythmische und wiederkehrende Bewegungen bzw. Lautäußerungen. Sowohl die motorischen wie die vokalen Tics müssen **seit mindestens einem Jahr** vorhanden sein, auch wenn sie nicht gleichzeitig oder beständig während des gesamten symptomatischen Verlaufs vorhanden sein müssen. Der Beginn liegt in der Entwicklungsphase. Im Abschnitt über die zusätzlichen Merkmale in der ICD-11 heißt es, dass das Tourette-Syndrom häufig mit der Aufmerksamkeitsdefizit-Hyperaktivitätsstörung (ADHS) einhergeht, und beide Störungen überschneidende Symptome haben können wie zum Beispiel Impulsivität. Motorische und lautliche Tics beim Tourette-Syndrom können kurzzeitig willentlich unterdrückt werden, sie können sich bei Stress verstärken und sich im Schlaf oder in Phasen konzentrierter, angenehmer Beschäftigung abschwächen.

Es gibt verschiedene Gründe für einen **Querverweis** des Tourette-Syndroms **auf die Kategorie „Zwangsstörung oder verwandte Störungen"** (Woods & Thomsen, 2014). Viele Betroffene mit Zwangsstörung haben Tics, und viele Betroffen mit Tourette-Syndrom haben auch eine Zwangsstörung. Und schließlich kann es klinisch schwierig sein, die komplexen Tics des Tourette-Syndroms von Zwangshandlungen einer Zwangsstörung zu unterscheiden, auch wenn die sich wiederholenden vokalen und motorischen Tics beim Tourette-Syndrom unwillkürlich zu sein scheinen und nicht zum Ziel haben, Zwangsgedanken zu neutralisieren. In einzelnen Familien leiden manche Personen unter Tourette-Syndrom, andere an einer Zwangsstörung, und die Forschung untersucht die neurogenetischen und neurozirkulatorischen Übereinstimmungen zwischen beiden Erkrankungen. Es kann auch bei den Untersuchungsmethoden und der **Therapie** des Tourette-Syndroms und der Zwangsstörung oder verwandten Störungen Überschneidungen geben; Dopamin-Antagonisten und die Habit-Reversal-Therapie können bei zahlreichen dieser Störungen eine Rolle spielen.

8.3 Entgegnung auf Allen Frances

Allen Frances äußert sich in Kapitel 2 kritisch zu einigen Elementen dieser Störungskategorie. Allen ist ein aufmerksamer Kritiker und einige seiner Anmerkungen sind nachvollziehbar. Das pathologische Horten weist Gemeinsamkeiten mit anderen Störungen auf, doch dies ist kein Grund, die Diagnose nicht zu stellen, schließlich weisen auch viele andere Störungen assoziierte Erkrankungen auf. Die diagnostischen Kriterien machen sehr deutlich, dass es sich dabei nicht um eine Sammelneigung im fortgeschrittenen Alter oder übertriebene Nostalgie handelt.

8.4 Fazit

Manche scheinen sich das psychiatrische Klassifikationssystem als eine Art Periodensystem der psychischen Störungen vorgestellt zu haben, in dem jede Störung mit Hilfe erforderlicher und hinreichender diagnostischer Kriterien klar abgrenzbar wäre. Die Gruppierung psychiatrischer Störungen mag eine Ähnlichkeit mit den Spalten und Reihen im Periodensystem aufweisen und ihre natürlichen Eigenschaften an den Trennlinien zurechtstutzen. Es zeigt sich jedoch immer deutlicher, dass psychische Störungen schlicht nicht wie chemische Elemente funktionieren, sondern viel mehr mit den deutlich unwägbareren biologischen Gegebenheiten gemein haben. Psychiatrische Erkrankungen haben weder klare Grenzen gegenüber der Normalität noch untereinander und sie unterliegen einer Reihe von Kausalmechanismen (Stein, 2021). Zudem gibt es etliche verschiedene Analyseansätze für die Metastruktur unserer Klassifikationssysteme, die vor allem zweckdienlich sein müssen (Stein, 2008; Roberts et al., 2012).

Die ICD-11 verfolgt einen konzeptuellen Ansatz, der anerkennt, dass **psychische Störungen nicht klar abgrenzbar** sind, und der das Zweckgerichtete des Klassifikationssystems betont. Erstens schafft die ICD-11 die pseudo-spezifischen Kriterien für psychische Störungen ab und erkennt damit an, wie klinisch Tätige die klinischen Beschreibungen in ihrem Ermessen verwenden. Zweitens erlaubt die ICD-11 eine doppelte Nennung von Diagnosen und bestätigt damit, dass es mehrere Möglichkeiten für die Einteilung natürlicher Gegebenheiten geben kann. Drittens stellt die Fokussierung der ICD-11 auf die klinische Nützlichkeit und die globale Anwendbarkeit sicher, dass die Diagnoseentscheidungen weniger von neurobiologischen Faktoren bestimmt werden und stärker von praktischen Erwägungen im klinischen Alltag und der öffentlichen Gesundheit (Stein & Reed, 2019b; Stein et al., 2018).

Dieser Ansatz bedeutet freilich nicht: „anything goes", alles wäre erlaubt (Feyerabend, 1975). Seit der Veröffentlichung des DSM-III und der ICD-9 wurden **umfangreiche nosologische Forschungen** über psychische Störungen im Allgemeinen und zu Angst- oder Zwangsstörungen im Besonderen unternommen, und dem DSM-5 sowie der ICD-11 liegen diese Erkenntnisse eindeutig zugrunde (Stein & Reed, 2019a). Beide Klassifikationssysteme versuchten, bei der Zusammenfassung der Forschung systematisch vorzugehen, ihre Entscheidungen transparent zu machen und neue Daten zu sammeln, um die endgültigen Festlegungen zu untermauern (Stein et al., 2020; Kendler, 2013). Auch baten beide Klassifikationssysteme um Feedback von Berufsverbänden und Patientenvertretern (Stein & Phillips, 2013; Fuss et al., 2019).

Die Hoffnung ist, dass die beiden Klassifikationssysteme ihrerseits dazu beitragen, die Diagnostik in der Praxis zu verbessern und letztlich auf diese Weise die Behandlungsmaßnahmen weltweit zu verbessern.

Literatur

Andrews, G., Charney, D.S., Sirovatka, P.J. & Regier, D.A. (Eds.) (2009). *Stress-induced and fear circuitry disorders: Advancing the research agenda for DSM-V*. American Psychiatric Association.

First, M.B., Reed, G.M., Hyman, S.E. & Saxena, S. (2015). The development of the ICD-11 clinical descriptions and diagnostic guidelines for mental and behavioural disorders. *World Psychiatry, 14*(1), 82–90. https://doi.org/10.1002/wps.20189

Feyerabend, P. (1975). *Against method: Outline of an anarchistic theory of knowledge*. New Left Books.

Fontenelle, L.F. & Grant, J.E. (2014). Hoarding disorder: A new diagnostic category in ICD-11? *Brazilian Journal of Psychiatry, 36*(suppl 1), 28–39. https://doi.org/10.1590/1516-4446-2013-1269

Fuss, J., Lemay, K., Stein, D.J., Briken, P., Jakob, R., Reed, G.M. & Kogan, C.S. (2019). Public stakeholders' comments on ICD-11 chapters related to mental and sexual health. *World Psychiatry, 18*(2), 233–235. https://doi.org/10.1002/wps.20635

Grant, J.E., Odlaug, B.L., Chamberlain, S.R., Keuthen, N.J., Lochner, C. & Stein, D.J. (2012). Skin picking disorder. *American Journal of Psychiatry,*

169(11), 1143–1149. https://doi.org/10.1176/appi.ajp.2012.12040508
Grant, J.E. & Stein, D.J. (2014). Body-focused repetitive behavior disorders in ICD-11. *Brazilian Journal of Psychiatry, 36*(suppl 1), 59–64. https://doi.org/10.1590/1516-4446-2013-1228
Gureje, O., Lewis-Fernandez, R., Hall, B.J. & Reed, G.M. (2020). Cultural considerations in the classification of mental disorders: why and how in ICD-11. *BMC Medicine, 18*, 25. https://doi.org/10.1186/s12916-020-1493-4
Hollander, E., Zohar, J., Sirovatka, P.J. & Regier, D.A. (Eds.) (2011). *Obsessive-compulsive spectrum disorders: Refining the research agenda for DSM-V*. American Psychiatric Association.
Hyman, S.E. (2007). Can neuroscience be integrated into the DSM-V? Nature Reviews. *Neuroscience, 8*(9), 725–732. https://doi.org/10.1038/nrn2218
Keeley, J.W., Reed, G.M., Roberts, M.C., Evans, S.C., Medina-Mora, M.E., Robles, R., Rebello, T., Sharan, P., Gureje, O., First, M.B., Andrews, H.F., Ayuso-Mateos, J.L., Gaebel, W., Zielasek, J. & Saxena, S. (2016). Developing a science of clinical utility in diagnostic classification systems: Field study strategies for ICD-11 mental and behavioral disorders. *American Psychologist, 71*(1), 3–16. https://doi.org/10.1037/a0039972
Kendler, K.S. (2013). A history of the DSM-5 scientific review committee. *Psychological Medicine, 43*(9), 1793–1800. https://doi.org/10.1017/s0033291713001578
Kogan, C.S., Stein, D.J., Maj, M., First, M.B., Emmelkamp, P.M. G. & Reed, G.M. (2016). The classification of anxiety and fear-related disorders in the ICD-11. *Depression and Anxiety, 33*(12), 1141–1154. https://doi.org/10.1002/da.22530
Kogan, C.S., Stein, D.J., Rebello, T.J., Keeley, J.W., Chan, K.J., Fineberg, N.A., Fontenelle, L.F., Grant, J.E., Matsunaga, H., Simpson, H.B., Thomsen, P.H., Van den Heuvel, O.A., Veale, D., Grenier, J., Kulygina, M., Matsumoto, C., Domínguez-Martínez, T., Stona, A., Wang, Z. & Reed, G.M. (2020). Accuracy of diagnostic judgments using ICD-11 vs. ICD-10 diagnostic guidelines for obsessive-compulsive and related disorders. *Journal of Affective Disorders, 273*, 328–340. https://doi.org/10.1016/j.jad.2020.03.103
Kupfer, D.J. & Regier, D.A. (2011). Neuroscience, clinical evidence, and the future of psychiatric classification in DSM-5. *American Journal of Psychiatry, 168*(7), 672–674. https://doi.org/10.1176/appi.ajp.2011.11020219
Lee, S., Tsang, A., Ruscio, A.M., Haro, J.M., Stein, D.J., Alonso, J., Angermeyer, M.C., Bromet, E.J., Demyttenaere, K., De Girolamo, G., De Graaf, R., Gureje, O., Iwata, N., Karam, E.G., Lepine, J., Levinson, D., Medina-Mora, M.E., Browne, M.A.O., Posada-Villa, J. & Kessler, R.C. (2008). Implications of modifying the duration requirement of generalized anxiety disorder in developed and developing countries. *Psychological Medicine, 39*(07), 1163. https://doi.org/10.1017/s0033291708004807
Lochner, C., Grant, J.E., Odlaug, B.L. & Stein, D.J. (2012a). DSM-5 field survey: Skin picking disorder. *Annals of Clinical Psychiatry, 24*(4), 300–304.
Lochner, C., Grant, J.E., Odlaug, B.L., Woods, D.W., Keuthen, N.J. & Stein, D.J. (2012b). DSM-5 field survey: Hair-pulling disorder (Trichotillomania). *Depression and Anxiety, 29*(12), 1025–1031. https://doi.org/10.1002/da.22011
Mataix-Cols, D., Frost, R.O., Pertusa, A., Clark, L.A., Saxena, S., Leckman, J.F., Stein, D.J., Matsunaga, H. & Wilhelm, S. (2010). Hoarding disorder: A new diagnosis for DSM-V? *Depression and Anxiety, 27*(6), 556–572. https://doi.org/10.1002/da.20693
Phillips, K.A., Friedman, M.J., Stein, D.J. & Craske, M. (2010). Special DSM-V issues on anxiety, obsessive-compulsive spectrum, posttraumatic, and dissociative disorders. *Depression and Anxiety, 27*(2), 91–92. https://doi.org/10.1002/da.20678
Phillips, K.A., Hart, A.S., Simpson, H.B. & Stein, D.J. (2013). Delusional versus nondelusional body dysmorphic disorder: Recommendations for DSM-5. *CNS Spectrums, 19*(1), 10–20. https://doi.org/10.1017/s1092852913000266
Phillips, K.A., Rodriguez, C.I., Harding, K.J., Fallon, B.A. & Stein, D.J. (2022). Obsessive-compulsive or related disorders: Hypochondriasis, hoarding disorder, body dysmorphic disorder, olfactory reference disorder, trichotillomania, and excoriation disorder. In A. Tasman, M.B. Riba, R.D. Alarcon et al. (Eds.), *Tasman's Psychiatry* (5th ed.). Springer. https://doi.org/10.1007/978-3-030-42825-9_24-1
Phillips, K.A., Stein, D.J., Rauch, S.L., Hollander, E., Fallon, B.A., Barsky, A., Fineberg, N., Mataix-Cols, D., Ferrão, Y.A., Saxena, S., Wilhelm, S., Kelly, M.M., Clark, L.A., Pinto, A., Bienvenu, O.J., Farrow, J. & Leckman, J. (2010). Should an obsessive-compulsive spectrum grouping of disorders be included in DSM-V? *Depression and Anxiety, 27*(6), 528–555. https://doi.org/10.1002/da.20705
Rebello, T.J., Keeley, J.W., Kogan, C.S., Sharan, P., Matsumoto, C., Kuligyna, M., Domínguez-Martínez, T., Stona, A., Grenier, J., Huang, J., Zhong, N.,

Stein, D.J., Emmelkamp, P., Chakrabarti, S., Andrews, H.F. & Reed, G.M. (2019). Anxiety and fear-related disorders in the ICD-11: Results from a global case-controlled field study. *Archives of Medical Research, 50*(8), 490–501. https://doi.org/10.1016/j.arcmed.2019.12.012

Reed, G.M., Keeley, J.W., Rebello, T.J., First, M.B., Gureje, O., Ayuso-Mateos, J.L., Kanba, S., Khoury, B., Kogan, C.S., Krasnov, V.N., Maj, M., De Jesus Mari, J., Sharan, P., Stein, D.J., Zhao, M., Akiyama, T., Andrews, H.F., Asevedo, E., Cheour, M.,… Medina-Mora, M.E. (2018). Clinical utility of ICD-11 diagnostic guidelines for high-burden mental disorders: Results from mental health settings in 13 countries. *World Psychiatry, 17*(3), 306–315. https://doi.org/10.1002/wps.20581

Reed, G., Sharan, P., Rebello, T., Keeley, J., Medina-Mora, M.E., Gureje, O., Ayuso-Mateos, J.L., Kanba, S., Khoury, B., Kogan, C., Krasnov, V., Maj, M., De Jesus Mari, J., Stein, D., Zhao, M., Akiyama, T., Andrews, H., Asevedo, E., Cheour, M.,… Pike, K. (2018). The ICD-11 developmental field study of reliability of diagnoses of high-burden mental disorders: results among adult patients in mental health settings of 13 countries. *World Psychiatry, 17*(2), 174–186. https://doi.org/10.1002/wps.20524

Regier, D.A., Narrow, W.E., Kuhl, E.A. & Kupfer, D.J. (2009). The Conceptual Development of DSM-V. *American Journal of Psychiatry, 166*(6), 645–650. https://doi.org/10.1176/appi.ajp.2009.09020279

Roberts, M.C., Reed, G.M., Medina-Mora, M.E., Keeley, J.W., Sharan, P., Johnson, D.K., De Jesus Mari, J., Ayuso-Mateos, J.L., Gureje, O., Xiao, Z., Maruta, T., Khoury, B., Robles, R. & Saxena, S. (2012). A global clinicians' map of mental disorders to improve ICD-11: Analysing meta-structure to enhance clinical utility. *International Review of Psychiatry, 24*(6), 578–590. https://doi.org/10.3109/09540261.2012.736368

Shear, K.M. (2012). Generalized anxiety disorder in ICD-11. *World Psychiatry, 11*(S1), 82–88.

Simpson, H.B. & Reddy, Y.J. (2014). Obsessive-compulsive disorder for ICD-11: Proposed changes to the diagnostic guidelines and specifiers. *Brazilian Journal of Psychiatry, 36*(suppl 1), 3–13. https://doi.org/10.1590/1516-4446-2013-1229

Stein, D.J. (2008). Is disorder x in category or spectrum y? General considerations and application to the relationship between obsessive-compulsive disorder and anxiety disorders. *Depression and Anxiety, 25*(4), 330–335. https://doi.org/10.1002/da.20497

Stein, D.J. (2012). Agoraphobia and panic disorder: Options for ICD-11. *World Psychiatry, 11*(suppl 1), 89–93.

Stein, D. (2021). *Problems of living: Perspectives from philosophy, psychiatry and cognitive-affective science*. Academic Press.

Stein, D.J., Billieux, J., Bowden-Jones, H., Grant, J.E., Fineberg, N., Higuchi, S., Hao, W., Mann, K., Matsunaga, H., Potenza, M.N., Rumpf, H.M., Veale, D., Ray, R., Saunders, J.B., Reed, G.M. & Poznyak, V. (2018). Balancing validity, utility and public health considerations in disorders due to addictive behaviours. *World Psychiatry, 17*(3), 363–364. https://doi.org/10.1002/wps.20570

Stein, D.J., Craske, M.A., Friedman, M.J. & Phillips, K.A. (2014). Anxiety disorders, obsessive-compulsive and related disorders, trauma- and stressor-related disorders, and dissociative disorders in DSM-5. *American Journal of Psychiatry, 171*(6), 611–613. https://doi.org/10.1176/appi.ajp.2014.14010003

Stein, D.J., Fineberg, N.A., Bienvenu, O.J., Denys, D., Lochner, C., Nestadt, G., Leckman, J.F., Rauch, S.L. & Phillips, K.A. (2010). Should OCD be classified as an anxiety disorder in DSM-V? *Depression and Anxiety, 27*(6), 495–506. https://doi.org/10.1002/da.20699

Stein, D.J., Grant, J.E., Franklin, M.E., Keuthen, N., Lochner, C., Singer, H.S. & Woods, D.W. (2010). Trichotillomania (hair pulling disorder), skin picking disorder, and stereotypic movement disorder: Toward DSM-V. *Depression and Anxiety, 27*(6), 611–626. https://doi.org/10.1002/da.20700

Stein, D.J. & Phillips, K.A. (2013). Patient advocacy and DSM-5. *BMC Medicine, 11*(1). https://doi.org/10.1186/1741-7015-11-133

Stein, D.J. & Reed, G.M. (2019a). ICD-11: The importance of a science of psychiatric nosology. *The Lancet Psychiatry, 6*(1), 6–7. https://doi.org/10.1016/s2215-0366(18)30461-9

Stein, D.J. & Reed, G.M. (2019b). Global mental health and psychiatric nosology: DSM-5, ICD-11, and RDoC. *Brazilian Journal of Psychiatry, 41*(1), 3–4. https://doi.org/10.1590/1516-4446-2018-4101

Stein, D.J., Scott, K.M., De Jonge, P. & Kessler, R.C. (2017). Epidemiology of anxiety disorders: From surveys to nosology and back. *Dialogues in Clinical Neuroscience, 19*(2), 127–136. https://doi.org/10.31887/dcns.2017.19.2/dstein

Stein, D.J., Szatmari, P., Gaebel, W., Berk, M., Vieta, E., Maj, M., De Vries, Y.A., Roest, A.M., De Jonge, P., Maercker, A., Brewin, C.R., Pike, K.M., Grilo, C.M., Fineberg, N.A., Briken, P., Cohen-Kettenis,

P.T. & Reed, G.M. (2020). Mental, behavioral and neurodevelopmental disorders in the ICD-11: An international perspective on key changes and controversies. *BMC Medicine, 18*, 21. https://doi.org/10.1186/s12916-020-1495-2

Stein, D.J. & Woods, D.W. (2014). Stereotyped movement disorder in ICD-11. *Brazilian Journal of Psychiatry, 36*(suppl 1), 65–68. https://doi.org/10.1590/1516-4446-2014-3606

Stein, D., Kogan, C., Atmaca, M., Fineberg, N., Fontenelle, L., Grant, J., Matsunaga, H., Reddy, Y., Simpson, H., Thomsen, P., Van den Heuvel, O., Veale, D., Woods, D. & Reed, G. (2016). The classification of obsessive-compulsive and related disorders in the ICD-11. *Journal of Affective Disorders, 190*, 663–674. https://doi.org/10.1016/j.jad.2015.10.061

Van den Heuvel, O.A., Veale, D. & Stein, D.J. (2014). Hypochondriasis: Considerations for ICD-11. *Brazilian Journal of Psychiatry, 36*(suppl 1), 21–27. https://doi.org/10.1590/1516-4446-2013-1218

Veale, D. & Matsunaga, H. (2014). Body dysmorphic disorder and olfactory reference disorder: Proposals for ICD-11. *Brazilian Journal of Psychiatry, 36*(suppl 1), 14–20. https://doi.org/10.1590/1516-4446-2013-1238

Woods, D.W. & Thomsen, P.H. (2014). Tourette and tic disorders in ICD-11: Standing at the diagnostic crossroads. *Brazilian Journal of Psychiatry, 36* (suppl 1), 51–58. https://doi.org/10.1590/1516-4446-2013-1274

9 Persönlichkeitsstörungen

Roger Mulder

9.1 Einführung

Als 2010 die Arbeitsgruppe zur **Revision der Klassifikation von Persönlichkeitsstörungen** für die ICD-11 eingerichtet wurde, bestanden zunehmend Bedenken, später allgemeiner Konsens, dass die nach ICD-10 sowie DSM-**IV** **vorliegenden Klassifikationen nicht länger zweckdienlich** waren. Erstens handelte es sich um ein komplexes System mit rund 80 Kriterien sowie 10 eigenständigen Kategorien. Entwickelt hatten sich diese Kategorien anhand von historischen Präzedenzfällen, klinischer Erfahrung und der Einigkeit von Ausschüssen. Für die Diagnosen gab es kein kohärentes Modell oder eine Theorie. Manche Kategorien entstammten Galens Temperamentstypen, die vor mehr als 1800 Jahren beschrieben worden waren, während andere, wie die Borderline-Persönlichkeitsstörung, erst vor Kurzem entstanden waren. Die klinisch Tätigen reagierten auf dieses Durcheinander, indem sie oft das gesamte Konzept der Persönlichkeitsstörungen ignorierten, was in der klinischen Praxis zu niedrigen Diagnoseraten führte. Im Allgemeinen betragen die für klinische Diagnosen gemeldeten Prozentsätze weniger als ein Viertel der in systematischen Prävalenzstudien ermittelten Anteile (Mulder et al., 2011). Wenn klinisch Tätige eine Persönlichkeitsstörung diagnostizierten, beschränkten sie sich in der Regel auf zwei der zehn Kategorien: Borderline-Persönlichkeitsstörung und antisoziale Persönlichkeitsstörung, im Übrigen verwendeten sie die Auffangdiagnose des DSM-IV „Persönlichkeitsstörung, nicht anderweitig spezifiziert", engl. *personality disorder not otherwise specified* (PD-NOS) oder jene der ICD-10 „kombinierte und andere Persönlichkeitsstörungen" (F61.0) (Verheul & Widiger, 2004). Die nosologische Komplexität der Persönlichkeitsstörungen führte dazu, dass sich nur wenige Spezialisten dafür interessierten, während sich allgemeinmedizinisch Tätige überfordert fühlten.

Zweitens deutete alles darauf hin, dass die **Persönlichkeitsanomalien entlang einer Dimension verteilt** sind (Bernstein et al., 2007). Es gab auch Hinweise darauf, dass diese Dimensionen mit den für die Allgemeinbevölkerung beschriebenen **Persönlichkeitsfacetten** verwandt sind, insbesondere mit dem **Fünf-Faktoren-Modell**, das als „Big Five" bekannt wurde (Costa & McCrae, 1992). Es überrascht nicht, dass normale und abnorme Persönlichkeiten zumindest eine gewisse Verwandtschaft zueinander aufweisen (Hengartner et al., 2014). Für die Verwendung eines dimensionalen Persönlichkeitsmodells zum Verständnis von Persönlichkeitsstörungen liegt empirische Unterstützung vor: Vier Meta-Analysen mit insgesamt 13640 Personen in 52 Stichproben ergaben, dass sich eine Persönlichkeitspathologie angemessen als Konstellation von Extremwerten normaler Persönlichkeitsmodelle darstellen lässt, insbesondere des Fünf-Faktoren-Modells (Gotzsche-Astrup & Moskowitz, 2015). Bemerkenswerterweise hatten einige Autoren bereits zuvor einen dimensionalen Ansatz für die Diagnose von Persönlichkeitsstörungen vorgeschlagen (Frances, 1982; Ekselius et al., 1994), dieser Ansatz setzte sich jedoch nur langsam durch.

Drittens gibt es übereinstimmende Belege dafür, dass der **wichtigste Prädiktor für das Leiden** des jeweiligen Individuums an der Dysfunktion nicht die Art der Persönlichkeitsstörung ist, sondern der **Schweregrad** (Crawford et al., 2011). Die Gesamtzahl der Symptome einer Persönlichkeitsstörung erklärt die Schwankungen hinsichtlich der Funktionsfähigkeit besser als spezifische Symptome der Persönlichkeitsstörung (Kvarstein & Karterud, 2013). Eine schwerere Persönlichkeitsstörung geht mit mehr Selbstverletzungen (Blasco-Fontecilla et al., 2009), erhöhtem Suizidrisiko (Conway et al., 2016) sowie stärkeren psychosozialen Beeinträchtigungen einher (Wright et al., 2016).

9.2 Das Klassifikationssystem der ICD-11

Angesichts dieser Nachweise, überrascht es kaum, dass die ICD-11-Arbeitsgruppe für die Revision der Klassifikation von Persönlichkeitsstörungen bei ihrer ersten Sitzung im Jahr 2010 einen **Paradigmenwechsel** für notwendig hielt. Ein Herumbasteln an den Rändern würde die grundlegenden Probleme des ICD-10-Klassifikationssystems nicht lösen. Unter der Leitung von Peter Tyrer wurde als Ziel formuliert:

- für die Bewertung von Persönlichkeitsstörungen das Primat des Schweregrads einzuführen;
- willkürliche diagnostische Schwellenwerte abzuschaffen, die den Anschein strenger Kategoriengrenzen erwecken;
- das diagnostische Zusammentreffen zwischen Persönlichkeitskategorien zu reduzieren;
- die Heterogenität der Persönlichkeitskategorien zu reduzieren;
- die übermäßige Verwendung von „Persönlichkeitsstörung, nicht anderweitig spezifiziert“ (PD-NOS) und „kombinierter Persönlichkeitsstörungen“ zu beseitigen;
- möglichst ein empirisch fundiertes Modell der Struktur von Persönlichkeitsstörungen zu implementieren, das mit der Persönlichkeitsstruktur in der Allgemeinbevölkerung übereinstimmt.

9.3 Schweregrad

Um diese Ziele zu erreichen, sollten gemäß dem ursprünglichen Vorschlag für die ICD-11-Klassifikation sämtliche (typspezifischen) Kategorien von Persönlichkeitsstörungen abgeschafft werden, – abgesehen von der allgemeinen Beschreibung einer Persönlichkeitsstörung. Diese Beschreibung wurde wiederum entlang einer Dimension des Schweregrads konzeptualisiert. Damit die Diagnose einer Persönlichkeitsstörung in Frage kommt, wurden daher allgemeine **diagnostische Merkmale** wie Probleme mit der Funktionsfähigkeit von Aspekten des Selbst und/oder interpersonelle Dysfunktion berücksichtigt, die sich in verschiedenen Mustern des emotionalen Ausdrucks und maladaptivem Verhalten in verschiedenen Situationen manifestieren (für eine vollständige Definition siehe World Health Organization (WHO), 2019). Die Diagnose ließe sich dann mittels der Beschreibungen des Schweregrads als „leichtgradig“, „mittelgradig“ oder „schwergradig“ weiter spezifizieren. Die **Bewertung des Schweregrads** basiert wiederum auf der Ausprägung abnormer Merkmale und deren Auswirkungen auf die soziale und berufliche Funktionsfähigkeit der Person sowie auf dem Risiko, welches sie für sich selbst oder andere darstellt. Eine leichtgradige Persönlichkeitsstörung beeinträchtigt in bestimmten Kontexten manche Funktionsbereiche der Persönlichkeit und ist nicht mit einer erheblichen Schädigung anderer verbunden. Eine mittelgradige Persönlichkeitsstörung beeinträchtigt mehrere Funktionsbereiche der Persönlichkeit mit ausgeprägten Problemen in den meisten zwischenmenschlichen Beziehungen und kann mit Selbst- oder Fremdgefährdung einhergehen. Eine schwergradige Persönlichkeitsstörung äußert sich als schwere Störung der Selbst- und zwischenmenschlichen Funktionen, beeinträchtigt sämtliche Beziehungen und geht häufig mit Selbst- und Fremdschädigung einher (für eine vollständige Definition siehe WHO, 2019).

9.3.1 Persönlichkeitsproblematik

In der ICD-11 ist „Persönlichkeitsproblematik“, engl. *personality difficulty*, ein neuer Begriff, der sich auf den Schweregrad bezieht. Es handelt sich um eine **subsyndromale Diagnose**, die sich auf „Probleme im Zusammenhang mit zwischenmenschlichen Interaktionen“ bezieht. Sie befindet sich in Kapitel 24 „Faktoren, die den Gesundheitszustand beeinflussen oder zur Inanspruchnahme des Gesundheitswesens führen“. Genauer gesagt bezieht sich die Definition auf „ausgeprägte Persönlichkeitsmerkmale mit möglichen Auswirkungen auf die Behandlung oder die Gesundheitsdienste, die aber nicht den Schweregrad erreichen, welcher die Diagnose einer Persönlichkeitsstörung rechtfertigt“ (WHO, 2019). Im Gegensatz zu Persönlichkeitsstörungen äußert sich die Persönlichkeitsproblematik durch „**kognitive und emotionale Erlebnis- und Ausdrucksformen, die nur sporadisch** (z. B. in Stressphasen) **oder mit geringer Intensität auftreten**“ (WHO, 2019). Doch auch wenn die Persönlichkeitsproblematik keine Diagnose darstellt, bedeutet es nicht, dass es sich ignorieren lässt. Die Unterschiede zwischen der Persönlichkeitsproblematik und Persönlichkeitsstörungen sind in **Tabelle 9-1** dargestellt.

Da die Persönlichkeitsproblematik bemerkenswert häufig vorkommt, sollte sie nicht ignoriert werden. Sie beeinflusst die Outcomes anderer psychischer Störungen und kann in eine formale Persönlichkeitsstörung übergehen (oder umgekehrt) (Yang et al., 2021). So definierten beispielsweise Yang et al. (2010) für den UK National Morbidity Survey (n = 8400) die schwierige Persönlichkeit als einen Score, der um ein operationalisiertes Kriterium unterhalb einer Persönlichkeitsstörung lag, und berichteten eine hohe Prävalenz von 48,3 %. Bei diesen Personen war die Wahrscheinlichkeit höher, dass sie ihre Hausärztinnen oder Hausärzte konsultierten, in ein psychiatrisches Krankenhaus eingewiesen wurden, ein medizinisches Gemeindezentrum oder eine Fachkraft für psychische Gesundheit aufsuchten; die Persönlichkeitsproblematik kann daher nicht als unbedeutende Ergänzung des Systems betrachtet werden (Yang et al. (2010).

Es bestehen Befürchtungen, wonach der Begriff zu einer Übermedikalisierung von schwierigem Verhalten führen wird und als Diagnose dient, und dies trotz der ausdrücklichen Feststellung, dass es sich dabei nicht um eine solche handelt. Falls auf einer beliebigen diagnostischen Ebene Leidensdruck besteht oder eine verstärkte Hilfesuche erfolgt, rechtfertigt dies deren Beschreibung. Möglicherweise trägt der Begriff auch zu einem besseren Verständnis des Konzepts der Persönlichkeit als eines Spektrums bei sowie zu einer Verringerung der Stigmatisierung, sobald verstanden wird, dass ein beträcht-

Tabelle 9-1: Unterschiede zwischen einer Persönlichkeitsproblematik und einer Persönlichkeitsstörung

Persönlichkeitsproblematik	Persönlichkeitsstörung
sporadische Manifestation	anhaltende Manifestation
auf bestimmte Situationen beschränkt	in allen Situationen vorhanden
ohne wesentliche Beeinflussung der normalen sozialen und beruflichen Leistungsfähigkeit	beeinträchtigt die soziale und berufliche Leistungsfähigkeit
nicht mit dem Risiko einer Selbst- oder Fremdgefährdung verbunden	häufig mit dem Risiko einer Selbst- oder Fremdgefährdung verbunden

licher Teil der Bevölkerung davon betroffen ist und dies womöglich häufiger als Menschen ohne Probleme mit ihrer Persönlichkeit.

9.4 Persönlichkeitsmerkmale und -muster

Das **Konzept einer Dimension der Persönlichkeitspathologie** stellte zwar eine wesentliche Änderung bei der Klassifizierung dar, entsprach aber den Ansichten der meisten klinisch Tätigen und Forschenden bezüglich der Faktenlage. Ein ähnlicher Vorschlag wurde für das DSM-5 unterbreitet. Der DSM-Ausschuss entschied sich bewusst dafür, die beiden Themen „Störung" und „Verhaltensmanifestationen" zu trennen. Umstrittener war jedoch, wie diese Verhaltensmanifestationen zu beschreiben seien. Unter den klinisch Tätigen mit besonderem Interesse an Persönlichkeitsstörungen herrschte die Überzeugung vor, der zufolge einzelnen Kategorien wie Narzissmus, Borderline und Antisozialität klinische Bedeutung zukomme, und sie sich nicht mit einer dimensionalen Abweichung verknüpfen lassen würden.

Nach Ansicht der ICD-11-Arbeitsgruppe sprachen die Daten für ein einzelnes **Spektrum von Persönlichkeitsbeeinträchtigungen**, die Einbeziehung der willkürlichen ICD-10-Kategorien war nicht aussagekräftig, und diese sollten aufgegeben werden. Es lag jedoch ebenfalls auf der Hand, dass die klinisch Tätigen Möglichkeiten zur Beschreibung der Persönlichkeitspathologie benötigen würden. Die angestrebte Änderung stellte kaum eine Neuheit dar. Es bestand breite Übereinstimmung, dass die ICD-10- und DSM-IV-Kategorien unbefriedigend waren und ersetzt werden sollten (Bernstein et al., 2007). Das Hauptproblem war, dass es keine einheitliche Auffassung darüber gab, wodurch sie zu ersetzen seien (Mulder et al., 2011).

Es gab einige **praktische Einschränkungen**: Die Beschreibung der Verhaltensstörung musste sich in allen medizinischen Settings in allen Ländern als nützlich erweisen, auch in Ländern mit niedrigem und mittlerem Einkommen; sie musste einigermaßen einfach und prägnant wie auch klinisch nützlich sein. Wir wollten, dass sie so evidenzbasiert wie möglich sei, und – sofern die Faktenlage dies hergab – sollten die Beschreibungen von Persönlichkeitsstörungen eine Verknüpfung mit der „normalen" Persönlichkeit in Stichproben aus der allgemeinen Bevölkerung schaffen.

9.4.1 Empirische Grundlage der Merkmalsbereiche

Der ICD-11-Vorschlag beruhte auf einer systematischen Durchsicht der Literatur über Persönlichkeitsstörungen, in der 1408 Studien gefunden wurden, die sich möglicherweise mit den empirisch untersuchten Bereichen von Persönlichkeitsstörungen befassten (Mulder et al., 2011). Trotz der Verwendung unterschiedlicher Patientenstichproben, verschiedener Modelle der Persönlichkeitspathologie, unterschiedlicher Mittel zur Bewertung der Persönlichkeit sowie mehrfacher statistischer Bearbeitungen der Befunde waren die Ergebnisse erstaunlich einheitlich. Alle Studien meldeten, wie vorhergesagt – eine **allgemeine Dimension der „Persönlichkeitspathologie"**, aber auch einen externalisierenden und einen internalisierenden Bereich. Die meisten verzeichneten einen schizoiden/distanzierten Bereich und die Mehrheit einen zwanghaften Bereich.

Obwohl diese vier Faktoren in allen Studien relativ konsistent berichtet wurden und eine gute Plausibilität aufwiesen, umfasste der externalisierende Bereich ein breites Spektrum an Verhaltensweisen, darunter antisoziales Verhalten, Psychopathie und Impulsivität. Nach vielen Diskussionen wurde zwecks weiterer Studien ein Faktor eingeführt, der nicht-psychopathische externalisierende Verhaltensweisen umfasst: Enthemmung. Die ICD-11 besteht daher aus fünf umfassenden Beschreibungen der Persönlichkeitspathologie, den sogenannten „**Merkmalsbereiche**" (*trait domain qualifiers*).

Wichtig ist, dass es sich dabei nicht um Kategorien handelt, sondern um **deskriptive Domänen**, die dazu dienen, „die Merkmale der Persönlichkeit eines Individuums zu beschreiben, die am stärksten ausgeprägt sind und zu einer Beeinträchtigung der Persönlichkeit beitragen" (WHO, 2019). Zur Beschreibung der Persönlichkeitsfunktionen können so viele Merkmalsbereiche wie nötig verwendet werden. Personen mit schwergradigen Beeinträchtigungen ihrer Persönlichkeit weisen tendenziell eine größere Anzahl ausgeprägter Merkmalsbereiche auf.

9.4.2 Kurzbeschreibung der Merkmalsbereiche

- **Negative Affektivität**: eine Tendenz zum Erleben eines breiten Spektrums negativer Emotionen mit einer Häufigkeit und Intensität, die in keinem Verhältnis zur Situation steht, die auch Affektlabilität, negative Einstellungen sowie ein geringes Selbstwertgefühl umfassen kann.
- **Dissozialität**: eine Missachtung der Rechte und Gefühle anderer, die sowohl Egozentrik als auch mangelnde Empathie umfasst.
- **Distanziertheit**: eine Tendenz zur Wahrung zwischenmenschlicher und emotionaler Distanz gegenüber anderen.
- **Enthemmung**: eine Tendenz zu unüberlegten Handlungen aufgrund unmittelbarer äußerer und innerer Reize ohne Erwägung möglicher negativer Folgen.
- **Anankasmus**: eine Tendenz zu Perfektionismus und Ordnungsdrang sowie zu emotionalen und verhaltensbezogenen Zwängen.

(vollständige Beschreibungen siehe WHO, 2019)

9.4.3 Messung der ICD-11-Merkmalsbereiche

Eines der Probleme bei einer radikalen Änderung eines Klassifikationssystems besteht darin, dass sich die Ergebnisse früherer Studien nicht direkt auf das neue System übertragen lassen. Die ICD-11-Klassifikation wird von keiner Maßnahme begleitet, die eine formale Operationalisierung des Klassifikationssystems bietet (Tracy et al., 2021). Bei **ersten Versuchen zur Validierung** des ICD-11-Systems sollten DSM-IV-Symptome die Merkmalsbereiche repräsentieren. Laut Kim et al. (2015) zeigten sich die Domänen Anankasmus, Distanziertheit und Dissozialität als kohärent und gut diskriminierend, wohingegen sich Affektlabilität und Ängstlichkeit/Unterwürfigkeit (wie sie damals genannt wurden) als weniger robust erwiesen. Mulder et al. (2016) stellten fest, dass das am besten passende Modell fünf Domänen umfasste, wobei Anankasmus, Distanziertheit und Dissozialität dem ICD-11-Vorschlag sehr nahekamen. Weniger deutlich waren die Bereiche Negative Affektivität und Enthemmung vertreten, wobei allerdings zu beachten ist, dass die DSM-IV-Klassifikation nur wenige der für diese Domänen relevanten Begriffe enthält.

Bach und Kollegen wiesen darauf hin, dass die **ICD-11 und das DSM-5-Alternativmodell-für-Persönlichkeitsstörungen** (Alternative Model for Personality Disorders, AMPD) (das von der American Psychiatric Association nach Ablehnung der ursprüngliche Klassifizierung übernommene System) vier der fünf Domänen gemeinsam haben, wobei Anankasmus im ICD-11-Modell gegenüber Psychotizismus im AMPD die einzige Ausnahme bildet. Sie konnten somit die umfangreichen Forschungsarbeiten zu den AMPD-Domänen auf die ICD-11-Merkmalsbereiche übertragen. Anhand des etablierten *Persönlichkeitsinventars für DSM-5* (**PID-5**) (Krueger et al., 2011) entwickelten Bach et al. (2017) einen Algorithmus zur Abgrenzung aller fünf ICD-11-Merkmalsbereiche (einschließlich einer separaten Anankastia-Domäne). Sie zeigten, dass sich mit den 16 PID-5-Facetten die Scores der ICD-11-Domänen generieren lassen, und dass die Fünf-Faktoren-Struktur in US-amerikanischen und dänischen Stichproben validiert wurde (Bach, Sellbom, Kongerslev et al., 2017). Mehrere Studien haben seither für das PID-5 den ICD-11-Algorithmus in verschiedenen Populationen (Bach, Sellbom, Skjernov et al., 2017) validiert, darunter eine iranische Stichprobe (Lofti et al., 2018) sowie eine brasilianische Stichprobe Lugo et al., 2018). Sellbom et al. (2020) verbesserten den ICD-11-Algorithmus noch mehr, indem sie zwei weitere PID-5-Facetten (Misstrauen und Suche nach Aufmerksamkeit) einfügten. Die empirische Struktur fand Unterstützung durch eine Stichprobe kanadischer Psychiatriepatienten, die zudem die erwarteten Assoziationen mit kategorialen Scores für Kriterien von Persönlichkeitsstörungen zeigten, welche jenen glichen, die Bach, Sellbom, Skjernov et al. (2017) berichtet hatten (**Tabelle 9-2**).

Oltmanns und Widiger (2018) stellten 2018 das **erste speziell für die ICD-11-Merkmalsbereiche entwickelte Instrument** vor: das *Persönlichkeitsinventar für die ICD-11* (**PiCD**). Das PiCD besteht aus 60 Items, die zur Berechnung der fünf ICD-11-Domänen-Scores verwendet werden (d.h. 12 Items pro Domäne). Die PiCD wurde in einer Reihe von Studien evaluiert, welche die Validität der Merkmalsbereiche bestätigen (Bach & Mulder, 2022). Wichtig ist, dass die ICD-11- Merkmalsbereiche auch aussagekräftige und erwartete Beziehungen zu normalen Persönlichkeitsdimensionen aufweisen, die mit dem Eysenck'schen Persönlichkeitssystem und dem Fünf-Faktoren-Modell gemessen wurden. Negative Affektivität korrespondierte mit Neurotizismus, Distanziertheit mit geringer Extraversion, Dissozialität mit mangelnder Empathie, Anankasmus mit hohem Drang zu Ordnung sowie Enthemmung mit geringem Drang zu Ordnung (Somma et al., 2020). Oltmanns und Widiger (2020) haben ein 121 Items umfassendes Fünf-Faktoren-Persönlichkeitsinventar für die ICD-11 entwickelt, das eine **Operationalisierung der ICD-11-Merkmalsbereiche auf Facettenebene** ermöglicht.

Angesichts der Ähnlichkeit zwischen den ICD-11- und DSM-5-AMPD-Persönlichkeitsmaßsystemen zu Merkmalsbereichen schlugen Kerber et al. (2020) für das DSM-5 ein

Tabelle 9-2: Bivariate Assoziationen der ICD-11-Domänen von Persönlichkeitsmerkmalen mit der Anzahl an Kriterien für eine Persönlichkeitsstörung

Persönlichkeitsstörungen gemäß SCID-II										
	Cluster A			*Cluster B*				*Cluster C*		
	PAR	*PAR*	*STY*	*ANT*	*BOR*	*HIS*	*NAR*	*AVO*	*DPT*	*OBS*
Negative Affektivität	**0,45**	**0,45**	0,33	–0,09	**0,51**	**0,29**	0,05	**0,54**	**0,46**	**0,23**
Distanziertheit	**0,43**	**0,43**	**0,41**	0,26	0,38	0,04	0,23	0,33	0,17	0,15
Dissozialität	**0,52**	**0,52**	0,36	**0,60**	**0,43**	**0,32**	**0,71**	0,00	0,06	0,26
Enthemmung	0,47	0,47	0,44	**0,49**	**0,60**	**0,43**	0,45	0,18	0,34	0,13
Anankasmus	0,44	0,44	0,40	0,15	0,48	0,34	0,25	0,35	0,24	**0,62**

Die fettgedruckten Korrelationen kennzeichnen die hypothetischen Merkmalsbereiche für jeden Typ einer Persönlichkeitsstörung.
Genehmigter Nachdruck aus dem *Australian and New Zealand Journal of Psychiatry* (Band 52) (Bach et al., 2017).

34 Items umfassendes Persönlichkeitsinventar für DSM-5 und ICD-11 vor (Kurzbezeichnung **PID5BF+**), das sowohl die DSM-5- als auch die ICD-11-Merkmalsbereiche erfassen soll sowie Anankasmus und Psychotizismus einbezieht. Dieses Maß hat eine gute Skalenreliabilität und eine erwartete Diskriminanz- und Kriteriumsvalidität gezeigt. Bach et al. (2020) modifizierten dieses Inventar, das nun 36 Items umfasst, die 18 Facetten messen und bei verschiedenen Bevölkerungsstichproben als robust erscheinen.

9.4.4 Die Anankasmus-Domäne

Dieser Merkmalsbereich wurde aus zwei Gründen stärker diskutiert als die anderen Domänen: 1) Es handelt sich nicht um einen Bereich im sogenannten Alternativen Modell für Persönlichkeitsstörungen (Alternative Model for Personality Disorders, AMPD) des DSM-5. 2) Einige Studien deuten darauf hin, dass hierbei keine separate Domäne vorliegt, sondern ein Teil des bipolaren Faktors Enthemmung-Anankasmus.

Was den ersten Grund betrifft, so wurde Zwanghaftigkeit, die in etwa dem Anankasmus gleichzusetzen ist, ursprünglich im Eigenschaftsmodell des DSM-5 als eigenständige Domäne vorgeschlagen (Skodol et al., 2011). Sie wurde aus unklaren Gründen aufgegeben, die aber wahrscheinlich mit dem Fünf-Faktoren-Modell zusammenhängen. Die für das AMPD des DSM-5 erstellte Liste mit 37 Facetten umfasste (mangelnde) Ordnung, (mangelnden) Perfektionismus sowie (mangelnde) Rigidität, die mit einer Anankasmus- oder Zwanghaftigkeits-Domäne in Einklang stehen. Diese Facetten wurden jedoch der Domäne „Enthemmung" zugewiesen (Krueger et al., 2011). Unserer Überprüfung (Mulder et al., 2011) zufolge wurde bei den meisten Analysen, die danach suchten, Anankasmus oder etwas sehr Ähnliches gemeldet, während eine Enthemmungsdimension weniger durchgängig gefunden wurde.

Dennoch bestehen berechtigte Bedenken hinsichtlich der Beziehung zwischen den Domänen Enthemmung und Anankasmus in der ICD-11-Klassifikation. Zwei Studien schlugen eine Vier-Faktor-Lösung mit einer bipolaren Disinhibitions-Anankasmus-Domäne vor (Oltmanns & Widiger, 2018; Somma et al., 2020). Andere Studien sprachen sich hingegen für eine Fünf-Faktor-Lösung aus, bei der Anankasmus und Enthemmung zwei unterschiedliche Bereiche darstellen (Mulder et al., 2016; Bach, Sellbom, Kongerslev et al., 2017; Sellbom et al., 2020). In der klinischen Realität können komplexe Persönlichkeitsstörungen sowohl durch Enthemmung als auch durch Anankasmus gekennzeichnet sein (Chamberlain et al., 2017), und die Vorstellung, dass es sich um polare Gegensätze handelt, bleibt umstritten. Es ist durchaus möglich, dass eine Person sowohl bei Enthemmung als auch bei Zwanghaftigkeit hohe Werte erzielt, und dies lässt sich unmöglich mit dem Big-Five-System vereinbaren.

9.5 Und die Borderline-Persönlichkeitsstörung?

Ein besonderes Problem stellt die Borderline-Persönlichkeitsstörung dar. Einerseits handelt es sich bei ihr um die meistuntersuchte Persönlichkeitsstörung, insbesondere in puncto Therapie. Bei in Einrichtungen zur Behandlung von Persönlichkeitsstörungen klinisch Tätigen ist sie auch die bei weitem am häufigsten verwendete Diagnose. Die Evidenzbasis für die Behandlung der Borderline-Persönlichkeitsstörung besagt jedoch im Wesentlichen, dass verschiedene Behandlungen eine ähnliche Wirksamkeit aufweisen und keine von ihnen eine spezifische Wirksamkeit gegenüber der Borderline-Persönlichkeitsstörung gezeigt hat, anders als bei allgemeiner psychischer Belastung und Dysfunktion (Hopwood et al., 2017). Darüber hinaus lässt sich die Borderline-Persönlichkeitsstörung nicht ohne Weiteres in die Dimensionen der Persönlichkeitsmerkmale einordnen, und ihre Merkmale stellen größtenteils **eher klinische Symptome als Persönlichkeitsmerkmale** dar (Tyrer, 2009). Faktorenanalytische Studien der letzten 20 Jahre erbrachten keine Unterstützung für eine eigene Kategorie der Borderline-Persönlichkeitsstörung (Sharp, 2016). Es mehren sich die Nachweise dafür, dass es sich bei der Kategorie um ein Maß für die allgemeine Beeinträchtigung von Persönlichkeitsfunktionen handelt, und ein enger **Bezug zum Gesamtschweregrad der Persönlichkeitspathologie** gegeben ist (Mulder et al., 2020). Innerhalb der ICD-11-Domänen besteht ein starker Zusammenhang zu Negativer Affektivität und Enthemmung sowie ein mäßig starker zu Dissozialität.

Trotz dieser Nachweise stellte die Abschaffung der Borderline-Persönlichkeitsstörung für klinisch Tätige, die auf die Behandlung von Persönlichkeitsstörungen spezialisiert sind, eine Herausforderung dar. Sie machten darauf aufmerksam, dass der Wegfall der Diagnose erhebliche Auswirkungen auf die Forschungsfinanzierung und das Behandlungsangebot hätte (Herpertz et al., 2017). Es wurde eine pragmatische Lösung für diese Einwände gefunden, die es klinisch Tätigen ermöglicht, ein „**Borderline-Muster**“ (wohlgemerkt: keine Diagnose) anzugeben. Im Wesentlichen besteht sie aus den neun DSM-5-Borderline-Diagnosekriterien. Die ICD-11-Arbeitsgruppe war jedoch der Ansicht, dass sich das Borderline-Muster vollständig mit dem Modell des Schweregrads und der Domäneneigenschaften erfassen lässt, ohne dass ein weiteres diagnostisches Element erforderlich wäre (Tyrer et al., 2019).

9.6 Implikationen für die Behandlung: Klinischer Nutzen

Auf den ersten Blick scheint das ICD-11-Klassifizierungsmodell die vorhandenen Erkenntnisse zur Persönlichkeitspathologie „getreulicher“ wiederzugeben. Wie bereits erwähnt wurde die Klassifikation operationalisiert und scheint eine robuste Konstruktvalidität und eine vorhersehbare Konvergenz mit anderen Persönlichkeitsmaßen aufzuweisen, und sie besitzt eine kulturübergreifende Reliabilität. Allerdings stellt die Konstruktvalidität zwar eine wesentliche Voraussetzung dar, ist für sich genommen aber nicht ausreichend (Hopwood et al., 2017). Die bedeutsamste Auswirkung eines Paradigmenwechsels bei Diagnosemodellen besteht darin, dass er die **Entwicklung und Bewertung von Behandlungen** unterstützt. Es wurden verschiedene Rahmenkonzepte vorgeschlagen, die nahelegen, dass eine sorgfältige Bewertung von Schweregrad und Merkmalsbereichen zu einer kohärenten und ganzheitlichen Aufgabenstellung führen kann, diese kann dem Patienten mitgeteilt werden, und es lässt sich ein konsensorientierter Behandlungsansatz einnehmen (Bach & Mulder, 2022; Hopwood et al., 2017).

Die **allgemeine Dimension des Schweregrads** einer Persönlichkeitsstörung ist möglicherweise ein gutes Ziel für Interventionen und die Überwachung der Wirksamkeit sowie ein besseres Mittel zur Messung von Fortschritten als spezifische Persönlichkeitsmerkmale, welche größere Stabilität aufweisen (Bach & Mulder, 2022; Chanen & McCutcheon, 2013). Bei ihrer Ausarbeitung von Behandlungen und deren Erörterung mit Patienten scheinen klinisch Tätige das Funktionsniveau der Persönlichkeit höher zu bewerten als spezifische Kategorien von Persönlichkeitsstörungen (Blum et al., 2008; Zanarini et al., 2012). Der Schweregrad steht auch in Zusammenhang mit der therapeutischen Allianz und dem Risiko eines Behandlungsabbruchs (Lieb et al., 2010) sowie mit Grenzverwischung und verstärkter negativer Gegenübertragung (Duggan et al., 2008).

In ähnlicher Weise fördert die Bewertung von Domänenmerkmalen einen **kooperativen therapeutischen Ansatz**: Sie hilft den Patienten, ihre eigenen Merkmale und deren Ausprägung im Alltag zu erkennen, und vermittelt ihnen die Idee, dass sich Merkmale in etwas Adaptiveres umwandeln lassen (Mulder & Bach, 2022). Bei Berücksichtigung des Kontextes kann es wichtig sein, die adaptive Bedeutung von Merkmalen anzuerkennen. So ist ein Patient mit Distanziertheit womöglich weniger emotional ansprechbar, was in manchen sozialen Situationen problematisch ist, aber nützlich sein kann, wenn ein besonnenes, in sich gekehrtes Verhalten erforderlich ist. Die therapeutische Aufgabe kann darin bestehen, die emotionale Aktivität zu messen und gleichzeitig den distanzierten Charakter des Patienten zu akzeptieren. Das allgemeine **Behandlungsziel** besteht nicht in der Veränderung einzelner Merkmalsbereiche, sondern in der Förderung der Anpassung und bis zu einem gewissen Akzeptanzgrad.

Das offenkundige Problem liegt natürlich darin, **dass derzeit keine Behandlungsstudien unter Anwendung der ICD-11-Klassifikation** vorliegen. Die klinische Nützlichkeit des Schweregrads ist allgemein gut belegt, doch es gibt in der Tat keine spezifischen Studien anhand von ICD-11 oder DSM-5 AMPD. Da die Behandlungsstudien so stark auf die Borderline-Persönlichkeitsstörung ausgerichtet waren, sind so gut wie keine Belege für die Nützlichkeit von Merkmalsbereichen vorhanden, insbesondere in Bezug auf Distanziertheit und Anankasmus, die weniger Berührung mit den Symptomen der Borderline-Persönlichkeitsstörung aufweisen.

Kürzlich haben Tracy et al. (2021) eine vorläufige Übersichtsarbeit über die klinische Nützlichkeit der ICD-11-Klassifikation von Persönlichkeitsstörungen durchgeführt. Sie schlussfolgerten, dass – trotz uneinheitlicher Ergebnisse – die klinisch Tätigen allgemein zu der Einschätzung kamen, dass die ICD-11 die Kommunikation unter den Anwendern verbessert und klinische Nützlichkeit besitzt, jedoch Bedenken hinsichtlich der Umsetzung und Durchführbarkeit in der klinischen Praxis bestanden. Teilweise mag dies die Neuartigkeit des Models sowie seine kulturübergreifende Anwendbarkeit widerspiegeln (Tracy et al., 2021).

9.7 Fazit und Ausblick

Ein mögliches Problem besteht in der Beibehaltung des Deskriptors „Borderline-Muster“, was klinisch Tätige dazu veranlassen könnte, ihre derzeitige Praxis beibehalten, bei der sie das Borderline-Muster und möglicherweise den Merkmalsbereich Dissozialität verwenden, während sie die übrigen Domänen weitgehend ignorieren. (Es sei darauf hingewiesen, dass sich die Situation bei einer Übernahme des AMPD-Modells noch verschlimmern könnte, da hierbei sechs einzelne Persönlichkeitsstörungen beibehalten wurden). **Neue Forschung wäre vonnöten**, und die Planung der Dienstleistungen müsste sich ändern. Anstatt sich einfach auf die Borderline-Persönlichkeitsstörung zu fokussieren, bei der die meisten Betroffenen vermutlich eine mittelgradige Persönlichkeitsstörung mit einem Merkmalsmix aus den Domänen Negative Affektivität, Enthemmung und Dissozialität aufweisen, können die klinisch Tätigen nun die relevanten Merkmale aufschlüsseln und die Behandlung entsprechend anpassen. Allermindestens werden sie prüfen, ob sich die derzeit heterogene Borderline-Gruppierung mit Bedacht in homogenere Merkmale zerlegen lässt (Tyrer & Mulder, 2018). Darüber hinaus könnte ein Teil der klinischen Aufmerksamkeit auf jene Personen gerichtet werden, die in jeweils moderater Ausprägung an Distanziertheit oder Anankasmus leiden.

Zudem empfehlen wir, die Diagnose von Persönlichkeitsstörungen aus den spezialisierten Diensten für Persönlichkeitsstörungen und den psychiatrischen Diensten herauszulösen und fordern alle Angehörigen der Gesundheitsberufe auf, **ICD-11-Diagnosen bei Patienten zu stellen**. Wir wissen, dass Menschen mit einer Persönlichkeitsstörung mit größerer Wahrscheinlichkeit medizinisches Fachpersonal konsultieren als andere Menschen, unabhängig vom jeweiligen Schweregrad der Erkrankung (Yang et al., 2010). Wir wissen auch, dass der Status einer Persönlichkeitsstörung die Akzeptanz der Therapie und die Outcomes sowohl bei psychi-

Tabelle 9-3: Wahrscheinliche Prävalenz einer dysfunktionalen Persönlichkeit bei Anwendung der ICD-11-Kriterien sowie mögliches Behandlungsspektrum

ICD-10-Vergleich	ICD-11-Diagnose	Wahrscheinliche Prävalenz in der Bevölkerung	Mögliche Interventionen
keine Entsprechung	Persönlichkeitsproblematik	40 %	kann die Wahl von Behandlungen für komorbide Störungen beeinflussen
ICD-10-Persönlichkeitsstörung	Leichtgradige Persönlichkeitsstörung	15 %	Anpassung von physischem, sozialem und persönlichem Umfeld für eine bessere Integration
Kategorien: emotional instabil, abhängig, ängstlich, dissozial, histrionisch, schizoid, paranoid, anankastisch	Mittelgradige Persönlichkeitsstörung	5 %	spezifische Interventionen je nach Mischung der Merkmalsbereiche
	Schwergradige Persönlichkeitsstörung	< 0,5 %	intensive Interventionen, oft in Pflegeeinrichtungen

schen wie auch bei körperlichen Erkrankungen beeinflusst (Tyrer & Mulder, 2022). Wir propagieren keine vollständige diagnostische Bewertung, sondern das Bemühen, auffällige Persönlichkeitsmerkmale zu beschreiben, welche unter Umständen die klinische Praxis beeinflussen. Das ist wohl etwas, was die meisten klinisch Tätigen bereits unterschwellig tun, doch womöglich wäre es besser, wenn diese Denkweise auch Bestandteil ihrer Ausbildung würde.

Der durchschnittliche Anwender, der dieses Kapitel liest, ist vielleicht von den beträchtlichen Änderungen in der ICD-11-Revision und deren Bedeutung für seine oder ihre klinische Praxis ein wenig überrascht. Die Auswirkungen sind in **Tabelle 9-3** dargestellt.

Viele Länder erleben einen Wandel der **Finanzierungsregelungen** bezüglich der psychischen Gesundheit, weg von der Finanzierung allgemeiner Dienste hin zu diagnosebezogenen Gruppen. Wahrscheinlich wird dies auch die Persönlichkeitsstörungen betreffen und muss in der Praxis Berücksichtigung finden, da sich Persönlichkeitsstörungen ja bekanntermaßen stark auf die Inanspruchnahme von Dienstleistungen auswirken.

Gemäß der wahrscheinlichen Prävalenz aller Levels der dysfunktionalen Persönlichkeit (Tabelle 9-3) ist es nicht praktikabel, spezifische Interventionen für die **Persönlichkeitsproblematik**, engl. *personality difficulty*, in Betracht zu ziehen. Doch durch die Betonung des Vorliegens der Persönlichkeitsproblematik bei Vorhandensein anderer Störungen, einer Variante der galenischen Syndrome oder kombinierter Persönlichkeits- und psychischen Störungen (Nutt & Glue, 1989) sollte es möglich sein, Behandlungen so zu gestalten, dass sie beide Elemente der Kombination abdecken. Um ein konkretes Beispiel zu nennen: Eine kleine Anzahl Patientinnen und Patienten spricht, nachdem alle übrigen Medikamente versagt haben, klinisch hervorragend auf Monoaminoxidase-Hemmer wie Phenelzin an (Nutt & Glue, 1989). Aufgrund der potenziellen Gefahren von Wechselwirkungen zwischen Lebensmitteln und diesen Medikamenten wäre ihre großzügige Verschreibung unklug. Bei Personen, die ihre

Medikamente sehr gewissenhaft einnehmen und Anankasmus bei Persönlichkeitsproblematik aufweisen, kann man sich jedoch auf eine sorgsame Einhaltung der Nahrungsbeschränkungen verlassen. Möglicherweise ließe sich dies auch auf schwerwiegendere Persönlichkeitsprobleme ausweiten (Grant et al., 2021).

Es stünde zu erwarten, dass die Autorinnen und Autoren eines neuen Klassifikationssystems stark dafür werben würden, jegliches Lob ließe sich somit ignorieren. Doch deuten alle bisherigen Erkenntnisse darauf hin, dass die klinisch Tätigen das Konstrukt der ICD-11-Persönlichkeitsstörung bevorzugen, dass die Betroffenen es verstehen und dass es sich bei der Therapiewahl als hilfreich erweist. Es berücksichtigt die hohe Prävalenz von Persönlichkeitsstörungen in der psychischen Gesundheitsversorgung und sollte als Ansporn für ein besseres und differenzierteres Management dienen. Für die Zukunft bietet es hervorragende Aussichten.

Literatur

Bach, B., Kerber, A., Aluja, A., Bastiaens, T., Keeley, J.W., Claes, L., Fossati, A., Gutierrez, F., Oliveira, S.E., Pires, R., Riegel, K.D., Rolland, J., Roskam, I., Sellbom, M., Somma, A., Spanemberg, L., Strus, W., Thimm, J.C., Wright, A.G. & Zimmermann, J. (2020). International assessment of DSM-5 and ICD-11 personality disorder traits: Toward a common nosology in DSM-5.1. *Psychopathology, 53*(3–4), 179–188. https://doi.org/10.1159/000507589

Bach, B. & Mulder, R.T. (2022). Empirical foundation of the ICD-11 Classification of Personality Disorders. In S.K. Huprich (Ed.), *Personality disorders and pathology: Integrating clinical assessment and practice in the DSM-5 and ICD-11 era*. American Psychological Association. https://doi.org/10.1037/0000310-003

Bach, B., Sellbom, M., Kongerslev, M., Simonsen, E., Krueger, R.F. & Mulder, R. (2017). Deriving ICD-11 personality disorder domains from dsm-5 traits: Initial attempt to harmonize two diagnostic systems. *Acta Psychiatrica Scandinavica, 136*(1), 108–117. https://doi.org/10.1111/acps.12748

Bach, B., Sellbom, M., Skjernov, M. & Simonsen, E. (2017). ICD-11 and DSM-5 personality trait domains capture categorical personality disorders: Finding a common ground. *Australian & New Zealand Journal of Psychiatry, 52*(5), 425–434. https://doi.org/10.1177/0004867417727867

Bernstein, D.P., Iscan, C. & Maser, J. (2007). Opinions of personality disorder experts regarding the DSM-IV personality disorders classification system. *Journal of Personality Disorders, 21*(5), 536–551. https://doi.org/10.1521/pedi.2007.21.5.536

Blasco-Fontecilla, H., Baca-Garcia, E., Dervic, K., Perez-Rodriguez, M.M., Saiz-Gonzalez, M.D., Saiz-Ruiz, J., Oquendo, M.A. & De Leon, J. (2009). Severity of personality disorders and suicide attempt. *Acta Psychiatrica Scandinavica, 119*(2), 149–155. https://doi.org/10.1111/j.1600-0447.2008.01284.x

Blum, M.N., St John, P.D., Pfohl, B., Stuart, S., McCormick, B., Allen, J., Arndt, S. & Black, D.W. (2008). Systems training for emotional predictability and problem solving (STEPPS) for outpatients with borderline personality disorder: A randomized controlled trial and 1-year follow-up. *American Journal of Psychiatry, 165*(4), 468–478. https://doi.org/10.1176/appi.ajp.2007.07071079

Chamberlain, S.R., Stochl, J., Redden, S.A. & Grant, J.E. (2017). Latent traits of impulsivity and compulsivity: Toward dimensional psychiatry. *Psychological Medicine, 48*(5), 810–821. https://doi.org/10.1017/s0033291717002185

Chanen, A.M. & McCutcheon, L. (2013). Prevention and early intervention for borderline personality disorder: Current status and recent evidence. *The British Journal of Psychiatry, 202*(s54), s24–s29. https://doi.org/10.1192/bjp.bp.112.119180

Conway, C.C., Hammen, C. & Brennan, P.A. (2016). Optimizing prediction of psychosocial and clinical outcomes with a transdiagnostic model of personality disorder. *Journal of Personality Disorders, 30*(4), 545–566. https://doi.org/10.1521/pedi_2015_29_218

Costa, P.T. & McCrae, R.R. (1992). The five-factor model of personality and its relevance to personality disorders. *Journal of Personality Disorders, 6*(4), 343–359. https://doi.org/10.1521/pedi.1992.6.4.343

Crawford, M.J., Koldobsky, N., Mulder, R. & Tyrer, P. (2011). Classifying personality disorder according to severity. *Journal of Personality Disorders, 25*(3), 321–330. https://doi.org/10.1521/pedi.2011.25.3.321

Duggan, C., Huband, N., Smailagic, N., Ferriter, M. & Adams, C. (2008). The use of pharmacological treatments for people with personality disorder: A systematic review of randomized controlled trials. *Personality and Mental Health, 2*(3), 119–170. https://doi.org/10.1002/pmh.41

Ekselius, L., Lindström, E., von Knorring, L., Bodlund, O. & Kullgren, G. (1994). A principal component analysis of the DSM-III-R axis II personality disorders. *Journal of Personality Disorders, 8*(2), 140–148. https://doi.org/10.1521/pedi.1994.8.2.140

Frances, A. (1982). Categorical and dimensional systems of personality diagnosis: A comparison. *Comprehensive Psychiatry, 23*(6), 516–527. https://doi.org/10.1016/0010-440x(82)90043-8

Gøtzsche-Astrup, O. & Moskowitz, A. (2015). Personality disorders and the DSM-5: Scientific and extra-scientific factors in the maintenance of the status quo. *Australian & New Zealand Journal of Psychiatry, 50*(2), 119–127. https://doi.org/10.1177/0004867415595872

Grant, J. E., Baldwin, D. S. & Chamberlain, S. R. (2021). Time to reconsider monoamine oxidase inhibitors for obsessive compulsive disorder? A case series using phenelzine. *Journal of Clinical Psychopharmacology, Publish Ahead of Print*. https://doi.org/10.1097/jcp.0000000000001418

Hengartner, M. P., Müller, M., Rodgers, S., Rössler, W. & Ajdacic-Gross, V. (2014). Interpersonal functioning deficits in association with DSM-IV personality disorder dimensions. *Social Psychiatry and Psychiatric Epidemiology, 49*(2), 317–325. https://doi.org/10.1007/s00127-013-0707-x

Herpertz, S. C., Huprich, S. K., Bohus, M., Chanen, A., Goodman, M., Mehlum, L., Moran, P., Newton-Howes, G., Scott, L. & Sharp, C. (2017). The challenge of transforming the diagnostic system of personality disorders. *Journal of Personality Disorders, 31*(5), 577–589. https://doi.org/10.1521/pedi_2017_31_338

Hopwood, C. J., Kotov, R., Krueger, R. F., Watson, D., Widiger, T. A., Althoff, R. R., Ansell, E. B., Bach, B., Bagby, R. M., Blais, M. A., Bornovalova, M. A., Chmielewski, M., Cicero, D. C., Conway, C., De Clercq, B., De Fruyt, F., Docherty, A. R., Eaton, N. R., Edens, J. F.,... Zimmermann, J. (2017). The time has come for dimensional personality disorder diagnosis. *Personality and Mental Health, 12*(1), 82–86. https://doi.org/10.1002/pmh.1408

Kerber, A., Schultze, M., Müller, S., Rühling, R. M., Wright, A. G. C., Spitzer, C., Krueger, R. F., Knaevelsrud, C. & Zimmermann, J. (2020). Development of a short and ICD-11 compatible measure forDSM-5 maladaptive personality traits using ant colony optimization algorithms. *Assessment, 29*(3), 467–487. https://doi.org/10.1177/1073191120971848

Kim, Y., Tyrer, P., Lee, H., Kim, S., Hwang, S., Lee, G. Y. & Mulder, R. (2015). Preliminary field trial of a putative research algorithm for diagnosing ICD-11 personality disorders in psychiatric patients: 2. proposed trait domains. *Personality and Mental Health, 9*(4), 298–307. https://doi.org/10.1002/pmh.1305

Krueger, R. F., Derringer, J., Markon, K. E., Watson, D. & Skodol, A. E. (2011). Initial construction of a maladaptive personality trait model and inventory for DSM-5. *Psychological Medicine, 42*(9), 1879–1890. https://doi.org/10.1017/s0033291711002674

Kvarstein, E. H. & Karterud, S. (2013). Large variation of severity and longitudinal change of symptom distress among patients with personality disorders. *Personality and Mental Health, 7*(4), 265–276. https://doi.org/10.1002/pmh.1226

Lieb, K., Völlm, B., Rücker, G., Timmer, A. & Stoffers, J. M. (2010). Pharmacotherapy for borderline personality disorder: Cochrane systematic review of randomised trials. *The British Journal of Psychiatry, 196*(1), 4–12. https://doi.org/10.1192/bjp.bp.108.062984

Lotfi, M., Bach, B., Amini, M. & Simonsen, E. (2018). Structure of DSM-5 and ICD-11 personality domains in Iranian community sample. *Personality and Mental Health, 12*(2), 155–169. https://doi.org/10.1002/pmh.1409

Lugo, V., De Oliveira, S. E. S., Hessel, C. R., Monteiro, R. T., Pasche, N. L., Pavan, G., Motta, L. S., Pacheco, M. A. & Spanemberg, L. (2018). Evaluation of DSM-5 and ICD-11 personality traits using the Personality Inventory for DSM-5 (PID-5) in a Brazilian sample of psychiatric inpatients. *Personality and Mental Health, 13*(1), 24–39. https://doi.org/10.1002/pmh.1436

Mulder, R. T. & Bach, B. (2022). Assessment and treatment of PDs within the ICD-11 Framework. In S. K. Huprich (Ed.), *Personality Disorders and Pathology: Integrating Clinical Assessment and Practice in the DSM-5 and ICD-11 Era*. American Psychological Association.

Mulder, R. T., Horwood, J., Tyrer, P., Carter, J. & Joyce, P. R. (2016). Validating the proposed ICD-11 domains. *Personality and Mental Health, 10*(2), 84–95. https://doi.org/10.1002/pmh.1336

Mulder, R. T., Horwood, L. J. & Tyrer, P. (2020). *The borderline pattern descriptor in the international classification of diseases*, 11th revision: A redundant addition to classification. *Australian & New Zealand Journal of Psychiatry, 54*(11), 1095–1100. https://doi.org/10.1177/0004867420951608

Mulder, R.T., Newton-Howes, G., Crawford, M.J. & Tyrer, P.J. (2011). The central domains of personality pathology in psychiatric patients. *Journal of Personality Disorders, 25*(3), 364–377. https://doi.org/10.1521/pedi.2011.25.3.364

Nutt, D. & Glue, P. (1989). Monoamine oxidase inhibitors: Rehabilitation from recent research? *The British Journal of Psychiatry, 154*(3), 287–291. https://doi.org/10.1192/bjp.154.3.287

Oltmanns, J.R. & Widiger, T.A. (2018). A self-report measure for the ICD-11 dimensional trait model proposal: The Personality Inventory for ICD-11. *Psychological Assessment, 30*(2), 154–169. https://doi.org/10.1037/pas0000459

Oltmanns, J.R. & Widiger, T.A. (2020). The Five-Factor Personality Inventory for ICD-11: A facet-level assessment of the ICD-11 trait model. *Psychological Assessment, 32*(1), 60–71. https://doi.org/10.1037/pas0000763

Sellbom, M., Solomon-Krakus, S., Bach, B. & Bagby, R.M. (2020). Validation of Personality Inventory for DSM-5 (PID-5) algorithms to assess ICD-11 personality trait domains in a psychiatric sample. *Psychological Assessment, 32*(1), 40–49. https://doi.org/10.1037/pas0000746

Sharp, C. (2016). Current trends in BPD research as indicative of a broader sea-change in psychiatric nosology. *Personality Disorders Theory Research and Treatment, 7*(4), 334–343. https://doi.org/10.1037/per0000199

Skodol, A.E., Clark, L.A., Bender, D.S., Krueger, R.F., Morey, L.C., Verheul, R., Alarcon, R.D., Bell, C.C., Siever, L.J. & Oldham, J.M. (2011). Proposed changes in personality and personality disorder assessment and diagnosis for DSM-5 Part I: Description and rationale. *Personality Disorders Theory Research and Treatment, 2*(1), 4–22. https://doi.org/10.1037/a0021891

Somma, A., Gialdi, G. & Fossati, A. (2020). Reliability and construct validity of the Personality Inventory for ICD-11 (PiCD) in Italian adult participants. *Psychological Assessment, 32*(1), 29–39. https://doi.org/10.1037/pas0000766

Tracy, M., Tiliopoulos, N., Sharpe, L. & Bach, B. (2021). The clinical utility of the ICD-11 classification of personality disorders and related traits: A preliminary scoping review. *Australian & New Zealand Journal of Psychiatry, 55*(9), 849–862. https://doi.org/10.1177/00048674211025607

Tyrer, P. (2009). Why borderline personality disorder is neither borderline nor a personality disorder. *Personality and Mental Health, 3*(2), 86–95. https://doi.org/10.1002/pmh.78

Tyrer, P. & Mulder, R. (2018). Dissecting the elements of borderline personality disorder. *Personality and Mental Health, 12*(2), 91–92. https://doi.org/10.1002/pmh.1422

Tyrer, P. & Mulder, R. (2022). *Personality disorder: From evidence to understanding.* Cambridge University Press. https://doi.org/10.1017/9781108951685

Tyrer, P., Mulder, R., Kim, Y. & Crawford, M.J. (2019). The development of the ICD-11 classification of personality disorders: An amalgam of science, pragmatism, and politics. *Annual Review of Clinical Psychology, 15*(1), 481–502. https://doi.org/10.1146/annurev-clinpsy-050718-095736

Verheul, R. & Widiger, T.A. (2004). A meta-analysis of the prevalence and usage of the personality disorder not otherwise specified (PDNOS) diagnosis. *Journal of Personality Disorders, 18*(4), 309–319. https://doi.org/10.1521/pedi.18.4.309.40350

World Health Organization. (2019). *International statistical classification of diseases and related health problems* (11th ed.). https://icd.who.int/

Wright, A.G.C., Hopwood, C.J., Skodol, A.E. & Morey, L.C. (2016). Longitudinal validation of general and specific structural features of personality pathology. *Journal of Abnormal Psychology, 125*(8), 1120–1134. https://doi.org/10.1037/abn0000165

Yang, M., Coid, J. & Tyrer, P. (2010). Personality pathology recorded by severity: National survey. *The British Journal of Psychiatry, 197*(3), 193–199. https://doi.org/10.1192/bjp.bp.110.078956

Yang, M., Tyrer, H., Johnson, T. & Tyrer, P. (2021). Personality change in the Nottingham study of neurotic disorder: 30-Year cohort study. *Australian & New Zealand Journal of Psychiatry, 56*(3), 260–269. https://doi.org/10.1177/00048674211025624

Zanarini, M.C., Frankenburg, F.R., Reich, D.B. & Fitzmaurice, G. (2012). Attainment and stability of sustained symptomatic remission and recovery among patients with borderline personality disorder and axis II comparison subjects: A 16-year prospective follow-up study. *American Journal of Psychiatry, 169*(5), 476–483. https://doi.org/10.1176/appi.ajp.2011.11101550

10 Störungen der Intelligenzentwicklung

Sally-Ann Cooper und Cary S. Kogan

10.1 Einführung

Die ICD-11 für Mortalitäts- und Morbiditätsstatistiken (ICD-11) (World Health Organization (WHO), 2019) ordnet die Störungen der Intelligenzentwicklung der Kategorie „neuromentale Entwicklungsstörungen" zu. Mit der Bezeichnung „**Störungen der Intelligenzentwicklung**", engl. *disorders of intellectual development*, erfolgte eine Begriffsänderung gegenüber dem Kapitel „Psychische und Verhaltensstörungen" der ICD-10, in dem noch von „Intelligenzminderung", engl. *mental retardation*, die Rede war (WHO, 1992). Das ist ein wichtiger Fortschritt, denn die Sprache hat sich weiterentwickelt, und der bisherige Begriff hatte einen stigmatisierenden Charakter angenommen. Die „Störungen der Intelligenzentwicklung" wurden **in die ICD-11** ebenso aufgenommen wie deren Folgen **in die Internationale Klassifikation der Funktionsfähigkeit, Behinderung und Gesundheit** (**ICF**) der WHO aufgenommen wurden (WHO, 2001). Das ist wichtig, da die weltweiten statistischen Meldungen an die WHO auf Grundlage der ICD erfolgen und damit die Bedeutung unterstrichen wird, die Bedürfnisse von Menschen mit Störungen der Intelligenzentwicklung zu berücksichtigen. Der Begriff ist hilfreich, damit man den Bedürfnissen jedes und jeder einzelnen Betroffenen nachkommen und sie darstellen kann, sodass angemessene Zugänge zu Hilfseinrichtungen etabliert werden können und ein angemessenes Hilfsangebot auf Bevölkerungsebene ermittelt werden kann.

Wortbedeutungen entwickeln sich immer weiter und ändern sich, zugleich haben Betroffene, ihre Familien und Anbieter von Hilfsleistungen jeweils eigene Präferenzen bei der Beschreibung der Störungen und der Bedürfnisse. Dies kann in der gegenseitigen Kommunikation auf regionaler wie internationaler Ebene zu erheblicher Verwirrung führen. Als klinisch Tätige und Forschende treten wir in den entsprechenden Bereichen für die Verwendung klarer, operationalisierter Definitionen in den Klassifikationssystemen ein, im Fall der ICD-11 also für „Störungen der Intelligenzentwicklung".

10.2 Die wesentlichen Merkmale

Die **wesentlichen Merkmale** der Störungen der Intelligenzentwicklung können wie folgt zusammengefasst werden:

- Erhebliche **Einschränkungen der geistigen Leistungsfähigkeit** in einer Reihe von Bereichen, zum Beispiel wahrnehmungsgebundenes logisches Denken, Arbeitsgedächtnis, Verarbeitungsgeschwindigkeit und Sprachverständnis. Der Grad der Einschränkungen kann in den verschiedenen Bereichen unterschiedlich hoch sein, was auch häufig der Fall ist.
- Erhebliche **Einschränkungen im adaptiven Verhalten/bei den alltäglichen Fähigkeiten** im kognitiven, sozialen und alltagspraktischen Bereich.
- Der **Beginn** liegt in der **Entwicklungsphase** (dieser kann, wenn nötig, auch rückwirkend festgestellt werden).

Weitere Einzelheiten zu den wesentlichen Merkmalen finden sich in der ICD-11. „**Erhebliche Einschränkungen**“ ist definiert als etwa zwei oder mehr Standardabweichungen unter dem Mittelwert, die möglichst mit Hilfe standardisierter Tests der geistigen und adaptiven Funktionsfähigkeit erhoben wurden. Bei solchen Erhebungen sollten immer der Entwicklungsstand und die Möglichkeiten der Betroffenen, den Test zu absolvieren, berücksichtigt werden, einschließlich zusätzlicher Störungen und Beeinträchtigungen sowie des kulturellen Kontexts, der Muttersprache, des Umfelds, der Möglichkeiten und der Ausbildung. Sind keine standardisierten Tests im zuständigen Gesundheitssystem verfügbar, ist eine umfassende klinische Beurteilung wichtig. Die neuen ICD-11-Übersichtstabellenüber die intellektuellen und adaptiven Funktionen in den verschiedenen Ebenen von leichtgradigen über mittelgradige bis schwergradige und tiefgreifende Störungen der Intelligenzentwicklung in den verschiedenen Entwicklungsaltern (frühe Kindheit, Kindheit, Jugend und Erwachsenenalter) dürften eine hilfreiche Orientierung bieten. Wichtig ist auch zu berücksichtigen, dass das Umfeld der Betroffenen einen Einfluss darauf hat, in welchem Ausmaß die Störung der Intelligenzentwicklung die Funktionsfähigkeit der Betroffenen beeinträchtigt, zum Beispiel, ob sie in einer hochtechnisierten oder in einer kaum technisierten, ländlich geprägten Gesellschaft leben und arbeiten, und welches Maß an Unterstützung und Bildung sie erhalten. Überdies führen all diese Faktoren dazu, dass die Ergebnisse einer Beurteilung zu einem bestimmten Zeitpunkt nicht notwendig auf die Ergebnisse zu einem späteren Zeitpunkt schließen lassen.

10.3 Die Grade der Störungen der Intelligenzentwicklung

6A00. Die Störungen der Intelligenzentwicklung werden wie folgt spezifiziert:

- 6A00.0 Leichtgradige Störung der Intelligenzentwicklung; etwa 2–3 Standardabweichungen unter dem Mittelwert für intellektuelle Fähigkeiten und adaptives Verhalten
- 6A00.1 Mittelgradige Störung der Intelligenzentwicklung; etwa 3–4 Standardabweichungen unter dem Mittelwert für intellektuelle Fähigkeiten und adaptives Verhalten
- 6A00.2 Schwergradige Störung der Intelligenzentwicklung; etwa 4 oder mehr Standardabweichungen unter dem Mittelwert für intellektuelle Fähigkeiten und adaptives Verhalten
- 6A00.3 Tiefgreifende Störung der Intelligenzentwicklung; etwa 4 oder mehr Standardabweichungen unter dem Mittelwert für intellektuelle Fähigkeiten und adaptives Verhalten
- 6A00.4 Vorläufige Störung der Intelligenzentwicklung; dies ist eine vorläufige Diagnose, die bei Kindern im Alter von weniger als 4 Jahren zum Einsatz kommt, oder bei älteren, wenn aufgrund anderer Störungen oder Beeinträchtigungen keine gültige Beurteilung möglich ist
- 6A00.Z Störungen der Intelligenzentwicklung, nicht näher bezeichnet

Aufgrund der Einschränkungen bei Intelligenztests sollten schwergradige und tiefgreifende Störungen der Intelligenzentwicklung auf Grundlage der adaptiven Funktionen beschrieben werden.

Die **vier Übersichtstabellen zu den Verhaltensindikatoren** (*behavioural indicators*) nennen Beispiele für die verschiedenen Störungsgrade der Intelligenzentwicklung und des Alters, um die Beurteilung zu erleichtern, wenn keine standardisierten Tests verfügbar sind, zum Beispiel in Ländern mit niedrigem und mittlerem Einkommen. Sie sind wie folgt getestet worden: Die adaptiven Funktionen wurden auf der Datenbasis von 658 Personen aus Italien mit Störungen der Intelligenzentwicklung getestet: 60 Personen im Alter von bis zu 6 Jahren, 171 im Alter von 6-18 Jahren und 427 im Alter von 18 und mehr Jahren. Der geistige Entwicklungsstand war von 466 Personen bekannt; 20,1 % hatten eine leichtgradige, 21,0 % eine mittelgradige, 24,5 % eine schwergradige und 5,3 % eine tiefgreifende Störung der Intelligenzentwicklung. Es wurde eine Clusteranalyse ihrer *Vineland-II-Skala (*italienische Version) (Balboni et al., 2016) mit den Werten in drei Bereichen durchgeführt (Kommunikation, soziale Fertigkeiten, Alltagsfertigkeiten). Anschließend wurde die Studiengruppe geteilt, die Analysen wiederholt und mit Hilfe des Kappa-Koeffizienten eine Kreuzvalidierung durchgeführt. Sehr gut bis hervorragend war die Übereinstimmung bei den 6- bis 18-Jährigen (zwischen 0,77 und 0,94 in den verschiedenen Bereichen) und den 18-Jährigen und älter (zwischen 0,86 und 0,93 nach Saunders), bei den 0- bis 5-Jährigen mittel bis sehr gut (0,58 bis 0,63) (Tassé & Balboni, 2019). Die anschließende internationale Feldstudie ergab eine hervorragende Urteiler-Reliabilität (zwischen 0,91 und 0,97) und zeigte, dass die entsprechende Validität mit standardisierten Messungen (z. B. *Leiter-3* und *Vineland Adaptive Behavior Scales-II* (VABS-II)) gut bis hervorragend war (Intraklassenkorrelation: 0,66 bis 0,82) (Lemay et al., 2022).

Die Kodier-Regel lautet, klinisch Tätige sollten die Störungen so spezifisch wie möglich kodieren, sodass die allgemeine Kategorie einer 6A00-Störung der Intelligenzentwicklung theoretisch gar nicht verwendet werden sollte, da sie lediglich der Oberbegriff für diese Art Störungen ist. Der Kode 6A00.Z „Störungen der Intelligenzentwicklung, nicht näher bezeichnet" kann zwar vergeben werden, doch sollte der Grad der Störung möglichst immer angegeben werden. Ein Beispiel dafür, wer sinnvollerweise die Kodierung „nicht näher bezeichnet" verwendet, sind Personen, die in elektronischen Gesundheitssystemen kodieren und nicht wissen, welche Diagnose die klinisch Tätigen stellen wollen.

Es gibt zahlreiche **Ursachen**, die zu einer Störung der Intelligenzentwicklung führen. Wurde eine Störung der Intelligenzentwicklung diagnostiziert, ist es wichtig, zusätzlich die Ätiologie zu klären, da unterschiedliche Ursachen sowohl kurz- wie langfristig unterschiedliche Behandlungen erfordern. Sowohl die Störung der Intelligenzentwicklung wie ihre Ätiologie kann und sollte mit der ICD-11 klassifiziert werden. Da Multimorbidität bei Menschen mit Störungen der Intelligenzentwicklung typisch ist, ist darüber hinaus eine gründliche Untersuchung auf andere körperliche und psychische Störungen wichtig. Sie sollten zusätzlich klassifiziert werden, damit die Betroffenen optimal behandelt und betreut werden können.

10.4 Komorbiditäten

Komorbiditäten werden in der ICD-11 nur knapp ausgeführt. Sie variieren stark von Person zu Person (ebenso wie die Persönlichkeiten), auch wenn Menschen mit Störungen der Intelligenzentwicklung normalerweise multimorbid sind und komplexe Erkrankungen aufweisen (Cooper et al., 2015; Kinnear et al., 2018). Diagnosen und Interventionen bei Komorbiditäten werden dadurch komplexer. Die Ausführungen zu den Komorbiditäten in der ICD-11 beschäftigen sich hauptsächlich mit **psychischen Störungen** und **Problemverhalten**. Die ICD-11 hebt hervor, dass sich die Erscheinungsbilder je nach dem Grad der geistigen Entwicklung, dem Alter und anderen persönlichen Faktoren unterscheiden, und dass manche Störungen häufiger auftreten als bei anderen Menschen, zum Beispiel Autismus-Spektrum-Störung, Schizophrenie, bipolare Störung und Demenz. Auch Problemverhalten tritt häufig auf, während auch andere Erkrankungen wie Depression und Angststörungen häufig sind (so wie bei anderen Menschen).

Es gibt viele Ursachen für Störungen der Intelligenzentwicklung. Manche sind mit **Verhaltens- (und körperlichen) Phänotypen** verbunden (Verhaltensweisen und Störungen, die in einer Population mit einer bestimmten Ätiologie häufiger auftreten als in anderen Populationen), obwohl nicht jeder mit einer bestimmten Ätiologie alle mit dem Phänotyp verbundenen Störungen aufweist. Beispiele sind affektive Psychosen (kein ICD-11-Begriff), selbstverletzende Verhaltensweisen und Störungen des Sättigungsempfindens, die zu Adipositas führen (und ihre Folgeerscheinungen wie Diabetes) bei Menschen mit Prader-Willi-Syndrom; Demenz, Schilddrüsenfunktionsstörung und angeborene Herzfehler bei Menschen mit Down-Syndrom; sowie Epilepsie und Bluthochdruck (mit den Folgeerscheinungen) bei Menschen mit tuberöser Sklerose.

Zusätzlich zur Komorbidität mit psychischen, Verhaltens- oder anderen neuromentalen Entwicklungsstörungen ist es auch wichtig, die **körperlichen Störungen** und **sensorischen Beeinträchtigungen**, die normalerweise bei Personen mit Störungen der Intelligenzentwicklung vorhanden sind, im Blick zu behalten und zu berücksichtigen. **Multimorbidität** ist in dieser Gruppe normal. Die Ärzte und Therapeuten, die Beurteilungen und Interventionen vornehmen und Hilfsangebote für diese Bevölkerungsgruppen bereitstellen, sollten die umfassenderen Bedürfnisse jedes Einzelnen in den Blick nehmen, einschließlich der körperlichen Gesundheit, und dies im Kontext mit deren Familien oder anderen Betreuern sowie der jeweiligen Schwächen und Stärken der Betroffenen. Multimorbidität erschwert Beurteilungen und Therapien, insbesondere im Zusammenhang mit Einschränkungen der wechselseitigen Kommunikation oder zusätzlichen Seh- oder Hörbeeinträchtigungen. Sie müssen daher entsprechend individuell angepasst werden. Weitere Komplexität ergibt sich aus unerwünschten Wechselwirkungen zwischen verschiedenen Arzneimitteln, zwischen Arzneimitteln und Erkrankungen sowie zwischen den Erkrankungen, die aufgrund der Multimorbidität und den Verschreibungen für die verschiedenen Einzelerkrankungen auftreten können. Für in der Praxis Tätige mit begrenzter Erfahrung bzw. Ausbildung in diesen Bereichen kann dies eine besondere Herausforderung darstellen. Selbst in Ländern mit einem gut ausgestatteten Gesundheits- und Pflegesystem kann dies zu einer schlechteren Versorgung als bei anderen Menschen führen (Hanlon et al., 2018; Hughes-McCormack et al., 2020) und aufgrund eines übermäßigen Anteils vermeidbarer Todesfälle zu einer vorzeitigen Sterblichkeit von Menschen mit Störungen der Intelligenzentwicklung (Heslop et al., 2014). In der Allgemeinbevölkerung herrschen andere körperliche Störungen vor als bei Menschen mit Störungen der Intelligenzentwicklung, darunter sind Erkrankungen, die schmerzhaft sind, zu Behinderungen führen und /oder lebensbedrohlich sind. Beispiele sind Epilepsie, Aspirationspneumonie und Atemwegsinfektionen, Refluxerkrankung, Obstipation, Adipositas (und ihre Folgeerscheinungen) sowie zahnmedizinische Erkrankungen, die nicht nur häufiger auftreten als in der Allgemeinbevölkerung, sondern auch gravierender ausfallen und komplexer sind. Bei Verwendung der ICD-11 ist die Kodierung aller Komorbiditäten in der Regel klinisch relevant, etwa für die Kommunikation zwischen den Fachbereichen und der Primärversorgung.

10.5 Diagnostische Abgrenzung gegenüber Normalität und anderen Störungen

Differenzialdiagnosen von Störungen der Intelligenzentwicklung umfassen die Abgrenzung gegenüber anderen neurologischen Entwicklungsstörungen, anderen psychischen Störungen und deren psychotroper Behandlungen sowie gegenüber körperlichen Störungen und, insbesondere bei Kleinkindern, sensorischen Beeinträchtigungen wie Gehörlosigkeit. Anzumerken ist, dass diese Störungen als **Zusatzerkrankungen** auftreten können und zugleich als

Teil der Differenzialdiagnose betrachtet werden müssen. All diese Faktoren können sich auf die Ergebnisse von IQ-Tests auswirken. Die Ergebnisse können zudem durch die Testumgebung, Tests, die nicht in der Muttersprache bzw. der ursprünglichen Kultur vorgenommen werden, eine vorübergehende Erkrankung oder eine anders verursachte Konzentrationsschwäche beeinflusst werden. Daher sollten solche Ergebnisse nicht als einziges Diagnosekriterium dienen, die wesentlichen Merkmale der ICD-11 wären damit nicht erfüllt. Die Aussagekraft von IQ-Testergebnisse kann auch dann leiden, wenn die Kinder in extremer Armut aufgewachsen sind. Dies kann eine umfassende klinische Analyse erfordern. Auch im Lauf der Zeit können Änderungen eintreten, da Kinder und junge Menschen sich schrittweise Fähigkeiten aneignen und lernen, und der Unterstützungsbedarf mit der Zeit abnimmt.

Zu den wichtigsten Beispielen, die bei der Differenzialdiagnose zu beachten sind, gehören:

- **Autismus-Spektrum-Störungen**. Sie treten häufig als Zusatzerkrankung auf, wobei sich die Hauptmerkmale der einzelnen Störungen unterscheiden. Menschen mit Autismus-Spektrum-Störungen weisen Defizite in der wechselseitigen sozialen Interaktion und der sozialen Kommunikation auf (neben weiteren Herausforderungen). Doch sofern nicht zusätzlich eine Störung der Intelligenzentwicklung vorliegt, haben sie nicht das gleiche Ausmaß an Einschränkungen in den intellektuellen und adaptiven Funktionenbereichen. In den ICD-11-Kodes wird daher absichtlich nach dem Vorliegen oder Fehlen einer Störung der Intelligenzentwicklung spezifiziert (zusätzlich zu den separaten Kodes für Störungen der Intelligenzentwicklung), wenn eine gemeinsame Ätiologie angenommen wird. Auch wenn dieser Ansatz bei anderen neuromentalen Entwicklungsstörungen, etwa bei Störungen der Intelligenzentwicklung und Epilepsie, nicht verfolgt wird, kann er in der klinischen Praxis hilfreich sein. Die Kodes, die Störungen der Intelligenzentwicklung beinhalten, sind:
  - 6A02.1 Autismus-Spektrum-Störung mit Störung der Intelligenzentwicklung, mit leichtgradiger oder keiner Beeinträchtigung der funktionellen Sprache
  - 6A02.3 Autismus-Spektrum-Störung mit Störung der Intelligenzentwicklung, mit Beeinträchtigung der funktionellen Sprache
  - 6A02.5 Autismus-Spektrum-Störung mit Störung der Intelligenzentwicklung, mit vollständigem oder fast vollständigem Fehlen der funktionellen Sprache
- **Störungen der Sprech- oder Sprachentwicklung**. Hier wird zwischen Störungen der Rezeption, des Ausdrucks, der Artikulation und/oder des Sprechflusses unterschieden, es geht nicht um umfassendere Einschränkungen in geistigen und adaptiven Funktionsbereichen, die für Störungen der Intelligenzentwicklung wesentlich sind.
- **Lernentwicklungsstörungen**. Hier wird zwischen erheblichen Einschränkungen beim Erlernen spezifischer schulischer Fertigkeiten wie Lesen, Schreiben und/oder Rechnen trotz schulischer Bildung unterschieden, es geht nicht um umfassendere Einschränkungen in geistigen und adaptiven Funktionsbereichen, die für Störungen der Intelligenzentwicklung wesentlich sind.
- **Andere** psychische Störungen, Verhaltensstörungen oder neuromentale Entwicklungsstörungen, körperliche Einschränkungen inklusive sensorischer Beeinträchtigungen und Medikation mit psychotropen Medikamenten. Insbesondere die Unterscheidung aufgrund einer langjährigen Schizophrenie und Störungen der Intelligenzentwicklung bei einer fehlenden Geschichte von Nebenerkrankungen oder anderer Entwicklungsstörungen kann schwierig sein, wenn sie im Erwachsenenalter getroffen werden muss, und eine Untersuchung auf Hörstörungen bei Kleinkindern mit Entwicklungsverzögerungen ist unerlässlich.

10.6 Neuerungen gegenüber der ICD-10

Die wichtigsten Änderungen in der ICD-11 sind:

- **Umbenennung** von „Intelligenzminderung“ zu „Störungen der Intelligenzentwicklung“
- Änderung der **Kodifizierungshierarchie**, einschließlich eines übergreifenden Begriffs „Störungen der Intelligenzentwicklung“, gefolgt von Spezifizierungen, die die Störungen als „leichtgradige Störung der Intelligenzentwicklung“, „mittelgradige Störung der Intelligenzentwicklung“, „schwergradige Störung der Intelligenzentwicklung“, „tiefgreifende Störung der Intelligenzentwicklung“, „vorläufige Störung der Intelligenzentwicklung“ oder „Störungen der Intelligenzentwicklung, nicht näher bezeichnet“ differenzieren. In der ICD-10 lautet die Hierarchie: „leichte Intelligenzminderung“, „mittelgradige Intelligenzminderung“, „schwere Intelligenzminderung“, „schwerste Intelligenzminderung“, „dissoziierte Intelligenz“ und „andere Intelligenzminderung“, gefolgt von Spezifizierungen der Verhaltensstörung. Der übergeordnete Begriff „Störungen der Intelligenzentwicklung“ sollte nicht zum Kodieren verwendet werden. Er steht im Plural, weil er sich auf die fünf näher spezifizierten und eine Kategorie „nicht näher bezeichnet“ bezieht. Die näher bezeichneten Störungen, etwa die „leichtgradige Störung der Intelligenzentwicklung“, stehen im Singular. Sie decken, wie in den Übersichtstabellen erkennbar, eine Reihe von Entwicklungsbereichen ab.
- Die Streichung der auf die Intelligenzminderung anwendbare **optionalen Spezifizierung durch eine Verhaltensstörung**, wie „keine oder geringfügige Verhaltensstörung“, „deutliche Verhaltensstörung, die Beobachtung oder Behandlung erfordert“, „sonstige Verhaltensstörungen“ oder „ohne Angabe einer Verhaltensstörung“. In der ICD-11 gibt es dafür keine Entsprechung.
- Die den **Schweregrad** bezeichnende Kategorien „leichtgradige“, „mittelgradige“, „schwergradige“ und „tiefreifende“ Störungen der Intelligenzentwicklung geben **keine IQ-Bereiche** mehr an. Stattdessen wird eine klinische Beurteilung ermöglicht, indem auf ungefähre Zahlen von Standardabweichungen unterhalb des Mittelwerts für Intelligenz und adaptives Verhalten oder auf Perzentile der Bevölkerung verwiesen wird.
- Die Einführung von **Übersichtstabellen mit Beispielen für Verhaltensindikatoren** der geistigen Funktionsfähigkeit für leichtgradige, mittelgradige, schwergradige und tiefgreifende Störungen der Intelligenzentwicklung bei Kindern, bei Kindern und Erwachsenen und bei Erwachsenen. Übersichtstabellen zu kognitiven, sozialen und alltagspraktisch adaptiven Verhaltensindikatoren bei leichtgradigen, mittelgradigen, schwergradigen und tiefgreifenden Störungen der Intelligenzentwicklung für Kinder bis zum Alter von 6 Jahren, Kinder und Jugendliche zwischen 6 und 18 Jahren und Erwachsene über 18 Jahren. Zur Erstellung dieser Indikatoren wurde ein fundiertes, evidenzbasiertes Verfahren verwendet. Die Beispiele in der ICD-10 wurden nicht als Übersichtstabellen angeboten, sondern diskursiv angeführt.
- Detailliertere **Aufzählungen der Komorbiditäten, Differenzialdiagnosen, Verläufe** und die **Berücksichtigung der Angemessenheit von Tests und Normen** in kultureller Hinsicht oder aufgrund anderer Kontexte als im diskursiven Format der ICD-10.
- Die Angabe im übergeordneten Absatz über neuromentale Entwicklungsstörungen, dass die **Entwicklungsphase** normalerweise bis zum Alter von 18 Jahren reicht; dies wird im Abschnitt „Störungen der Intelligenzentwicklung“ nicht spezifiziert, obwohl „Entwicklungsphase“ bisher, also vor der ICD-11, in der Regel das Alter bis 16 Jahren bedeutete.

10.7 Vergleich mit DSM-5

Die Autoren der ICD-11 arbeiteten gemeinsam mit den Autoren des DSM-5 (American Psychiatric Association (APA), 2013) an einer besseren Harmonisierung zwischen den beiden Klassifikationssystemen, insbesondere der Metastruktur. Sie berichteten über weitgehende Übereinstimmung bei der Metastruktur für die neuromentalen Entwicklungsstörungen und nur geringfügige Unterschiede bei den Störungen der Intelligenzentwicklung (First et al., 2021). Folgende **Unterschiede** bestehen:

- Die **Bezeichnung der Störung**. Das DSM-5 spricht übergreifend von „intellektuellen Beeinträchtigungen", im weiteren Verlauf dann von „intellektueller Beeinträchtigung (intellektuelle Entwicklungsstörung)". Dies ist dem unterschiedlichen Publikationsdatum der beiden Klassifikationen geschuldet und spiegelt den Geist der Harmonisierung wider, denn „intellektuelle Entwicklungsstörungen" war der Arbeitstitel, den die ICD-11-Arbeitsgruppe zum Zeitpunkt der Veröffentlichung des DSM-5 verwendete (Salvador-Carulla et al., 2011).
- Auch die **Hierarchisierung** ist unterschiedlich, obwohl die Begriffe ähnlich sind. Die ICD-11 spezifiziert die Störungen der Intelligenzentwicklung in ihrer Kodierung als „leichtgradig", „mittelgradig", „schwergradig", „tiefgreifend" und „vorläufig". Das DSM-5 codiert ähnlich wie die ICD-10 „leicht", „mittel", „schwer", „extrem", „allgemeine Entwicklungsverzögerung", „nicht näher bezeichnete intellektuelle Beeinträchtigung (intellektuelle Entwicklungsstörung)", statt diese zu spezifizieren. Die Diagnose „allgemeine Entwicklungsverzögerung" ist der ICD-11-Diagnose „vorläufige Störung der Intelligenzentwicklung" ähnlich, obwohl das DSM-5 diese Diagnose Kindern unter 5 Jahren vorbehält, während die ICD-11 sie auf Säuglinge und Kinder unter 4 Jahren beschränkt, bzw. älter, wenn aufgrund anderer Störungen und Beeinträchtigungen keine gültigen Beurteilungen vorgenommen werden können. Die DSM-5-Diagnose „nicht näher bezeichnete intellektuelle Beeinträchtigung" bezieht sich auf Kinder über 5 Jahren, bei denen eine Beurteilung des Schweregrads der intellektuellen Beeinträchtigung lokal aufgrund von sensorischen oder körperlichen Beeinträchtigungen nicht möglich ist. Die ICD-11 dagegen gibt nicht an, wann sie verwendet werden sollte, in der Annahme, dass der Grad der Beeinträchtigung angegeben wird.
- Die **Tabelle der Schweregrade** für die „intellektuelle Beeinträchtigung (intellektuelle Entwicklungsstörung)" im DSM-5 nennt dieselben kognitiven, sozialen und alltagspraktischen Fähigkeiten wie die Übersichtstabellen in der ICD-11 zur adaptiven Funktionsfähigkeit. Sie ist knapper und weniger standardisiert als die Übersichten in der ICD-11, und wurde nicht in Feldstudien getestet. ICD-11 und DSM-5 liefern in ihren Übersichten unterschiedliche Beispiele mit ähnlicher Bedeutung.
- Im DSM-5 gibt es keine **Tabelle zur intellektuellen Funktionsfähigkeit**. Der Schweregrad beruht also lediglich auf der adaptiven Funktionsfähigkeit, auch wenn die Diagnosekriterien sowohl intellektuelle wie adaptive Funktionsdefizite umfassen.
- Die ICD-11 stellt mehr **Informationen über Komorbiditäten, Differenzialdiagnosen, Verläufe** und die **Berücksichtigung der Angemessenheit von Tests und Normen** in kultureller Hinsicht oder aufgrund anderer Kontexte zur Verfügung als das DSM-5, wo solche Gesichtspunkte kürzer gefasst sind. DSM-5 bezieht „zugehörige Merkmale zur Diagnosesicherung" mit ein, etwa soziales Urteilsvermögen, Risikoeinschätzung, Verhaltenssteuerung, Emotionen oder bei interpersonellen Beziehungen, Motivation, Leichtgläubigkeit sowie Ausbeutung, während der Abschnitt „zusätzliche Merkmale" in der ICD-11 die Komorbiditäten stärker betont, auch wenn die Themen der Leichtgläu-

bigkeit, Ausbeutung und Lebensereignisse erwähnt werden.

10.8 Vorteile der ICD-11

Die Vorteile der ICD-11 gegenüber der ICD-10 und aufgrund der Unterschiede zum DSM-5 werden deutlicher werden, sobald die ICD-11 allgemein eingeführt worden ist. Momentan gehen wir von zwei wahrscheinlichen Vorteilen aus:

- Die **Umbenennung** von „Intelligenzminderung" in „Störungen der Intelligenzentwicklung". Sprache entwickelt sich kontinuierlich weiter, und der Begriff „Intelligenzminderung" (*mental retardation*), der vor einigen Jahrzehnten eingeführt wurde, wird heute als stigmatisierend empfunden. Für die Betroffenen und ihre Familien ist er daher alles andere als hilfreich. International ist der Begriff „geistige Behinderungen", engl. *intellectual disabilities*, im wissenschaftlichen Kontext und in der Praxis gebräuchlich und wird auch im DSM-5 verwendet (wenn dort auch, im Englischen wie im Deutschen, nur im Singular, „geistige Behinderung", *intellectual disability*). Die von der Weltgesundheitsorganisation genutzten Klassifikationssysteme haben diesen Begriff getilgt, da Behinderung separat in der Internationalen Klassifikation der Funktionsfähigkeit, Behinderung und Gesundheit (ICF) klassifiziert wird. Die Unterscheidung beruht auf der Notwendigkeit in der ICD-11, die Störungen von ihren funktionellen Folgen zu trennen. Die umsichtigen Überlegungen dazu dürften den Menschen mit Störungen der Intelligenzentwicklung und ihren Familien in Zukunft zugutekommen, bedeutet es doch, dass ihre Bedürfnisse weiterhin Teil der ICD-11-Klassifikation bleiben, die weltweit von fast allen Nationen für statistische Angaben verwendet wird. Wenn die Erfordernisse auf Bevölkerungsebene gemeldet werden, können sie nicht ignoriert werden.
- Auch wenn verschiedene Messverfahren für die intellektuelle und adaptive Funktionsfähigkeit zur Verfügung stehen, ist die Ausbildung für ihre Anwendung und hochqualifiziertes Fachpersonal, das sie einsetzen kann, nicht immer ohne Weiteres verfügbar. Auch fehlende Übersetzungen in die lokale Sprache oder fehlende Standardisierung und Normen für bestimmte Bevölkerungsgruppen können Hindernisse darstellen. Die **Übersichtstabellen über Verhaltensindikatoren** für die intellektuelle und adaptive Funktionsfähigkeit in der ICD-11 und den zugehörigen wissenschaftlichen Publikationen (Tassé & Balboni, 2019) sind daher für den Zugang zu Informationen für die Diagnose ein erheblicher Vorteil.

Zwei Aspekte erfordern weitere Untersuchungen, die vielleicht in künftigen ICD-Änderungsverfahren angegangen werden könnten. Dies sind:

- **Problemverhaltensweisen**. Verhaltensstörungen als optionale Spezifizierung für die Intelligenzminderung in der ICD-10 mit „keine oder geringfügige Verhaltensstörung", „deutliche Verhaltensstörung" oder „ohne Angabe einer Verhaltensstörung" existieren in der ICD-11 nicht mehr. Die WHO kann also keine Aussagen mehr über deren Prävalenz treffen. Der Schwerpunkt bei der Revision der ICD (siehe Kapitel 1) lag auf der klinischen Nützlichkeit. Sobald die ICD-11 also allgemein Verwendung findet und sich herausstellt, dass man die Spezifizierung von Verhaltensstörungen als klinisch nützlich ansehen würde, wird sie in einer künftigen Revision hinzugefügt.
- Die weitere Begriffsverwirrung (aus der Perspektive von Menschen mit Störungen der Intelligenzentwicklung, ihrer Familien, Praktiker und Wissenschaftler) angesichts der **Einführung des Begriffs „Lernentwicklungsstörung"** (im DSM-5 als „spezifische Lernstörung" bezeichnet) und zuvor in der ICD-10 die „umschriebene Entwick-

lungsstörungen schulischer Fertigkeiten“ (und „Lernstörungen“ in der DSM-IV (APA, 1994)). Zusätzlich werden in den Subkategorien dieser Störungen in der ICD-11 die Begriffe „Lernentwicklungsstörungen mit Beeinträchtigungen beim Lesen, u.a.“

- für Lernentwicklungsstörungen verwendet. Leider werden diese Begriffe derzeit in einigen Ländern (v.a. in Großbritannien, wo die Gesundheitsdienste die Terminologie nicht geändert haben) parallel für die in der ICD-11 genannten „Störungen der Intelligenzentwicklung“ verwendet. Dies erhöht das Risiko für Verwechslungen oder Fehler bei der Klassifizierung und in der täglichen Kommunikation. Genau das aber sollten Klassifikationen idealerweise vermeiden, ist ihr Ziel doch das Erstellen von Statistiken, die Menschen zugutekommen, die Betreuung und Unterstützung brauchen.

10.9 Problemverhaltensweisen

Wir verwenden den Begriff „**Problemverhalten**“ in diesem Kapitel synonym mit anderen international verwendeten Begriffen wie „herausforderndes Verhalten“, engl. *challenging behaviour*, und „Verhaltensstörungen“ engl. *behavoiour disorder*. Jeder dieser Begriffe hat Vor- und Nachteile. Problemverhaltensweisen sind wiederkehrende, ausgesprochen disruptive Verhaltensweisen, die vor dem sozialen und kulturellen Hintergrund der Betroffenen, ihrem Umfeld oder Alter deutlich unangemessen sind und die Lebensqualität der Betroffenen sowie der eigenen Gesundheit oder der Gesundheit anderer schaden. Sie treten in einer Vielzahl privater und sozialer Situationen auf, wobei sie in bestimmten Situationen besonders schwerwiegend sein können. Statistische Forschungen im Bereich Psychopathologie von Menschen mit Störungen der Intelligenzentwicklung belegen ihren Stellenwert und ihre Validität (Melville et al., 2016).

Es ist wichtig, Problemverhaltensweisen bei Menschen mit Störungen der Intelligenzentwicklung zu berücksichtigen, weil sie häufig auftreten und Nachteile für alle Beteiligte mit sich bringen: die Familien belasten, extrem einschränkend sind und Interventionen und Unterstützung im Gesundheitssystem erfordern, die sowohl individuelle wie gesellschaftliche Kosten erzeugen. Sie haben bei Erwachsenen Auswirkungen auf die Integration und Teilhabe in der Gesellschaft, auf den Zugang zu Mitteln, sie erschweren das Aufrechterhalten sozialer Netzwerke, können die betroffene Person von Dienstleistungen ausschließen, zum Wegfall von Hilfsprogrammen führen und das Selbstwertgefühl beeinträchtigen. Auch für Familienangehörige und bezahlte Pflegekräfte können negative Folgen entstehen, wie z.B. Verletzungen und Überlastung der Pflegekräfte. Sie sind bei Personen mit Störungen der Intelligenzentwicklung der häufigste Grund für die Überweisung an psychosoziale Dienste (im Vereinigten Königreich etwa sind es 50 % der Überweisungen an entsprechende Einrichtungen) sowie für den Wegfall von Unterstützungsleistungen für den Aufenthalt in Wohnheimen.

In der ICD-10-Kategorie „Intelligenzminderung“ gab es die optionale Spezifizierung für Problemverhalten durch „keine oder geringfügige Verhaltensstörung“, „deutliche Verhaltensstörung, die Beobachtung oder Behandlung erfordert“, „sonstige Verhaltensstörungen“ oder „ohne Angabe einer Verhaltensstörung“. Die WHO erstellte zudem einen Leitfaden mit zusätzlichen Informationen über Intelligenzminderung und verzeichnete dort auch die verbreitetsten Verhaltensstörungen (WHO, 1996). Diese optionale Spezifizierung wurde in der ICD-11 gestrichen.

Die ICD-10-Spezifizierung enthielt keine detaillierten Angaben zu Problemverhaltensweisen der betroffenen Person und war daher begrenzt. Ihr Wegfall bedeutet, dass Problemverhalten in den statistischen Meldungen und lokalen Analysen fehlen wird. Klinisch Tätige werden bei den Betroffenen wohl entweder eine Störung der Intelligenzentwicklung diagnostizieren und den Grund für die Konsultation weglassen, oder sie versuchen, den Grund mit einer anderen Kategorie der ICD-11 zu erfassen, einschließlich der Verwendung von Kategorien mit dem Zusatz „nicht näher bezeichnet", von denen angesichts der emotionalen Regulationsstörung und dem damit verbundenen Leiden der Betroffenen keine das Problemverhalten tatsächlich beschreibt.

Die **Leitkriterien bei der Überarbeitung der ICD** waren: „klinisch erkennbare Symptom- oder Verhaltenskombinationen, die in den meisten Fällen mit Leid und einer Beeinträchtigung der persönlichen Funktionsfähigkeit einhergehen" zu adressieren und zu ermitteln „wie ein Diagnose- und Klassifikationshandbuch die Berichterstattung und die Versorgung psychischer Erkrankungen weltweit verbessern kann". Diese Kriterien könnten auch auf die Problemverhaltensweisen angewandt werden. Die Aufnahme von beispielsweise detaillierteren Spezifizierern als in der ICD-10 hätte eine Anleitung für die Entwicklung individueller Behandlungen, Interventionen oder Förderpläne ermöglicht; Prognosen für den langfristigen Unterstützungsbedarf würden der Forschung zur Epidemiologie, zu Schutz- und Vulnerabilitätsfaktoren, experimentellen Studien und Versuchen helfen; die Sichtbarkeit in den staatlichen Statistiken würde erhöht; und ein internationaler Austausch und Vergleiche würden ermöglicht. Es ist bedauerlich, dass die ICD-11 in dieser Hinsicht eine Lücke aufweisen sein wird.

Die ICD-11 beinhaltet etliche **Störungen mit auffälligen Verhaltensweisen.** In einigen Fällen können sie auch für Menschen mit Störungen der Intelligenzentwicklung mit Problemverhaltensweisen geeignet sein. Viele (z. B. Störung des Sozialverhaltens mit oppositionellem, aufsässigem Verhalten, aggressivem Verhalten oder nichtsuizidaler Selbstverletzung) erfordern Einblicke in den psychischen Zustand der Betroffenen, etwa ihre Triebe, Absichten, bewusste Absicht, bewusste Missachtung oder Gehässigkeit, die häufig unbestimmt sind oder fehlen, besonders bei Personen mit schwereren Störungen der Intelligenzentwicklung, die am häufigsten zu Problemverhalten neigen. Die meisten erfassen auch den mit ihren Problemen verbundenen Leidensdruck nicht, der häufig sehr ausgeprägt ist. In der ICD-11 gehören dazu:

im Kapitel „Psychische Störungen, Verhaltensstörungen oder neuromentale Entwicklungsstörungen:

Neuromentale Entwicklungsstörungen

- 6A06.0 Stereotype Bewegungsstörung ohne Selbstverletzung
- 6A06.1 Stereotype Bewegungsstörung mit Selbstverletzung
- 6E60 Sekundäres neuromentales Entwicklungssyndrom

Zwangsstörungen oder verwandte Störungen

- 6B24 Pathologisches Horten

Fütter- oder Essstörungen

- 6B84 Pica
- 6B85 Ruminations- oder Regurgitationsstörung
- 6B8Y Sonstige näher bezeichnete Fütter- oder Essstörungen
- 6B8Z Fütter- oder Essstörungen, nicht näher bezeichnet

Ausscheidungsstörungen

- 6C00 Enuresis
- 6C01 Enkopresis
- 6C0Z Ausscheidungsstörungen, nicht näher bezeichnet

Störungen der Impulskontrolle (ICD)

- 6C70 Pyromanie
- 6C71 Kleptomanie
- 6C72 Zwanghafte sexuelle Verhaltensstörung
- 6C73 Intermittierende explosive Störung (IED)
- 6B25 Körperbezogene repetitive Verhaltensstörungen (BFRB)
  - 6B25.0 Trichotillomanie
  - 6B25.1 Skin-Picking-Störung

   - 6B25.Y Sonstige näher bezeichnete körperbezogene repetitive Verhaltensstörungen
   - 6B25.Z Körperbezogene repetitive Verhaltensstörungen, nicht näher bezeichnet
- 6C7Y Sonstige näher bezeichnete Störungen der Impulskontrolle
- 6C7Z Störungen der Impulskontrolle, nicht näher bezeichnet

Disruptives Verhalten oder dissoziale Störungen

- 6C90 Störung des Sozialverhaltens mit oppositionellem, aufsässigem Verhalten (ODD)
- 6C90.0 Störung des Sozialverhaltens mit oppositionellem, aufsässigem Verhalten und chronischer Reizbarkeit oder Wut
   - 6C90.00 mit limitierten prosozialen Emotionen
   - 6C90.01 mit typischen prosozialen Emotionen
   - 6C90.0Z nicht näher bezeichnet
- 6C90.1 Störung des Sozialverhaltens mit oppositionellem, aufsässigem Verhalten ohne chronische Reizbarkeit oder Wut
   - 6C90.10 mit limitierten prosozialen Emotionen
   - 6C90.11 mit typischen prosozialen Emotionen
   - 6C90.1Z nicht näher bezeichnet
- 6C90.Z Störung des Sozialverhaltens mit oppositionellem, aufsässigem Verhalten, nicht näher bezeichnet
- 6C91 Störung des Sozialverhaltens mit dissozialem Verhalten (CDD)
   - 6C91.0 Störung des Sozialverhaltens mit dissozialem Verhalten, Beginn im Kindesalter
   - 6C91.1 Störung des Sozialverhaltens mit dissozialem Verhalten, Beginn im Jugendalter
   - 6C91.Z Störung des Sozialverhaltens mit dissozialem Verhalten, nicht näher bezeichnet
- 6C9Y Sonstiges näher bezeichnetes disruptives Verhalten oder sonstige näher bezeichnete dissoziale Störung
- 6C9Z Disruptives Verhalten oder dissoziale Störungen, nicht näher bezeichnet

Paraphile Störungen

- 6D30 Exhibitionistische Störung
- 6D31 Voyeuristische Störung
- 6D32 Pädophile Störung
- 6D34 Frotteuristische Störung
- 6D3Z Paraphile Störungen, nicht näher bezeichnet

Im Kapitel „Krankheiten des Verdauungssystem":

Funktionelle Magen-Darm-Störungen

- DD90 Funktionelle ösophageale oder gastroduodenale Störungen
   - DD90.6 Ruminationssyndrom des Erwachsenen
   - DD90.Y Sonstige näher bezeichnete funktionelle ösophageale oder gastroduodenale Störungen
   - DD90.Z Funktionelle ösophageale oder gastroduodenale Störungen, nicht näher bezeichnet

Symptome, Anzeichen oder klinische Befunde, die nicht anderweitig klassifiziert sind:

- MB23 Symptome mit Beteiligung des Erscheinungsbilds oder des Verhaltens
   - MB23.0 Aggressives Verhalten
   - MB23.E Nichtsuizidale Selbstverletzung

Die ICD-11 enthält auch die „Auffang-Klasse":

- 6E8Y Sonstige näher bezeichnete psychische Störungen, Verhaltensstörungen oder neuromentale Entwicklungsstörungen
- 6E8Z Psychische Störungen, Verhaltensstörungen oder neuromentale Entwicklungsstörungen, nicht näher bezeichnet

Bei der schrittweisen Einführung der ICD-11 in die klinische Anwendung werden sich die klinische Nützlichkeit oder die Mängel der genannten Kategorien für Menschen mit Störungen der Intelligenzentwicklung zeigen.

10.10 Fazit und Ausblick

Bei der Umstellung von der ICD-10 auf die ICD-11 wurden **wichtige Fortschritte** erzielt, vor allem durch die Umbenennung eines stigmatisierenden Begriffs, der für Menschen mit Störungen der Intelligenzentwicklung unannehmbar geworden war und daher nicht mehr verwendet wurde. Die Übersichtstabellen zur intellektuellen und adaptiven Funktionsfähigkeit werden sicherlich eine nützliche Hilfe bei der Diagnose sein, wenn keine standardisierten Tests zur Verfügung stehen. Ist die ICD-11 erst einmal gängige Praxis, werden sich im Lauf der Zeit die weiteren Vorteile deutlicher abzeichnen.

Zwei Themen verbleiben zur Prüfung: Problemverhaltensweisen und die Diagnose anderer psychischer Störungen, Verhaltensstörungen und neuromentale Entwicklungsstörungen bei Menschen mit Störungen der Intelligenzentwicklung.

Problemverhaltensweisen sind weitverbreitet, anstrengend und belastend für die Betroffenen und ihre Familien, und sie sind der Hauptgrund, warum sich Menschen mit Störungen der Intelligenzentwicklung in Gesundheitseinrichtungen vorstellen. Die Ergänzung von Spezifizierungen, die zur Kodierung von Problemverhaltensweisen neben einer Störung der Intelligenzentwicklung genutzt werden können, weisen in eine mögliche Richtung, wie die ICD-11 die aktuelle Lücke künftig schließen könnte.

Bei den **sonstigen psychischen Störungen, Verhaltensstörungen oder neuromentale Entwicklungsstörungen**, die bei Menschen mit Störungen der Intelligenzentwicklung auftreten, ist die Diagnose komplexer als bei den meisten anderen Menschen (nicht bei allen). Dies ist zahlreichen Faktoren geschuldet einschließlich Behinderungen, Beeinträchtigungen, Kommunikation und des erforderlichen kognitiven Niveaus, das für das Verständnis und die Beschreibung von Zusammenhängen erforderlich ist, sowie eine stärkere Abhängigkeit von Berichten weiterer Personen (oft von mehreren Betreuungspersonen). Die Standard-Klassifikationssysteme sind aus mehreren Gründen für Menschen mit Störungen der Intelligenzentwicklung weniger gut geeignet. So ist die Bandbreite der Psychopathologie innerhalb der Störungen geringer als bei der Allgemeinbevölkerung (Demenz ist ein Beispiel). Zudem stützen sich die Kriterien für die Allgemeinbevölkerung eher auf verbale Elemente und intellektuell komplexe Zusammenhänge, die fehlen, wenn die intellektuelle Leistungsfähigkeit beeinträchtigt ist. Bei Störungen gibt es häufig eine detaillierte Subklassifizierung. Das erhöht das Potenzial für Diagnosefehler, wenn sie auf Menschen mit Störungen der Intelligenzentwicklung extrapoliert werden. Klassifikationsansätze können sich bei der Kodierung von Störungen, die mit Verhaltensauffälligkeiten einhergehen, als besonders schwierig erweisen. Dies führt häufig dazu, dass die Restklassen „nicht näher bezeichnet" verwendet werden.

Ob diese Faktoren die **Nützlichkeit bzw. Anwendbarkeit** der ICD-11 für diese Bevölkerungsgruppe beeinflussen, wird sich zeigen, wenn sie allgemein eingeführt wurde. Mit Blick auf diese Probleme erstellte das UK Royal College of Psychiatrists ein Handbuch, das neben der ICD-10 benutzt werden kann, um klinisch Tätige bei der Verwendung der ICD-10-Kritieren für Menschen mit Störungen der Intelligenzentwicklung zu unterstützen: *Diagnostic Criteria for Psychiatric Disorders for Use with Adults with Learning Disabilities/Mental Retardation* (DC-LD), dt. *Diagnostische Kriterien für psychiatrische Störungen von Erwachsenen mit Lernbehinderung/Intelligenzminderung* (Royal College of Psychiatrists, 2001). DC-LD enthielt auch Angaben zur Klassifizierung von Problemverhaltensweisen und entwickelte zusätzlich eine Ratingskala für die Messung von Problemverhalten, die wissenschaftlich genutzt werden kann (Tyrer et al., 2016). Auch in den USA wurden zur Verwendung des DSM-5 bei Menschen mit Störungen der Intelligenzentwicklung zusätzliche Hinweise erstellt (Fletcher et al., 2016). Sobald die Einzelheiten der ICD-11 allgemein zugänglich sind, könnte bei Bedarf ein ähnliches Handbuch für die Verwendung bei Menschen mit Störungen der Intelligenzentwicklung entwickelt werden.

Zusammenfassend lässt sich sagen, dass die ICD-11 gegenüber der ICD-10 bei Menschen mit Störungen der Intelligenzentwicklung Vorteile bietet. Eine weitere Anpassung vor allem in Bezug auf Problemverhalten könnte zusätzlichen individuellen und gesellschaftlichen Nutzen bringen.

Literatur

American Psychiatric Association (APA). (1994). *Diagnostic and statistical manual of mental disorders* (5th ed.).

American Psychiatric Association (APA). (2013). *Diagnostic and statistical manual of mental disorders* (5th ed.).

Balboni, G., Belacchi, C., Bonichini, S. & Coscarelli, A. (2016). *Vineland-II. Vineland Adaptive Behaviour Scales Second Edition* [Survey Interview Form]. Standardizzazione Italiana.

Cooper, S., McLean, G., Guthrie, B., McConnachie, A., Mercer, S., Sullivan, F. & Morrison, J. (2015). Multiple physical and mental health comorbidity in adults with intellectual disabilities: Population-based cross-sectional analysis. *BMC Family Practice, 16*(1). https://doi.org/10.1186/s12875-015-0329-3

First, M.B., Gaebel, W., Maj, M., Stein, D.J., Kogan, C.S., Saunders, J.B., Poznyak, V.B., Gureje, O., Lewis-Fernández, R., Maercker, A., Brewin, C.R., Cloitre, M., Claudino, A., Pike, K.M., Baird, G., Skuse, D., Krueger, R.B., Briken, P., Burke, J.D.,... Reed, G.M. (2021). An organization- and category-level comparison of diagnostic requirements for mental disorders in ICD-11 and DSM-5. *World Psychiatry, 20*(1), 34–51. https://doi.org/10.1002/wps.20825

Fletcher, R.J., Barnhill, J. & Cooper, S. (2016). *Diagnostic Manual – Intellectual Disability 2 (DM-ID): A Textbook of Diagnosis of Mental Disorders in Persons with Intellectual Disability* [DM-ID-2 Textbook]. NADD.

Hanlon, P., MacDonald, S., Wood, K., Allan, L. & Cooper, S. (2018). Long-term condition management in adults with intellectual disability in primary care: A systematic review. *BJGP Open, 2*(1), bjgpopen18X101445. https://doi.org/10.3399/bjgpopen18x101445

Heslop, P., Blair, P.S., Fleming, P., Hoghton, M., Marriott, A. & Russ, L. (2014). The confidential inquiry into premature deaths of people with intellectual disabilities in the UK: A population-based study. *The Lancet, 383*(9920), 889–895. https://doi.org/10.1016/s0140-6736(13)62026-7

Hughes-McCormack, L., Greenlaw, N., McSkimming, P., McCowan, C., Ross, K., Allan, L., Henderson, A., Melville, C., Morrison, J. & Cooper, S. (2020). Changes over time in the management of long-term conditions in primary health care for adults with intellectual disabilities, and the healthcare inequality gap. *Journal of Applied Research in Intellectual Disabilities, 34*(2), 634–647. https://doi.org/10.1111/jar.12833

Kinnear, D., Morrison, J., Allan, L., Henderson, A., Smiley, E. & Cooper, S. (2018). Prevalence of physical conditions and multimorbidity in a cohort of adults with intellectual disabilities with and without down syndrome: Cross-sectional study. *BMJ Open, 8*(2), e018292. https://doi.org/10.1136/bmjopen-2017-018292

Lemay, K.R., Kogan, C.S., Rebello, T.J., Keeley, J.W., Bhargava, R., Sharan, P., Sharma, M., Kommu, J.V.S., Kishore, M.T., De Jesus Mari, J., Ginige, P., Buono, S., Recupero, M., Zingale, M., Zagaria, T., Cooray, S., Roy, A. & Reed, G.M. (2022). An international field study of the ICD-11 behavioural indicators for disorders of intellectual development. *Journal of Intellectual Disability Research, 66*(4), 376–391. https://doi.org/10.1111/jir.12924

Melville, C.A., Johnson, P.C., Smiley, E., Simpson, N., Purves, D., McConnachie, A. & Cooper, S. (2016). Problem behaviours and symptom dimensions of psychiatric disorders in adults with intellectual disabilities: An exploratory and confirmatory factor analysis. *Research in Developmental Disabilities, 55*, 1–13. https://doi.org/10.1016/j.ridd.2016.03.007

Royal College of Psychiatrists. (2001). *DC-LD: Diagnostic Criteria for Psychiatric Disorders for Use with*

Adults with Learning Disabilities/Mental Retardation. Gaskell Press.

Salvador-Carulla, L., Reed, G.M., Vaez-Azizi, L.M., Cooper, S., Martinez-Leal, R., Bertelli, M., Adnams, C., Cooray, S., Deb, S., Akoury-Dirani, L., Girimaji, S.C., Katz, G., Kwok, H., Luckasson, R., Simeonsson, R., Walsh, C., Munir, K. & Saxena, S. (2011). Intellectual developmental disorders: Towards a new name, definition and framework for „mental retardation/intellectual disability" in ICD-11. *World Psychiatry, 10*(3), 175–180. https://doi.org/10.1002/j.2051-5545.2011.tb00045.x

Tassé, M.J., Balboni, G., Navas, P., Luckasson, R., Nygren, M.A., Belacchi, C., Bonichini, S., Reed, G.M. & Kogan, C.S. (2019). Developing behavioural indicators for intellectual functioning and adaptive behaviour for ICD-11 disorders of intellectual development. *Journal of Intellectual Disability Research, 63*(5), 386–407. https://doi.org/10.1111/jir.12582

Tyrer, P., Nagar, J., Evans, R., Oliver, P., Bassett, P., Liedtka, N. & Tarabi, A. (2016). The Problem Behaviour Checklist: Short scale to assess challenging behaviours. *BJPsych Open, 2*(1), 45–49. https://doi.org/10.1192/bjpo.bp.115.002360

World Health Organization (WHO). (1992). *The ICD-10 classification of mental and behavioural disorders. Clinical descriptions and diagnostic guidelines.*

World Health Organization (WHO). (1996). *ICD-10 guide for mental retardation.*

World Health Organization (WHO). (2001). *International classification of functioning, disability, and health.*

World Health Organization (WHO). (2019). *International statistical classification of diseases and related health problems* (11th ed.). https://icd.who.int/

11 Essstörungen

Ulrike Schmidt

Anmerkung Peter Tyrer (Hrsg. der engl. Ausgabe): *Im Rahmen des Royal College Webinars am 25. und 26. Mai 2021 reichte die Zeit nicht aus, um eine Präsentation über Essstörungen aufzunehmen. Professor Dr. Ulrike Schmidt hat daher im Nachgang den folgenden Beitrag über die Binge-Eating-Störung (BES), engl. binge eating disorder (BED), beigesteuert, welche die wichtigste Klassifizierungsänderung für diese Gruppe von Störungen seit der ICD-10 darstellt. Dieser Beitrag sollte im Zusammenhang mit den eher positiven Kommentaren zur Binge-Eating-Störung in Kapitel 2 gesehen werden.*

11.1 Entgegnung auf Professor Frances

Professor Frances spricht mehrere wichtige Punkte an. Erstens argumentiert er, Binge Eating sei ein „allgegenwärtiges Symptom in der Normalbevölkerung“. Dasselbe gilt für die meisten anderen psychiatrischen Symptome (z.B. Angstzustände, Stimmungslage oder Substanzkonsum), d.h., sie treten innerhalb eines Spektrums auf, und ab einem bestimmten Punkt werden Leiden, Einschränkungen und Funktionsbeeinträchtigungen als so schwerwiegend angesehen, dass sie eine Störung darstellen. Es mehren sich die Belege dafür, dass es sich bei der BES um eine **komplexe, multifaktorielle und behindernde Störung** handelt, bei der genetische, biologische, umweltbedingte und psychosoziale Variablen zum Auftreten und zur Aufrechterhaltung dysregulierten Essverhaltens sowie weiterer damit einhergehender Verhaltensweisen beitragen (Giel et al., 2022). Unbehandelt stellt die BES in der Regel ein langjähriges Leiden dar, welches mit Adipositas und den damit verbundenen metabolischen Folgekrankheiten (z.B. Typ-2-Diabetes, Bluthochdruck) sowie häufig mit multiplen psychiatrischen Komorbiditäten einhergeht. Die standardisierte Sterberate wird auf 1,5–1,8 geschätzt. Bemerkenswert ist zudem, dass die Zugehörigkeit zu einer Minderheit und die Exposition gegenüber Entbehrungen, Gewalt und Traumata das Risiko, an BES zu erkranken, vermutlich erhöhen (Keski-Rahkonen, 2021). Manche Experten hat dies zu der Einschätzung veranlasst, dass der BES auch Elemente sozialer (Un-)Gerechtigkeit innewohnen (Bray et al., 2022).

Zweitens befürchtet Professor Frances, die Aufnahme der BES sowohl in das DSM-5 als auch in die ICD-11 werde zu „Überdiagnosen“ und dem „Einwerfen von Diätpillen“ führen. In diesem Zusammenhang verweist er auf die Zulassung von Lisdexamfetamin (Vyvanse) als Mittel zur BES-Therapie durch die Food and Drug Administration (FDA) in den USA. Am aufschlussreichsten an diesem Kommentar ist vielleicht, dass er einige der **systemischen Probleme im US-Gesundheitssystem** aufzeigt, etwa die Rolle der Versicherungsgesellschaften, direkt Verbraucher adressierende Werbung sowie das Fehlen eines staatlichen Gesundheitssystems. Wenngleich diese systemischen Probleme real sind und angegangen werden müssen, ist es indes auch wichtig zu bilanzieren, dass die bisherigen internationalen Leitlinien einstimmig psychologische Interventionen als Erstlinienbehandlung für die BES empfehlen (Hilbert et al., 2017).

Abschließend sind **Essstörungen** generell, und insbesondere jene, die mit Binge Eating und Adipositas einhergehen, stark **stigmatisiert**, da sie – mehr noch als beispielsweise affektive Störungen – für banal und selbstverschuldet gehalten werden. Bis zu einem gewissen Grad könnten die Argumente von Professor Frances (z. B. das Reden über „Steckenpferdprojekte" und die Gleichsetzung der ernsten, langanhaltenden und belastenden BES-Symptome mit dem gelegentlich übermäßigen Genuss von Lebensmitteln, den die meisten Menschen zeigen) von manchen Personen als Ausdruck solcher Einstellungen wahrgenommen werden.

Literatur

Bray, B., Bray, C., Bradley, R. & Zwickey, H. (2022). Binge eating disorder is a social justice issue: A cross-sectional mixed-methods study of binge eating disorder experts' opinions. *International Journal of Environmental Research and Public Health, 19*(10), 6243. https://doi.org/10.3390/ijerph19106243

Giel, K. E., Bulik, C. M., Fernandez-Aranda, F., Hay, P., Keski-Rahkonen, A., Schag, K., Schmidt, U. & Zipfel, S. (2022). Binge eating disorder. *Nature Reviews Disease Primers, 8*(1). https://doi.org/10.1038/s41572-022-00344-y

Hilbert, A., Hoek, H. W. & Schmidt, R. (2017). Evidence-based clinical guidelines for eating disorders. *Current Opinion in Psychiatry, 30*(6), 423–437. https://doi.org/10.1097/yco.0000000000000360

Keski-Rahkonen, A. (2021). Epidemiology of binge eating disorder: Prevalence, course, comorbidity, and risk factors. *Current Opinion in Psychiatry, 34*(6), 525–531. https://doi.org/10.1097/yco.0000000000000750

12 Klassifikationssysteme zur psychischen Gesundheit in der Primärversorgung

Christopher Dowrick

Anmerkung Peter Tyrer (Hrsg. der engl. Ausgabe): *Für die ICD-11 liegt derzeit keine Entsprechung zu der ICD-10-Version für die Primärversorgung vor, diese ist allerdings in Vorbereitung. Das vorliegende Kapitel fasst daher andere aktuelle Klassifikationen zusammen, die häufig in der Primärversorgung verwendet werden, und informiert über die Fortschritte bezüglich der ICD-11-Version.*

12.1 Der Bedarf für ein Klassifikationssystem der psychischen Gesundheit in der Primärversorgung

Die Weltorganisation der Hausärzte (World Organization of Family Doctors, WONCA) hat verschiedene **Kernkompetenzen für die psychiatrische Primärversorgung** vorgestellt, welche erläutern, was bei der Betreuung von Menschen mit psychischen Problemen vernünftigerweise von ausgebildeten und qualifizierten Hausärzten erwartet werden kann, die in einem beliebigen Teil der Welt in der Grundversorgung tätig sind (WONCA, 2018). Zu den Beurteilungskompetenzen gehören die Fähigkeit, häufige psychische Gesundheitsprobleme zu diagnostizieren, häufige psychische Störungen von normalen Reaktionen auf widrige und traumatische Ereignisse zu unterscheiden, schwere psychiatrische Probleme zu erkennen, Risiken zu bewerten sowie die Wechselwirkungen zwischen körperlicher und psychischer Gesundheit zu verstehen. Von Hausärztinnen und Hausärzten wird erwartet, dass sie sich um die Versorgung von Menschen mit allgemeinen psychischen Problemen und um die körperliche Gesundheit von Menschen mit schweren psychischen Problemen kümmern. Sie sollen verschiedene verfügbare Optionen und Ressourcen für die Versorgung von Menschen mit psychischen Problemen nutzen und diese auf die Bedürfnisse von Patienten und Betreuenden abstimmen: Dies umfasst insbesondere die gemeinsam mit den Fachdiensten für die psychische Gesundheit erfolgende Versorgung von Patienten mit schweren oder komplexen psychischen Problemen.

Um zweckmäßig zu sein, muss ein **Klassifikationssystem für psychische Gesundheitsprobleme** in der Primärversorgung daher drei wichtige Dinge leisten:

a) zwischen Normalität und Krankheit unterscheiden,
b) Wechselwirkungen zwischen Geist und Körper beleuchten sowie
c) Schweregrad und Komplexität angeben.

Zur **Anwendung in der psychischen Primärversorgung** stehen derzeit vier Klassifizierungsoptionen zur Verfügung: die *Systematized Nomenclature of Medicine Clinical Terms* (SNOMED CT), die fünfte Auflage des *Diagnostic and Statistical Manual of Mental Disorders* (DSM-5), die dritte Auflage der *International Classification of Primary Care* (ICPC-3) und die vorgeschlagene Primärversorgungsversion der 11. Auflage der *International Classification of Diseases* (ICD-11 PHC). Das vorliegende Kapitel befasst sich mit den Stärken und Grenzen der einzelnen Optionen (mit einem Schwerpunkt auf der ICD-11 PHC) und empfiehlt Strategien zur Verbesserung der Nosologie sowie zur Förderung der Integration von primärer und fachdienstlicher psychischer Gesundheitsfürsorge.

12.2 SNOMED CT

Bei SNOMED CT handelt es sich um ein **strukturiertes klinisches Terminologiesystem**, das derzeit in die elektronischen Aufzeichnungssysteme integriert ist, welche Hausärzte und andere Primärversorgungsfachkräfte im Vereinigten Königreich nutzen. Eine Zulassung liegt auch für Länder wie die USA und Kanada vor, der Einsatz erfolgt aber dort weniger regelhaft. SNOMED CT wird als die umfassendste und präziseste klinische Gesundheitsterminologie der Welt bezeichnet (SNOMET CT, o. D.). Das System enthält zahlreiche Kodes, etwa viermal so viele wie das DSM-5 und dreimal so viele wie die ICD-11.

Der Begriff „Depression" und seine Ableitungen liefern insgesamt 712 Treffer. Diese erfahren eine Einstufung als Befunde wie „depressive Stimmung", als beobachtbare Entität wie „Depressionsniveau", als Zustand wie „keine Depression in der Anamnese *(h/o depression)* sowie als Krankheit wie „depressive Störung". Auch eine Kategorie für Maßnahmen ist vorhanden, z.B. Screening, Beratung oder Überprüfung der Medikation. Die Kategorie „depressive Störung" weist insgesamt 39 Unterkategorien auf, die alphabetisch sortiert im Englischen von „akute Depression" (*acute depressive disorder*) bis zu „depressiver Stupor" (*stuporous depression*) reichen; sie umfasst bipolare Störungen: aktuell depressive Episode, Dysthymie sowie „bei Untersuchung depressiv". Von diesen 39 Untergruppen können neun in elektronischen Systemen der Primärversorgung verwendet werden: agitierte Depression, reaktive (situative) Depression, rezidivierende depressive Störung, reaktive depressive Psychose, chronische Depression, endogene Depression, leichte Depression, schwere depressive Störung sowie postpartale Depression.

Angst und verwandte Begriffe ergeben 527 Treffer, darunter „Angst" als Befund sowie „Angststörung" als Erkrankung. Die Angststörung umfasst 28 Untergruppen, von denen die meisten für in der Primärversorgung tätige Nutzerinnen und Nutzer verfügbar sind. Die Varianten der generalisierten Angststörung umfassen Angstneurose, gemischte Angst- und depressive Störung, Trennungsangst sowie verhaltens- oder leistungsbezogene Angst. Soziale Phobie und Agoraphobie sind ebenso spezifiziert wie Panikattacken, Panikstörung, Phobien oder phobische Störungen, Flugangst, Anspannung, Nervosität und innere Anspannung. Im Vereinigten Königreich (jedoch nicht andernorts) gibt es für Kinder separate Kategorien für die akute Belastungsreaktion sowie für das Fremdeln.

Bezüglich der Wechselwirkungen zwischen Psyche und Soma erweist sich SNOMED CT als weniger spezifisch. Unklare Körperbeschwerden und somatoforme Störungen werden als Befunde kategorisiert, während die körperliche Belastungsstörung als Erkrankung eingestuft ist.

In der **alltäglichen klinischen Praxis der Primärversorgung** besteht der Hauptvorzug des Terminologiesystems SNOMED CT in seiner einfachen Handhabung, besonders bei erfolgter Integration in die elektronischen Akten der Primärversorgung. Seine wichtigste Einschränkung bezüglich der gegenwärtigen Zwecke ist allerdings, dass es sich bei SNOMED CT überhaupt nicht um ein diagnostisches Klassifikationssystem im eigentlichen Sinne handelt, sondern um eine Reihe von Beschreibungen. Hinsichtlich seiner ontologischen Bindung, also dazu, welche Entität die Instanz eines bestimmten Konzepts darstellt, bestehen beträchtliche Unsicherheiten (Schulz & Cornet, 2009). In der elektronischen Akte lautet die Standardüberschrift „Problem", aber ohne jedweden Hinweis darauf, ob sich dies auf eine Störung (der Begriff, der einer Diagnose am nächsten kommt) oder auf eine Beobachtung, eine Situation, einen Befund oder eine Maßnahme bezieht. Wie in den oben angeführten Beispielen von Depression und Angstzuständen bietet dies einen beträchtlichen klinischen Spielraum, geht aber nicht mit der Erwartung einer formellen Diagnose einher. Es sind ebenfalls keine zugrundeliegenden Beschreibungen relevanter Symptome und Anzeichen vorhanden, welche die klinisch Tätigen zu einer bestimmten Formulierung führen. Eine klinische Terminologie, wie strukturiert und umfassend sie auch sein mag, ist nicht dasselbe wie eine klinische Diagnose.

12.3 DSM-5

Das DSM-5 wird von der American Psychiatric Association (APA) veröffentlicht und dient in den USA als wichtigste **Referenz für psychiatrische Diagnosen**. Die Erörterung seines Gesamtwerts für internationale Klassifikationen im Bereich der psychischen Gesundheit würde den Rahmen dieses Kapitels sprengen; es gibt indes zwei Elemente, die für die Primärversorgung von Bedeutung sind.

Das erste ist die weithin berichtete Verwischung der Grenzen zwischen Trauer und Depression, die es ermöglicht, bereits zwei Wochen nach einem Trauerfall die Diagnose einer schwergradigen Depression zu stellen. Im versicherungsbasierten Gesundheitssystem der USA mag dies zwar Betroffenen den Zugang zu Behandlungen ermöglichen, doch bestehen große Bedenken, Trauer und andere Belastungen des Lebens in psychische Störungen umzuwandeln, sowie gegenüber dem sich daraus ergebenden Eindringen der Medizin in den Bereich persönlicher Gefühle. Es führt zu zusätzlichen, unnötigen Medikationen und Kosten und entzieht den tatsächlich Bedürftigen Aufmerksamkeit und Ressourcen (Dowrick & Frances, 2013). Des Weiteren erzeugt es eine beträchtliche Verwirrung bei den Personen, die im Rahmen der Primärversorgung Diagnosen stellen.

Zweitens legt die DSM-5-Klassifikation der somatischen Belastungsstörung bezüglich der Wechselwirkungen zwischen Psyche und Soma den Schwerpunkt auf die kognitiven Elemente. Die Diagnose einer somatischen Belastungsstörung kann gestellt werden, wenn ein Patient ein oder mehrere somatische Symptome aufweist, mit denen einhergehend „exzessive Gedanken, Gefühle oder Verhaltensweisen bezüglich der somatischen Symptome oder damit einhergehender Gesundheitssorgen" vorliegen (American Psychiatric Association (APA), 2013). Konkret muss für die Diagnose einer somatischen Belastungsstörung mindestens eines von drei psychologischen Kriterien erfüllt sein: Ängste in Bezug auf die Gesundheit, unangemessene und andauernde Gedanken bezüglich der Ernsthaftigkeit der vorliegenden Symptome sowie exzessiver Aufwand an Zeit und Energie, die für die Symptome oder Gesundheitssorgen aufgebracht werden. Wie wir sehen werden, unterscheidet sich diese Formulierung sowohl gegenüber der ICD-11 als auch gegenüber der ICD-11 PHC.

12.4 ICPC-3

Die seitens der WONCA empfohlene dritte Version der *Internationalen Klassifikation der medizinischen Primärversorgung*, engl. *International Classification for Primary Care* (ICPC), findet mittlerweile weltweit große Beachtung. In Belgien, Brasilien, Finnland, Frankreich und den Niederlanden ist sie bereits das **Klassifizierungssystem der Wahl für allgemeinmedizinisch tätige und andere primärversorgende Ärztinnen und Ärzte**. In Kanada, Dänemark, Kasachstan und Norwegen wird ihre Einführung von der Primärversorgung ernsthaft in Erwägung gezogen, wenngleich in Kanada auch noch stattdessen die Einführung der ICD-11 geprüft wird. In Indien und Malaysia zeigen sich Organisationen der Primärversorgung an der ICPC-3 interessiert, wobei es sich jedoch nicht um nationale Verbände handelt. Die ICPC-3 ist auch das bevorzugte Klassifizierungssystem des WHO-Teams für primäre Gesundheitsversorgung bei seinem Engagement zur Schaffung einer universellen Gesundheitsversorgung.

Der ICPC-3 basiert auf den Inhalten von Konsultationen in der Primärversorgung. Erfasst werden die **Gründe für die Kontaktaufnahme**, einschließlich Symptome und Beschwerden, **Behandlungsepisoden**, **Funktionsfähigkeit** und **sozialen Probleme**.

Zu Beginn der Konsultation äußern sich Patientinnen und Patienten üblicherweise spontan dazu, warum sie die Gesundheitsfachkraft aufsuchen. Dies wird als der „Grund für die Begegnung", engl. *reason for encounter* (RFE) bezeichnet. Er geht der Interaktion und Interpretation durch den Arzt oder den Patienten voraus. Der RFE ist die wörtliche Formulierung der Gründe, aus denen eine Person das Sprechzimmer betritt, und wird vom Hausarzt in einen ICPC-Kode übersetzt. Dieser steht für den Behandlungsbedarf jener Person. Der RFE kann in Form von Symptomen und Beschwerden („Bauchschmerzen", „Erschöpfung") dargelegt werden, aber auch als selbst diagnostizierte Krankheit („Ich habe die Grippe."), Problem bei einer Aktivität („Ich kann nicht arbeiten.") oder als Bitte um einen bestimmten Eingriff.

Nach der Anamnese und der körperlichen Untersuchung stellt der Arzt eine Diagnose oder nimmt eine Beurteilung vor, welche die Behandlungsepisode benennt, in der die Begegnung erfolgt. Die Diagnose oder Beurteilung ist die Sichtweise des Arztes. Die Kodierung von Gesundheitsproblemen oder Behandlungsepisoden sollte auf der höchsten diagnostischen Ebene erfolgen, von welcher der Arzt überzeugt ist, und welche die Einschlusskriterien für diese Kategorie erfüllt. Der Episodentitel kann ein Symptom, eine Krankheit oder ein Problem, ein Aktivitäts- oder Partizipationsproblem oder eine nicht krankheitsbezogene Behandlungsepisode sein, wie etwa Besuche im Zusammenhang mit einer benötigten Impfung, einer speziellen Vorsorgeuntersuchung oder zur Förderung der öffentlichen Gesundheit. Bei dem Episodentitel kann es sich nie um eine Maßnahme oder Intervention handeln. Definiert ist eine Behandlungsepisode als Gesundheitsproblem oder Krankheit, und zwar ab der ersten Vorstellung bei einer Gesundheitsleistungen erbringenden Person bis zum Abschluss der letzten Behandlung für dasselbe Gesundheitsproblem (International Classification for Primary Care, o. D.).

Die Bewertung der Funktionsfähigkeit erfolgt in der ICPC-3 anhand ausgewählter Items aus der Internationalen Klassifikation der Funktionsfähigkeit, Behinderung und Gesundheit (ICF) der WHO, einschließlich des WHO Disability Assessment Schedule 2.0 (WHODAS 2.0) (Andrews et al., 2009). Soziale Probleme werden als Probleme im persönlichen Umfeld oder in der Gesellschaft definiert, die es Menschen erschweren, ihr volles Potenzial auszuschöpfen. Armut, Arbeitslosigkeit, Chancenungleichheit, Rassismus und Unterernährung sind Beispiele für soziale Probleme, ebenso wie unzulängliche Wohnverhältnisse, Diskriminierung am Arbeitsplatz sowie Kindesmissbrauch und -vernachlässigung. Dies ermöglicht die Verwendung von Begriffen wie „Vulnerabilität" und „Syndrom", die sich auf biologische und soziale Wechselwirkungen mit Auswirkungen auf Prognose, Behandlung und Gesundheitspolitik beziehen, was in einer Phase globaler Umwälzungen von besonderer Bedeutung für die Eskalation psychischer Störungen ist (Horton, 2020).

Speziell für häufige psychische Probleme gibt es in der ICPC-3 RFE-Kodes für psychologische Symptome oder Beschwerden, wie Angst, Nervosität, Anspannung oder Traurigkeit. Die Kodes zu Behandlungsepisoden bezüglich psychologischer Diagnosen, die von klinisch Tätigen gestellt wurden, umfassen Angststörung oder Angstzustand, Störungen der körperlichen Belastung oder Somatisierungsstörung, depressive Störung sowie gemischte depressive Störung und Angststörung. Mit der ICPC-3 lassen sich auch über einen langen Zeitraum diagnostizierte Symptome als medizinisch unerklärbare Symptome (MUS) kodieren.

12.5 ICD-11 PHC

Die Primärversorgungsversion der ICD-11 befindet sich noch in Entwicklung. Eine WHO-Beratergruppe, an der klinisch Forschende aus Psychiatrie und Primärversorgung beteiligt sind, hat Feldstudien in vier Ländern mit mittlerem Einkommen und einem Land mit hohem Einkommen durchgeführt. Dabei wurden 28 Störungen untersucht, darunter im Kindesalter auftretende Störungen, psychotische und dysphorische Störungen, Körperbeschwerden und Körperfunktionen, Substanzkonsum, Persönlichkeitsstörungen sowie erworbene neurokognitive Störungen.

Vielfach bietet die ICD-11 PHC eine vereinfachte Version der ICD-11-Klassifikationen, die für Settings der Primärversorgung geeignet ist.

12.5.1 Essstörung

Ein Beispiel ist die als Spektrumstörung definierte Essstörung, deren Hauptmerkmale die Angst vor dem Dicksein oder einer Gewichtszunahme sowie umfangreiche Maßnahmen zur Gewichtskontrolle oder -reduzierung sind, wie strenge Diäten, Erbrechen, die Einnahme von Abführmitteln oder exzessive körperliche Betätigung.

Wie im ICD-11-Standardsystem werden drei Unterkategorien identifiziert: Binge-Eating-Störung, Bulimia nervosa und Anorexia nervosa. Eine **Binge-Eating-Störung** kann bei Patientinnen und Patienten diagnostiziert werden, wenn über einen Zeitraum von mehreren Monaten mindestens einmal pro Woche wiederkehrende Episoden von Essanfällen auftreten; die Störung kann zu einer Zunahme des Körpergewichts führen; Binge-Eating geht nicht mit wiederholten unangemessenen kompensatorischen Verhaltensweisen (z. B. Abführen oder induziertes Erbrechen) einher und tritt nicht ausschließlich im Verlauf einer Bulimia nervosa oder Anorexia nervosa auf.

Patientinnen und Patienten mit **Bulimia nervosa** zeigen typischerweise ein normales oder rasch schwankendes Körpergewicht; daneben Essanfälle, also den Verzehr von Nahrungsmitteln in einer wesentlich größeren Menge als sie von den meisten Menschen in einem ähnlichen Zeitraum unter ähnlichen Umständen gegessen würde; sowie Purging, d.h. Versuche, Nahrung durch selbst herbeigeführtes Erbrechen oder Missbrauch von Abführmitteln, Diuretika oder anderen Medikamenten zu eliminieren.

Patientinnen und Patienten mit **Anorexia nervosa** weisen typischerweise einen Body-Mass-Index (BMI) unter 17,5 auf und/oder einen raschen Gewichtsverlust von mehr als 0,5 kg pro Woche sowie eine veränderte Wahrnehmung ihres Körperbildes. Bei Frauen mit Anorexie kann 3 Monate oder länger eine Amenorrhoe vorliegen (sofern sie kein orales Kontrazeptivum einnehmen). Bei einem Teil der Patientinnen und Patienten treten auch Essanfälle und Abführmittelmissbrauch auf.

Ein Vergleich der ICDC-11 PHC mit anderen Klassifikationssystemen für Essstörungen fördert sowohl Gemeinsamkeiten als auch Unterschiede zutage. Zusätzlich zu diesen drei Kategorien umfasst die ICD-11 die vermeidend-restriktive Ernährungsstörung (ARFiD), Pica (zwanghafter Verzehr von Nicht-Lebensmitteln), die Ruminations-Regurgitationstörung sowie weitere näher oder nicht näher bezeichnete Fütter- oder Essstörungen. Die ICPC-3 weist dieselben drei Kategorien auf wie die ICD-11 PHC, umfasst aber auch Pica. SNOMED CT besitzt insgesamt 19 Unterkategorien von Essstörungen, die alphabetisch aufgelistet sind, und auch Orthorexie aufführen, d.h. eine ungesunde Fixierung auf eine gesunde Ernährung.

Es gibt auch für die ICD-11 PHC vorgeschlagene Klassifizierungen, die sich von denen in der ICD-11 unterscheiden. Bei den beiden wichtigsten handelt es sich um die „anxious depression“ sowie um das „bodily stress syndrome“.

12.5.2 „Anxious depression"

Die ICD-11 PHC schlägt die Diagnose einer „anxious depression" vor, falls **für mindestens 2 Wochen sowohl Angst- als auch Depressionssymptome in Fallschwere** vorliegen. Dies unterscheidet sich von der gemischten depressiven Störung und Angststörung nach ICD-11, bei der keine der beiden Symptomgruppen bei getrennter Betrachtung ausreichend schwer, zahlreich oder anhaltend ist, um die Diagnose einer weiteren depressiven Störung oder einer Angst- oder furchtbezogenen Störung zu rechtfertigen. Während die ICD-11 also getrennte Diagnosen bezüglich Angst oder Depression vorsieht, schlägt die ICD-11 PHC eine einzige Verbunddiagnose vor.

Die **Begründung** für die vorgeschlagene Diagnose einer „anxious depression" hängt mit ihrer klinischen Bedeutung zusammen und ergibt sich aus den im Zuge der Feldstudien durchgeführten Forschungen. In einer Studie, die in Primärversorgungszentren in Brasilien, China, Mexiko, Pakistan und Spanien durchgeführt wurde, überwiesen die Ärzte Patienten aufgrund von empfundener psychischer Belastung oder belastenden somatischen Symptomen an eine wissenschaftliche Hilfskraft, welche ein computergeführtes diagnostisches Interview durchführte. Vollständige Datensätze wurden für 2279 Teilnehmende erhoben. Die häufigste Diagnose war die „anxious depression" (48 %), gegenüber der generalisierten Angststörung (42 %) und der gemischten depressiven Störung und Angststörung (45 %). Bei einem Drittel jener Teilnehmenden, welche die Diagnose „anxious depression" erhalten hatten, dauerte die Angst weniger als drei Monate an; diese Teilnehmenden berichteten jedoch über ebenso viele Beeinträchtigungen und Selbstmordgedanken wie Personen mit länger anhaltender Symptomatik (Ziebold et al., 2019).

In einer separaten Studie wurde in Nottingham (Vereinigtes Königreich) im Rahmen einer 30-jährigen Follow-up-Studie festgestellt, dass gleichzeitig diagnostizierte Depression und Angststörung eine signifikant schlechtere Prognose aufweisen als Panikstörungen oder generalisierte Angststörungen für sich genommen (Tyrer et al., 2021).

Laut Umfragen während der ICD-11-PHC-Feldstudien befürworten Ärztinnen und Ärzte in der Primärversorgung die Diagnose „anxious depression" (Goldberg et al., 2017). Allerdings bestehen **Bedenken**, dass dem 2-Wochen-Kriterium für den Fallstatus dasselbe Risiko innewohnt wie dem DSM-5-Kriterium für eine schwere depressive Störung, nämlich eine Verwischung der Grenze zwischen einer psychiatrischen Störung und einer normalen Reaktion auf widrige Lebensereignisse. Zudem könnte es zu einer Verwirrung bei primärversorgenden Ärztinnen und Ärzte kommen, just weil Unterschiede zur ICD-11 bestehen. Und das Vorhandensein unterschiedlicher Kriterien könnte die Pläne für eine wirksame Integration von Primär- und psychiatrischen Diensten behindern.

12.5.3 „Bodily stress syndrome"

Die ICD-11 PHC-Klassifikation des „bodily stress syndrome" (BSS) erfordert das **Vorliegen von mindestens drei Symptomen, die nicht durch eine bekannte organische Pathologie erklärt werden können und mit Belastungen oder Beeinträchtigungen einhergehen**. Zudem entfällt das Erfordernis, dass die primärversorgenden Ärztinnen und Ärzte beurteilen, ob die den Symptomen gewidmete Aufmerksamkeit „übermäßig" ist.

Nach der ICD-11 PHC gibt es eine **Unterscheidung** zwischen BSS und „**Krankheitsangst**", engl. *health anxiety*, gekennzeichnet ist letztere dabei entweder durch anhaltende, störende Vorstellungen oder Befürchtungen, an einer nicht oder nur mit großer Mühe aufhaltbaren Krankheit zu leiden, oder durch die intensive Beschäftigung mit geringfügigen körperlichen Empfindungen oder Problemen, die als Anzeichen für eine ernsthafte Erkrankung fehlinterpretiert werden.

Dies stellt eine Änderung gegenüber der vorherigen ICD-10-Version für die Primärversorgung dar, bei welcher die Diagnose „medizinisch unerklärbarer somatischer Beschwerden" verlangte, dass körperliche Untersuchungen negativ ausfielen und desungeachtet häufige Arztbesuche stattfanden.

Ebenfalls gibt es eine **Unterscheidung** zwischen „bodily stress syndrome" und der neuen ICD-11-Diagnose der **körperlichen Belastungsstörung**, engl. *bodily distress disorder* (BDD), die sich auf körperliche Symptome bezieht, welche belastend sind und übermäßige Aufmerksamkeit und möglicherweise wiederholte Kontakte mit dem Gesundheitswesen erfordern. Liegt eine Erkrankung vor, wird ihr bei der BDD gemessen an Art und Verlauf übermäßig viel Aufmerksamkeit zuteil. Die körperlichen Symptome und die damit verbundene Belastung sind anhaltend und mit erheblichen Beeinträchtigungen verbunden. Obwohl die BDD typischerweise mit verschiedenen körperlichen Symptomen einhergeht, die möglicherweise im Lauf der Zeit variieren, kann es ein einziges Symptom geben – in der Regel Schmerzen oder Müdigkeit –, das parallel zu den anderen Merkmalen der Störung vorliegt. Das Argument zugunsten der viele Symptome umfassenden BSS-Diagnose lautet, diese werde in der Primärversorgung benötigt, weil einzelne, unerklärbare somatische Symptome so häufig aufträten.

Die **Begründung** für die vorgeschlagene ICD-11-PHC-Diagnose von BSS basiert wiederum auf Erkenntnissen aus Feldstudien in der Primärversorgung. Anders als im DSM-5, wo der Schwerpunkt auf kognitiven Elementen liegt, richtet sich hier das Augenmerk auf die erhebliche Überschneidung zwischen somatischen und psychischen Symptomen.

In einer Studie an 587 Patienten, bei denen Hausärzte entweder BSS oder Ängste in Bezug auf die Gesundheit diagnostiziert hatten, wurden im Durchschnitt 11 Symptome pro Patient festgestellt: Bei 70 % lagen sowohl BSS als auch Ängste in Bezug auf die Gesundheit vor; 79 % wurden gleichzeitig mit Angst, Depression oder beidem diagnostiziert; und bei 56 % wurde die Diagnose „anxious depression" gestellt. Mit einem durchschnittlichen WHO-DAS-Score von 13 (Goldberg et al., 2016) war der Grad der Beeinträchtigung hoch. In einer sich anschließenden statistischen Analyse von 797 Patienten mit somatischen Beschwerden sowie Depressions- und Angstsymptomatik wurden die Daten mit zwei Zwei-Faktoren-Modellen angepasst. Im ersten Modell wurden alle Symptome auf einen allgemeinen Faktor abgebildet, und zwar zusammen mit jeweils einem der drei spezifischen Faktoren Depression, Angst und Somatik. Das zweite Modell besaß einen allgemeinen Faktor sowie zwei spezifische Faktoren für „anxious depression" und Somatik (Ziebold et al., 2018).

Für eine frühere US-amerikanische Studie bezüglich der vorhandenen oder nicht vorhandenen Nützlichkeit von DSM-Klassifizierungen psychischer Störungen in der Primärversorgung wurden 60 Patienten eines Familiengesundheitszentrums ohne psychische Störungen rekrutiert. Sie absolvierten allmonatlich quantitative Befragungen, bei denen mehrere Bewertungsinstrumente zum Ausmaß psychiatrischer Symptome, zum Vorliegen von Stress und/oder einer psychischen Störung, zum funktionalen Status, zur Unterstützung und zu Stressfaktoren eingesetzt wurden. Der Studie zufolge variierten die psychischen Symptome und diagnostizierten Störungen im Lauf der Zeit erheblich. Bei Patientinnen und Patienten in der Primärversorgung wurden häufig Distress und unterschwellige Störungen beobachtet, während das Überschreiten einer diagnostischen Schwelle mit einem extremen Ausmaß an psychischen Symptomen einherging und daher möglicherweise den Schweregrad der Symptome repräsentiert. Psychische Symptome waren häufig mit körperlichen Erkrankungen verbunden, und der Kontext, in dem sich Symptome und Störungen entwickeln, ließ oft komplexe dynamische Muster entstehen (Katerndahl et al., 2005).

Diesen Studien zufolge gehen affektive und Angststörungen wahrscheinlich mit mehreren somatischen Symptomen einher, und die Studien lassen vermuten, dass depressive, ängstliche und somatische Symptome am besten als unterschiedliche Erscheinungsformen eines gemeinsamen latenten Phänomens zu verstehen sind.

Während die Begründungen für gemeinsame latente Phänomene zwar stichhaltig sind, bestehen doch weiterhin **Bedenken** hinsichtlich der vorgeschlagenen Nomenklatur. Wie bei der Diagnose „anxious depression" kann das Vorhandensein unterschiedlicher Kriterien in der ICD-11 und der ICD-11 PHC für Ärztinnen und Ärzte in der Primärversorgung verwirrend sein und die Möglichkeiten zur Verzahnung von Primärversorgung und Fachdiensten beeinträchtigen. Darüber hinaus haben BSS, BDD und die somatische Belastungsstörung des DSM-5 gemeinsam, dass sie einer Reihe von Problemen, die durch Unsicherheit gekennzeichnet sind, diagnostische Sicherheit verleihen. Außerdem verorten sie den *locus of responsibility* bei dem Patienten. Aus zwei Gründen bevorzugen international viele in der Primärversorgung tätige Kolleginnen und Kollegen die Beibehaltung der Formulierung „medizinisch unerklärbare Symptome": Weil sie als Arbeitshypothese fungiert und nicht diagnostisch präskriptiv ist; und weil sie das Problem – und damit die Verantwortung für dessen Lösung oder Verringerung – als ein Patient und Arzt gemeinsam obliegendes Problem verortet (Olde Hartman et al., 2018).

12.6 Fazit und Ausblick

Obwohl **SNOMED CT** derzeit (zumindest im Vereinigten Königreich) eine **Vorrangstellung als klinisches Vokabular** innehat, erfüllt es aufgrund seines **inhärenten Mangels an diagnostischer Präzision** keinen nützlichen Zweck als kohärentes Klassifikationssystem. Tatsächlich könnte es sogar die Entstehung eines solchen Systems behindern, wenn Hausärztinnen und Hausärzte sowie die in der Politik Entscheidenden weiterhin davon ausgehen, ein solches System würde bereits existieren (SNOMED, o.D.).

Es besteht ein dringender **Bedarf an einer Harmonisierung von ICPC-3, ICD-11 und ICD-11 PHC**. Diese drei (oder eventuell zweieinhalb) Klassifikationssysteme weisen bereits viele Gemeinsamkeiten auf. Die verbleibenden Differenzen sind zwar gelegentlich heftig umstritten, doch angesichts der Bereitschaft zu Diskussionen und Verhandlungen lösbar. Im Vereinigten Königreich finden Gespräche zwischen dem Royal College of Psychiatrists und den Hausärzten statt. Auf internationaler Ebene wäre es sinnvoll, wenn die Weltgesundheitsorganisation einen weiteren Dialog – etwa zwischen der WONCA und der World Psychiatric Association – ermöglichen würde. Das Ergebnis sollte sowohl in einer effizienteren Nosologie als auch in einer stärkeren Verzahnung der Primärversorgung mit den Fachdiensten für die psychische Gesundheit bestehen.

Literatur

American Psychiatric Association (APA). (2013). DSM-5 criteria for somatic symptom disorder 300.82 (F45.1). In *Diagnostic and statistical manual of mental disorders* (5th ed.). https://doi.org/10.1176/appi.books.9780890425596.dsm09

Andrews, G., Kemp, A., Sunderland, M., Von Korff, M. & Ustun, T.B. (2009). Normative data for the 12 Item WHO Disability Assessment Schedule 2.0. *PLoS ONE, 4*(12), e8343. https://doi.org/10.1371/journal.pone.0008343

Dowrick, C. & Frances, A. (2013). Medicalising unhappiness: New classification of depression risks more patients being put on drug treatment from which they will not benefit. *BMJ, 347*(dec09 7), f7140. https://doi.org/10.1136/bmj.f7140

Goldberg, D.P., Lam, T., Minhas, F., Razzaque, B., Robles, R., Bobes, J., Iglesias, C., Fortes, S., De Jesus Mari, J., Gask, L., García, J.Á., Dowell, A.C., Rosendal, M. & Reed, G.M. (2017). Primary care physicians' use of the proposed classification of common mental disorders for ICD-11. *Family Practice, 34*(5), 574–580. https://doi.org/10.1093/fampra/cmx033

Goldberg, D.P., Reed, G.M., Robles, R., Bobes, J., Iglesias, C., Fortes, S., De Jesus Mari, J., Lam, T., Minhas, F., Razzaque, B., Garcia, J.Á., Rosendal, M., Dowell, C.A., Gask, L., Mbatia, J.K. & Saxena, S. (2016). Multiple somatic symptoms in primary care: A field study for ICD-11 PHC, WHO's revised classification of mental disorders in primary care settings. *Journal of Psychosomatic Research, 91*, 48–54. https://doi.org/10.1016/j.jpsychores.2016.10.002

Horton, R. (2020). Offline: COVID-19 is not a pandemic. *The Lancet, 396*(10255), 874. https://doi.org/10.1016/s0140-6736(20)32000-6

International Classification for Primary Care (ICPC). (o.D.). *ICPC-3 Basic Concepts.* www.icpc-3.info/

Katerndahl, D.A., Larme, A.C., Palmer, R.F., Amodei, D.A. & Amodei, N. (2005). Reflections on DSM classification and its utility in primary care. *The Primary Care Companion for CNS Disorders, 7*(3). https://doi.org/10.4088/pcc.v07n0303

NHS England Digital. (o. D.) *SNOMED CT*. https://digital.nhs.uk/services/terminology-and-classifications/snomed-ct

Olde Hartman, T.C., Lam, C.L., Usta, J., Clarke, D., Fortes, S. & Dowrick, C. (2018). Addressing the needs of patients with medically unexplained symptoms: 10 key messages. *British Journal of General Practice, 68*(674), 442–443. https://doi.org/10.3399/bjgp18x698813

Schulz, S. & Cornet, R. (2009). SNOMED CT's ontological commitment. *Nature Precedings*. https://doi.org/10.1038/npre.2009.3465.1

Tyrer, P., Tyrer, H., Johnson, T. & Yang, M. (2021). Thirty-year outcome of anxiety and depressive disorders and personality status: Comprehensive evaluation of mixed symptoms and the general neurotic syndrome in the follow-up of a randomised controlled trial. *Psychological Medicine, 52*(16), 3999–4008. https://doi.org/10.1017/s0033291721000878

Working Party for Mental Health (WONCA). (2018). *Core competencies of family doctors in primary mental health care.* World Organization of Family Doctors. www.globalfamilydoctor.com/site/DefaultSite/filesystem/documents/Groups/Mental%20Health/Core%20competencies%20January%202018.pdf

Ziebold, C., Goldberg, D.P., Reed, G.M., Minhas, F., Razzaque, B., Fortes, S., Robles, R., Lam, T.P., Bobes, J., Iglesias, C., Cogo-Moreira, H., García, J.Á. & Mari, J.J. (2018). Dimensional analysis of depressive, anxious and somatic symptoms presented by primary care patients and their relationship with ICD-11 PHC proposed diagnoses. *Psychological Medicine, 49*(5), 764–771. https://doi.org/10.1017/s0033291718001381

Ziebold, C., Mari, J.J., Goldberg, D.P., Minhas, F., Razzaque, B., Fortes, S., Robles, R., Lam, T.P., Bobes, J., Iglesias, C., García, J.Á. & Reed, G.M. (2019). Diagnostic consequences of a new category of anxious depression and a reduced duration requirement for anxiety symptoms in the ICD-11 PHC. *Journal of Affective Disorders, 245*, 120–125. https://doi.org/10.1016/j.jad.2018.10.082

Abkürzungsverzeichnis

ADNM *Adjustment Disorder New Module*

AMPD Alternative Model for Personality Disorders

CAMHS Child and Adolescent Mental Health Services

CDDG Clinical Descriptions and Diagnostic Guidelines/Klinischen Beschreibungen und klinisch-diagnostischen Leitlinien

CDDR Clinical Descriptions and Diagnostic Requirements for ICD-11 Mental, Behavioural or Neurodevelopmental Disorders

CdLS Cornelia-de-Lange-Syndrom

CSTC-Regelkreis Frontaler kortiko-striato-thalamo-kortikaler Regelkreis

DC-LD Diagnostic Criteria for Psychiatric Disorders for Use with Adults with Learning Disabilities/Mental Retardation/Diagnostische Kriterien für psychiatrische Störungen von Erwachsenen mit Lernbehinderung/Intelligenzminderung

DSM-5 Diagnostic and Statistical Manual of Mental Disorders (5th ed.)

EGDF European Games Developer Foundation

FDA Food and Drug Administration

FXS CdLS Fragile-X-Syndrom

GCPN Global Clinical Practice Network

GPN Global Practice Network

IADQ *International Adjustment Disorder Questionnaire*

ICD-10 DCR Diagnostic Criteria for Research/Diagnostische Kriterien für die Wissenschaft

ICD-11 International Statistical Classification of Diseases and Related Health Problems (11th ed.)/Internationale statistische Klassifikation der Krankheiten und verwandter Gesundheitsprobleme (11. Rev.)

ICD-11 PHC International Classification of Diseases (11th ed.) for Primary Health Care/Internationale statistische Klassifikation der Krankheiten und verwandter Gesundheitsprobleme (11. Rev.), Primärversorgungsversion

ICF International Classification of Functioning, Disability and Health/Internationale Klassifikation der Funktionsfähigkeit, Behinderung und Gesundheit)

ICPC-3 International Classification of Primary Care (3rd ed.)

IPGDS *Internationale Prolonged Grief Disorder Scale*

ITQ *International Trauma Questionnaire*

MBND Mental, Behavioural or Neurodevelopmental Disorders („Psychische Störungen, Verhaltensstörungen oder neuromentale Entwicklungsstörungen“)

MMS Mortality and Morbidity Statistics/Mortalitäts- und Morbiditätsstatistiken

MSD Department of Mental Health and Substance Use

MUS Medizinisch unerklärbare Symptome

NICE National Institute for Health and Care Excellence

PCP Phencyclidin

PiCD *Persönlichkeitsinventar für die ICD-11*

PID-5 *Persönlichkeitsinventars für DSM-5*

RANZCP Royal Australian and New Zealand College of Psychiatrists

RDoC Research Domain Criteria

RFE Reason for encounter/„Grund für die Begegnung“

SNOMED CT Systematized Nomenclature of Medicine Clinical Terms

VABS-II *Vineland Adaptive Behavior Scales-II*

WHO World Health Organisation/Weltgesundheitsorganisation

WHODAS 2.0 *WHO Disability Assessment Schedule* 2.0

WmHS World Health Mental Surveys

WONCA World Organization of Family Doctors/Weltorganisation der Hausärzte

Y-BOCS *Yale-Brown-Obsessive-Compulsive Rating Scale*

Abkürzungsverzeichnis der hier aufgeführten psychischen Störungen

ADHD Attention deficit hyperactivity disorder/ Aufmerksamkeitsdefizit-/Hyperaktivitätsstörung (ADHS)

AjD Adjustment Disorder/„Anpassungsstörung“

ARFID Avoidant-restrictive food intake disorder/ Vermeidend-restriktive Ernährungsstörung

ASD Autism spectrum disorder/Autismus-Spektrum-Störung (ASS)

ATPD Acute and transient psychotic disorder/ Akute vorübergehende psychotische Störung (AVTS)

BDD Body dysmorphic disorder/Körperdysmorphe Störung (KDS)

BDD Bodily distress disorder/Körperlichen Belastungsstörung

BED Binge eating disorder/Binge-Eating-Störung (BES)

BFRB Body-focused repetitive behaviour disorders/Körperbezogene repetitive Verhaltensstörungen

BIID Body integrity identity disorder, syn. Body integrity dysphoria (BID)/Körper-Integritäts-Identitätsstörung

BN Bulimia nervosa

BP-I Bipolar-I-Störung

BP-II Bipolar-II-Störung

BSS Bodily stress syndrome

CDD Conduct-dissocial disorder/„Störung des Sozialverhaltens mit dissozialem Verhalten“

CSBD Compulsive sexual behaviour disorder/ Störung mit zwanghaftem Sexualverhalten

DD Dissociative disorder/Dissoziative Störung

DLD Developmental language disorder/ Sprachentwicklungsstörung

DMSS Disruptive mood dysregulation disorder/ Disruptive Affektregulationsstörung

DSED Disinhibited social engagement disorder/ „Störung der sozialen Bindung mit enthemmtem Verhalten“

GAD Generalised anxiety disorder/Generalisierte Angststörung (GAS)

GD Gaming disorder/Computerspielstörung

HD Hoarding disorder

ICD Impulse control disorders/Störungen der Impulskontrolle

IED Intermittent explosive disorder/ Intermittierende explosive Störung

IGD Internet gaming disorder/Störung durch Spielen von Internetspielen

C-PTSD Complex posttraumatic stress disorder/ Komplexe posttraumatische Belastungsstörung (K-PTBS)

MDD Major depressive disorder/Major Depression, schwere Depression

OCD Obsessive-compulsive disorder/ Zwangsstörung

ODD Oppositional defiant disorder/ „Störung des Sozialverhaltens mit oppositionellen, aufsässigen Verhalten“

ORS Oolfactory reference disorder/Olfaktorische Referenzstörung

PDD Persistent depressive disorder/Persistierende depressive Störung (PDS)

PD-NO Personality disorder not otherwise specified/„Persönlichkeitsstörung, nicht anderweitig spezifiziert“, DSM-4

PGD Prolonged grief disorder/anhaltende Trauerstörung (ATS)

PMDD Premenstrual dysphoric disorder/Prämenstruellen dysphorischen Störung (PMDS)

PTSD Posttraumatic stress disorder/Posttraumatische Belastungsstörung (PTBS)

RAD Reactive attachment disorder/„reaktive Bindungsstörung“

SAD Schizoaffective disorder/schizoaffektive Störung

SAD Social anxiety disorder, Social phobia/Sozialphobie

Autorenverzeichnis

Erica Bell
Academic Department of Psychiatry, Kolling Institute, Northern Clinical School, Faculty of Medicine and Health, The University of Sydney, New South Wales, Australia

CADE Clinic, Royal North Shore Hospital, Northern Sydney Local Health District, New South Wales, Australia
Visiting Professor, Department of Psychiatry, University of Oxford, UK

Chris R. Brewin
Emeritus Professor of Psychology, Division of Psychology and Language Sciences, University College London, UK

Sally-Ann Cooper
Professor of Learning Disabilities, Institute of Health and Wellbeing, University of Glasgow, Scotland

Christopher Dowrick
Emeritus Professor of Primary Medical Care, University of Liverpool, UK

Allen Frances
Professor and Chair Emeritus, Department of Psychiatry, Duke University, Durham, North Carolina, USA
Chair, DSM-IV Task Force

Wolfgang Gaebel
Univ.-Prof. Dr. med.
DGPPN Past President, Beauftragter ICD-11;
WHO CC DEU-131, Director;
WHO-FIC MSAC ICD-11, Member;
WFSBP Task Force Nosology and Psychopathology, Chair;
LVR-Klinikum, Medizinische Fakultät Heinrich-Heine-Universität, Düsseldorf

M. Elena Garralda
Emeritus Professor of Child and Adolescent Psychiatry, Imperial College London, UK

Cary S. Kogan
Professor of Psychology, Faculty of Social Sciences, University of Ottawa, Canada

Christine Lochner
SAMRC Unit on Risk & Resilience in Mental Disorders, Dept of Psychiatry, Stellenbosch University, South Africa

Andreas Maercker
Professor and Head of the Department of Psychology, University of Zurich, Switzerland

Gin S. Malhi
Academic Department of Psychiatry, Kolling Institute, Northern Clinical School, Faculty of Medicine and Health, The University of Sydney, New South Wales, Australia
CADE Clinic, Royal North Shore Hospital, Northern Sydney Local Health District, New South Wales, Australia
Visiting Professor, Department of Psychiatry, University of Oxford, UK

Roger Mulder
Professor of Psychological Medicine, University of Otago at Christchurch, New Zealand

Geoffrey M. Reed
Professor of Medical Psychology, Department of Psychiatry, Columbia University Vagelos College of Physicians and Surgeons

Eva Salveridou-Hof
Department of Psychiatry and Psychotherapy, Medical Faculty, LVR-Klinikum Düsseldorf, Heinrich-Heine-University, Düsseldorf, Germany
WHO Collaborating Centre on Quality Assurance and Empowerment in Mental Health, DEU-131, LVR-Klinikum Düsseldorf, Germany

John B. Saunders
National Centre for Youth Substance Use Research Faculty of Health and Behavioural Sciences, The University of Queensland, Brisbane, Queensland, Australia

Ulrike Schmidt
Professor of Eating Disorders, King's College London, UK

Dan J. Stein
SAMRC Unit on Risk & Resilience in Mental Disorders, Dept of Psychiatry and Neuroscience Institute, University of Cape Town, South Africa

Peter Tyrer
Emeritus Professor of Community Psychiatry, Imperial College
London, UK

Sachwortverzeichnis

A

B

R

S

T

U